七师秘验

主　编　金　杰　金晨曦

副主编　陈海燕　秦润笋　张　岚

　　　　徐泽合　吴明阳

编　委　赵玉杰　黎鹤蕾　邢圣杰

　　　　冯勤勤　耿玉杰　曹小青

　　　　唐小笛　李相儒

人民卫生出版社

图书在版编目（CIP）数据

七师秘验 / 金杰，金晨曦主编 . —北京：人民卫
生出版社，2019
ISBN 978-7-117-27977-2

Ⅰ. ①七…　Ⅱ. ①金…②金…　Ⅲ. ①中医临床 – 经
验 – 中国 – 现代　Ⅳ. ①R249.7

中国版本图书馆 CIP 数据核字（2019）第 007699 号

人卫智网	www.ipmph.com	医学教育、学术、考试、健康，购书智慧智能综合服务平台
人卫官网	www.pmph.com	人卫官方资讯发布平台

七 师 秘 验

主　　编：金　杰　金晨曦
出版发行：人民卫生出版社（中继线 010-59780011）
地　　址：北京市朝阳区潘家园南里 19 号
邮　　编：100021
E - mail：pmph @ pmph.com
购书热线：010-59787592　010-59787584　010-65264830
印　　刷：北京铭成印刷有限公司
经　　销：新华书店
开　　本：710×1000　1/16　印张：13　插页：4
字　　数：220 千字
版　　次：2019 年 1 月第 1 版　2019 年 4 月第 1 版第 2 次印刷
标准书号：ISBN 978-7-117-27977-2
定　　价：56.00 元

打击盗版举报电话：010-59787491　E-mail：WQ @ pmph.com
（凡属印装质量问题请与本社市场营销中心联系退换）

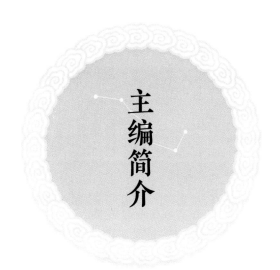

主编简介

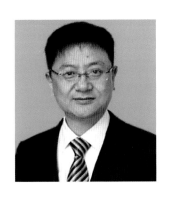

金杰，医学博士，教授、主任医师，硕士研究生导师，河南中医药大学第一附属医院脑病三区副主任。师从原陕西中医学院院长、首届国医大师张学文教授，获硕士学位后师从成都中医药大学著名中医学家、首届全国名中医张发荣教授，获博士学位。从事中医临床工作20年，1999年博士研究生毕业后，一直在河南中医药大学第一附属医院从事中医脑病临床、教学、科研工作。

先后又师从国医大师张磊主任医师，全国名中医毛德西教授，全国老中医药专家学术经验继承工作指导老师郑绍周教授、李鲤教授、李发枝教授，并曾到四川省人民医院、第四军医大学西京医院、郑州大学第一附属医院进修学习。擅长运用中西医两种方法诊治疾病，临床经验丰富，尤其对于中风、眩晕、头痛、癫痫、失眠等脑系疾病深有研究。

2001年被评为河南省青年岗位能手，2016年被河南省总工会授予"五一"劳动奖章，2017年入选国家中医药管理局第四批优秀临床人才，现担任中华中医药学会脑病分会委员，中国中西医结合学会脑心同治专业委员会委员，河南中医药学会老年病分会副主任委员，河南中西医结合学会眩晕病专业委员会常委，郑州市中医脑病学会副主任委员。培养研究生30余人，获厅局级以上科技进步奖7项，承担厅局级以上科研课题11项，主编、参编专著12部，发表学术论文90余篇。

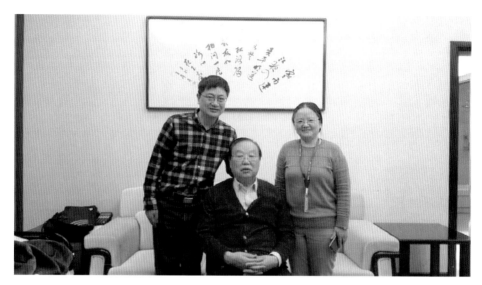

与导师张学文教授、师妹安红梅教授在一起（摄于 2017 年）

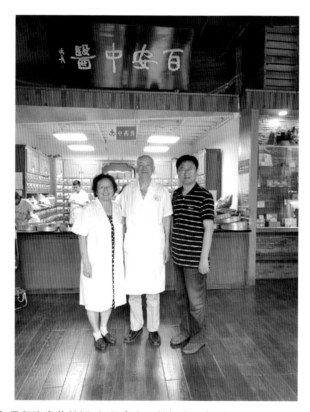

与导师张发荣教授、师母廖方正教授在一起（摄于 2018 年 5 月）

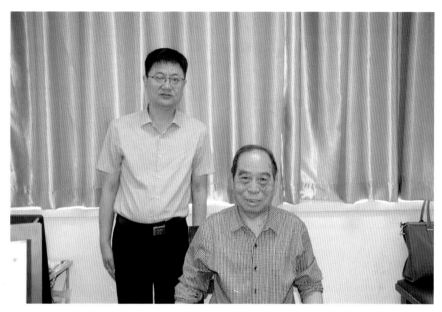

与郑绍周教授在一起（摄于 2018 年 6 月）

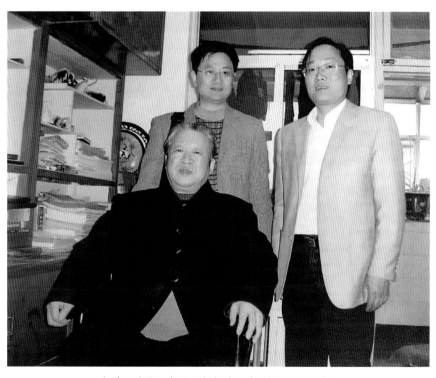

与李鲤教授、朱明军教授在一起（摄于 2005 年）

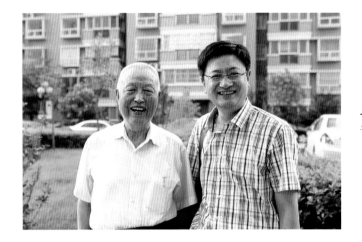

与张磊教授在一起（摄于 2013 年拜师仪式后）

与毛德西教授在一起（摄于 2013 年拜师仪式后）

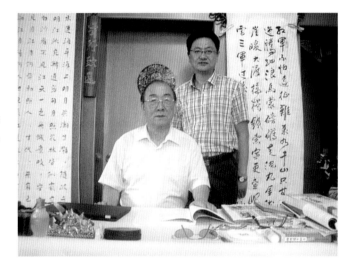

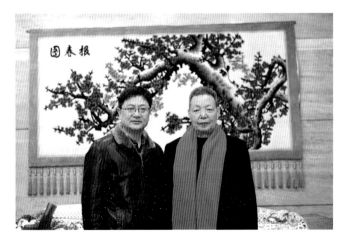

与李发枝教授在一起（摄于 2018 年 2 月）

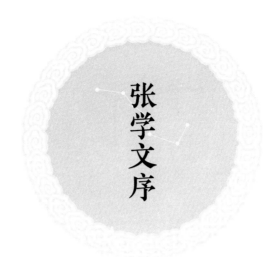

张学文序

　　我早年治学温病,1985年开始招收脑病专业研究生,当时,全国招收脑病专业研究生的单位有北京、长春等不多几家单位。由于中风发病率的升高已经引起医疗部门的关注,全国报考研究生比较热门的专业是脑病专业(当时多称为中风专业),竞争比较激烈。金杰主任1993年应届考取我的脑病专业研究生,那一年竞争尤其激烈,记得全校大概报考了一百五十多名考生,脑病专业就报了四十多名,金杰主任以优异的成绩被录取。入学以后,他学习更加刻苦,圆满完成了各门课程,随我门诊,病房值班,还多次外出到第四军医大学、西安医科大学学习。毕业论文,我给他们选的是血管性痴呆,当时国内这方面的资料比较缺乏,他们就到第四军医大学动物中心摸索动物模型,并参考有关资料制作了跳台、迷路等实验器材,顺利完成了毕业论文,并考取了成都中医药大学的博士研究生。

　　在学校时,我就常对同学们讲,临床疗效是中医的根本,我的学生最好别脱离临床。金杰主任从1999年自成都中医药大学毕业至河南中医药大学第一附属医院工作以来,始终坚持临床工作。读经典、拜名师、勤参悟,耕耘不辍。期间又多次返校随我学习,另外还跟随张磊、张发荣、毛德西、郑绍周、李鲤、李发枝等著名老中医学习,医技日臻成熟,现已成为在河南乃至全国都有一定影响的脑病专家。

　　近年金杰主任将各位老师的临床经验,并亲身运用体会汇集成册,欲出版发行,索序于予。予看是书,六位老师皆为名家,方多效验,诊病思路,独辟蹊径。相信是书的出版,对临床工作者是一个有益的参考,故乐为之序。

张学文

2018年5月于陕西咸阳

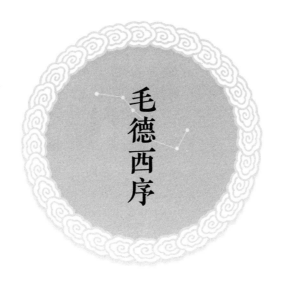

毛德西序

师承教育,自古有之。扁鹊师从长桑君,医圣师承张伯祖,李东垣师从张元素,朱丹溪师从罗知悌,叶天士从师十七人,在医坛传为佳话。

师承教育具有耳提面命、口传心授、直视临床、快出人才的优势。这种教育形式并非中医学所独有,在农耕文化时期,许多以手工技艺为业者,大多是以师承方式传授的。中医药是从农耕文化中发展起来的医学,它也不可避免地以师承方式传授自己的医术。

随着现代科学技术的发展和中医药高等教育的开展,院校教育模式培养的学生大批出现,传统师承教育方式逐渐萎缩。虽然有些省市并未停止这种教育方式,但也是寥寥无几,不被社会所重视。近年来,人们逐渐发现,院校教育的培养效果并不十分理想,而师承教育所培养的学生,却有自身独特的优势,甚至有的已经成为中医药界的佼佼者,这在国医大师、全国名中医以及名老中医那里,并不少见。所以师承教育又被人们所重视,长期的、短期的师承教育如春笋般出现,使得不少中青年中医学子迅速成才。金杰博士就是其中的杰出人才之一。

金杰毕业于中医学院,可谓院校教育模式培养的人才。他是国医大师张学文的弟子,后又就学于张发荣门下,获中医博士学位。但他不甘于现状,特别是经过若干年临床工作之后,深感自己学识与经验之不足,便扑下身子,虚心求学。曾多次参加中医经典学习班,又先后跟随国医大师张磊,全国名老中医郑绍周、李鲤、李发枝等,侍诊抄方,不时问对,几经寒暑,大有长进。用他的话说,有"如获至宝之感"!

金杰在跟我学习期间,风雨无阻,从不误时,临证抄方,从无遗漏。对于自己暂时不理解的知识,及时发问,随手记录。不唯如此,更重要的是,他将所学到的经验方药,印记于脑海,实践于临床,使其治疗效果大有提高。他的学习态度对我也是一种激励,这种激励来源于他的勤奋努力,来源于他对中医事业的坚毅执着。由此,我也有所感触,写上几句,聊表心意。

> 师承教育自古传,至今遇上好华年;
> 博大精深并切问,临床实践莫休闲。
> 年轻学子齐发奋,笃志何嫌精力浅;
> 喜看后浪推前浪,老牛还须再加鞭。

今阅金杰《七师秘验》书稿,感到内容丰富,语言朴实,贴切临床,委实可用。相信本书的出版,一定会受到中青年人的欢迎,产生良好的社会效应。为此,我乐为序!

毛德西　写于至简斋

2018 年 5 月

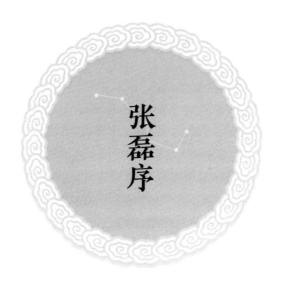

张磊序

金杰主任是首届国医大师张学文教授的硕士研究生，首届全国名中医张发荣教授的博士研究生，1999年31岁时获博士学位，被河南中医药大学第一附属医院引进为该院第一位博士，堪称青年才俊。虽然具有比较扎实的中医基础，但他谦逊好学，勤求古训，博采众方，从未停止对医学的求索，自参加工作以来，坚持拜师学习，又先后跟随多位名老中医学习提高，难能可贵。

金杰主任是2013年至2014年作为河南省中医管理局重点学科(专科)学术带头人培养对象跟我门诊学习的，他自己门诊、病房医疗、教学工作虽繁忙，但每周跟我门诊坐诊从不间断，寒来暑往一年有余，期间积累了大量的门诊病例并撰写多篇跟师学习的学术论文。从他发表的论文可以看出，他对所跟随老师的学术特点、学术思想是进行了认真学习和深入思考的，对老师的学术思想和特点把握也比较准确。

中医博大精深，而跟师学习是中青年中医师提高临床能力的重要途径。清代叶天士，虽天资聪颖又秉承家学，也还先后跟随近二十位名医侍诊，最终成就一代名医，可见跟师学习对于中医师成才的重要性。近年来，国家各级中医管理机构对中医传承工作、对中青年中医师的继承学习工作非常重视，不断为他们提供跟师学习的机会，对他们尽早成才帮助很大。

金杰主任近期将多年来跟随多位老师学习的心得体会并结合自己的临床运用经验，编辑成册出版，其中对各位老师学术思想及诊病、用药、选方的学术经验均有涉及，部分还有自己的运用心得，这就是在继承基础上的提高和创新，相信该书的出版，对广大中青年中医师是一个很好的借鉴，对广大从事中医临床、教学工作的人员也会有所启示。作为一个老中医人,乐于看到这样的事情,故为序。

张磊

2018 年 9 月 10 日

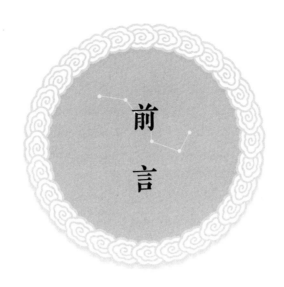

前言

　　这本书的出版,首先要感谢国家中医药管理局、河南省中医管理局和河南中医药大学第一附属医院领导的关怀,正是他们的正确引导和对中医继承工作的重视,使我有机会参加多期中医继承学习班。在多年临床工作后,再次聆听名师讲解《黄帝内经》《伤寒论》《金匮要略》《温病条辨》等经典著作,确有茅塞顿开的感觉。

　　学习班的另一项重要工作就是跟随名师临床学习,李真、朱明军两任院长更是亲自引导,拜访名师。各级组织,在经费上、时间上又提供了充分的保障。所以,上述学习班得以顺利结业。经过几次系统理论学习后,中医理论基础较前有明显提高。跟师临床学习收获尤大,因为是带着问题来学习的,所拜名师又都是临床大家,所以一些沉积多年的临床问题得以迎刃而解。参加一次学习就有一次提高,常有"欲穷千里目,更上一层楼"的感觉。有时上午跟师学到的东西,下午在工作中就能得到运用并取得良好的效果。这种学以致用的效果,确有如获至宝之感。

　　中医药的生命力在于临床疗效。我一直在医院临床一线工作,多年的工作经历使我深深体会到,良好临床疗效的取得需要扎实的基础理论,还要有多年的临床实践,在反复的医疗实践中勤于思考,才能使临床水平逐步提高,所以已故国医大师任继学教授才有"六十岁以后才知医"之说,可见临床实践对于疗效提高所起的重要作用。对于中青年中医来说,跟师学习是快速提高临床技能的有效手段。名老中医的临床经验是在扎实的理论基础上,经过反复实践摸索、总结出来的。中青年中医,在有了一定的理论、临床基础后,跟师学习确实可以加快他们的成长速度。我们这一代中医多数是学校毕业以后就进入临床工作的,属于学院教育式的培养。近年的跟师学习,又使我们有了师承教育之收获,从这个角度讲,我们是赶上了中医的好时候,是时代的幸运儿。

就业务水平而言,我现在是绝不敢谈临床经验的。在前后 10 余年的多次学习中,每期学习班都要求有相关的跟师心得,这样 10 多年下来,仅继承老师学习经验的文章,业已先后发表十几篇了。适逢河南省中医管理局重点学科(专科)学术带头人培养对象项目结题,于是就有了想将这些文章、心得、读书笔记汇集成册的想法,一来对省中医局、医院有个汇报,二来将这些年学习的体会给各位老师做一个总结。书中所写均是各位老师的经验,经过本人学习、感悟、临床应用,这样总结出来的经验,如果说有闪光之处,首先要归功于伟大的祖国医学,其次是各位老师精湛的医术。由于本人理论、临床基础还有欠缺,撰写老师经验专著又是首次,对老师经验挂一漏万,曲解之处一定很多,恳请读者不吝指教。

金杰

2016 年 5 月 15 日于郑州

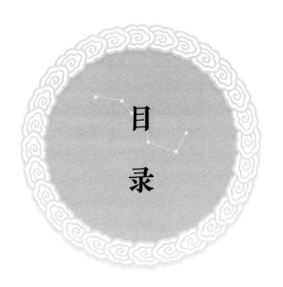

目　录

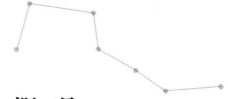

第一章　跟　师　概　况

第一节　七　师　简　介

一、张学文教授

1935 年出生于陕西汉中南郑县，1990 年被确定为首批全国老中医药专家学术经验继承工作指导老师，2008 年被评为陕西省首届名老中医，2009 年被评为首届国医大师。

张学文教授是作者 [①] 的授业硕士导师，作者于 1993 年至 1996 年师从张学文教授攻读中医内科硕士学位，毕业以后，又数次跟随张学文教授学习，对导师张学文教授学术思想和临床经验有着深入、系统的体会和研究，导师临床经验和学术思想对本人也有深刻的影响。

张学文教授幼承家学，少时即在祖父、父亲指导下，背诵《医学三字经》《濒湖脉学》《药性赋》《汤头歌诀》等，15 岁时即开始随父临证，1956 年考入汉中中医进修班学习，青少年时期所打下的深厚的中医基础，为以后张学文教授从事中医工作带来莫大的帮助。

1958 年考入陕西省中医进修学校（陕西中医学院前身）西北中医师资班学习，其后，以优异的成绩毕业留校任教。自此，开启了张学文教授近 60 年的中医教学、临床、科研工作历程。

1959 年参加卫生部委托南京中医学院举办的全国首届温病师资班学习，师从温病大家孟澍江教授，自此，潜心外感温热病的教学、临床、科研工作，直至 20 世纪 80 年代，此为张学文教授事业的第一个高峰。在此期间，张学文教授对温病学从理论到临床进行了深入系统的研究，提出了许多崭新的学说和观点，在多种传染性、感染性疾病的诊断治疗上作出了重大贡献。如早年发表

---

① 编辑注：本书主编金杰教授。

的论文《温病学中毒的概念》至今影响深远;在温病诊疗中重视舌诊,早年出版的《舌诊图鉴》引发中医学者对舌诊的重视;其主持的中医分期辨治流行性出血热的临床与实验研究,其学术水平当时在国内领先,奠定了其在国内温病界大家的学术地位。张老温病基础深厚,研究生在读期间,给我们讲述温病学,《温病条辨》《温热论》《温热经纬》等经典著作信手拈来,成段背诵。深厚的中医理论基础为他以后从事中医各科工作,打下了坚实的基础。80 年代以后,张老将研究领域,扩大到中医脑病,其在温病方面的深厚造诣,为他对脑病的诊治带来巨大帮助,如中风昏迷的治疗,温病"三宝"在脑病中的运用,不但观点新颖,而且疗效显著。这再次证明了中医经典的重要性,基础扎实,再学其他各科,触类旁通。而当时我们在学校考研究生,都愿意考临床专业,而不愿意读基础经典专业,现在看来确实略显浮躁,缺少远见。

进入 20 世纪 80 年代,随着我国群众疾病谱的改变,张学文教授将学术研究拓展到脑病这一严重危害人民健康的疾病上。并同国内几位大家最早于1986 年成立中风防治协作组,制定中风诊断标准,几年下来,张老在脑病研究中即取得显著成绩,先后担任国家中医药管理局中风急症协作组组长,制定中风、中风先兆证病证诊断及疗效评定多种标准,为脑病诊疗的标准化、规范化作出巨大贡献。同时,协作组的成立也为推广中风诊治规范起到了巨大的作用。经过多年的探索,张学文教授对中医脑病形成了独特的学术特色和系统的诊疗方案,如对中风,从先兆期、急性期、恢复期、后遗症期各期病机特点、证候类型、诊治方药、辅助治疗均有自己系统而独特的诊疗方案,经临床验证,疗效显著,深受广大同道欢迎。

张学文教授热爱中医,对中医事业追求执着。从医从教近六十年来耕耘不辍,担任陕西中医学院院长,中医药学会终身理事,全国脑病顾问,从专家到大师高度,积极为中医发展、为各级政府建言献策,几乎每期大师学习班都能见到他的身影。他谦虚谨慎,善于向同行学习,虽年逾八旬,每隔不久,他都能提出新的学术观点。

张学文教授一生耕耘,诲人不倦,他所带硕士、博士研究生及入室弟子近200 人,许多人已成为国内知名专家、相关领域业务骨干,为振兴中医事业作出了卓越贡献。

张学文教授在学术上以温病、脑病造诣最深,两者互相补充,相互促进,同时对急症、内科疑难杂病也深有研究,学术特色突出,临床疗效显著,从辨证、治法、处方、用药均有独到之处,这些将在以后各篇中有详细介绍。

　　张学文教授著述甚丰,论文、论著学术观点鲜明,甚切临床实用,对读者多有启发,其著作主要有:《医林改错》(点校)、《舌诊图鉴》《瘀血证治》《医学求索集》等。

二、张发荣教授

　　1935 年出生于重庆市,1963 年毕业于成都中医学院医学系。以优异的学习成绩留校任教,从事教学、医疗和科研工作。因教书育人成绩突出,1985 年被四川省人民政府授予优秀教师、四川省"劳动模范"称号。1986 年由讲师破格晋升为教授,先后担任成都中医药大学硕士、博士研究生导师,省级重点学科中医内科学学术带头人,中医内科教研室主任,附属医院大内科主任,学校教务处副处长等职,享受国务院特殊津贴,并被评为第五批全国老中医药专家学术经验继承工作指导老师,首届四川省名中医,2017 年被评为首届全国名中医。张发荣教授在内分泌、糖尿病等领域学术研究造诣深厚,为国内同行所认可,曾担任三届中华中医药学会糖尿病专业委员会副主任委员、四川省中医药学会糖尿病专业委员会主任委员。

　　张发荣教授系作者的博士研究生导师,作者于 1996 年 9 月至 1999 年 7 月跟随张发荣教授攻读博士学位。在导师指导下,曾对其教学、临床、科研等学术思想进行过深入系统的学习。张发荣教授从事临床工作六十余年,积累了丰富的临床经验。他重视经典,对仲景学说有着深入的研究,认为伤寒温病同源,经方同样可以治疗外感热病,擅长运用经方治疗感染高热。他学术特点突出,特别对糖尿病、脑病深有研究。对糖尿病病因病机,治法用方,糖尿病并发症的诊断治疗,糖尿病的生活调摄有独到认识。对消渴病提出"治消渴,补脾肾、益气阴、清虚热、通痹络"的治法,为国内学者所认可。对中医脑病,不论是中风还是痴呆等都有深入系统的研究,尤其是急性脑出血的诊治更有独到之处。采用逐瘀化痰方法治疗急性脑出血,可以显著减轻脑水肿,加快血肿吸收,促进功能恢复。在多年临床实践中,对于多种疑难病症的诊疗,张发荣教授逐步形成了肾与瘀血两个研究方向,善于运用益肾、化瘀方法治疗疑难杂病,特色鲜明,疗效显著。相关课题如"中医肾虚与细胞免疫功能变化关系的研究""补肾法对中医肾虚双向调节作用""逐瘀化痰口服液治疗急性脑出血的临床及实验研究",从科研角度证实两种治疗方法的科学性和客观性。他重视临床实践对教学工作的促进作用,循循善诱。善于将临床经验运用到教学与带教工作中,明显提高教学质量。笔者在跟随张师学习时就深深体会到,他看病带教犹如讲解《中医内科学》,常短短数语就能从患者复杂的临床症状中点出辨证要点、所属证型、治则治法。所用处方多为《方剂学》中所载常用处方,很少使用冷僻方药,所作加减亦简明扼要,针对性强,而且疗效突出。他常讲《中医内科学》所选的病证表现都是诊断要点,带教老师要善于教会同学怎样从具体病人纷繁复杂的临床表现中寻找诊断要点,确定证型。《中医内科学》教学要注意同前期的基础课程如《方剂学》《中药学》等相衔接,少用冷僻方药。常用教材名方,稍作加减,基本能满足临床需要。受老师影响,本人在临床诊疗带教中,中医病证诊断、处方、用药,也都基本同教材一致。要在教会同学辨别诊断要点的基础上,选好恰当处方,所以不论带教和临床疗效都尚称满意。

张发荣教授治学严谨,著述甚多,主要分为教学和临床两大类别。教学方面,曾经主编《中医内科学》(全国统编专科教材);临床著述主要有:参编《实用中医内科学》,点校《景岳全书》,专业方向主要分为消渴和脑病,消渴类专著有《糖尿病大观》《中西医结合糖尿病治疗学》等,脑病类如《中西医临床脑髓病学》等。

三、郑绍周教授

1938 年出生,河南内黄人,曾任河南中医学院第一附属医院急诊科主任、中风科主任,河南中医学院中风研究所所长,脑病医院名誉院长,河南省急救医学会副主任委员,国家中医药管理局第三、第四批全国老中医药专家学术经验继承工作指导老师。郑绍周教授长期工作在临床、教学工作一线,教学相长,对仲景学说深有研究。曾先后跟随河南中医学院内科名家吕承全、脑病名家李秀林等多位知名教授学习,对中医脑病及内科疑难杂病深有研究,形成了特色鲜明的诊疗经验和系统的学术思想。笔者于 1999 年博士毕业后,在参加工作的第一年中曾跟随郑绍周教授临床学习,郑师之临床经验和学术思想对本人产生较大的影响。

郑绍周教授于 1959 年考入河南中医学院,1964 年毕业后到河南三门峡黄河医院中医科工作,从事 8 年临床工作后,于 1972 年奉调回河南中医学院伤寒教研室,讲授《伤寒论》8 年,1973 年至中山医学院第一附属医院(现中山大学第一附属医院)内科普修,以心血管内科为主。1980 年到河南中医学院第一附属医院,将原急诊室扩建成急诊科,任急诊科主任。1995 年到内科四病区工作,建立中风科,任中风科主任。

郑绍周教授精研仲景学说,中医理论深厚,笔者1992年在一附院急诊科实习时,当时急诊科医生曾戏言,说郑老师临床功夫很厉害,许多疑难急重病人,他信手写几味药,临床效果都非常好。这信手的几味药看似平淡,其实包含了他深厚的理论功底和丰富的临床经验,这样才能在临床工作中气定神闲,游刃有余。

郑绍周教授长期工作在临床一线,毕生致力于临床工作,尤其重视临床疗效,常说临床疗效是中医的生命线,一切理论,只有经得起临床的检验,才能说是正确、先进的理论。他思想开放,勇于、善于接受新生事物,主持急诊科工作期间,在国内较早地开展中西医结合工作,一些西医的必要抢救方法、设备较早得到应用。脑出血血肿碎吸术在20世纪90年代就已开展,这在国内是比较早的。他认为必要的西医介入,不但不会影响中医的发展,而且有力地保障了医疗安全,将更多的疑难危重病例纳入中医诊治范围,使中医药在更多病种上得到应用,能够促进中医的发展。郑绍周教授注重学术传承,重视人才培养,他带领的学术团队中,目前担任科主任的有10多人,国家二级教授、博士生导师4人,指导培养硕士研究生30余名,学术继承人7名,博士研究生3人,多数已成为本学科的学术骨干,部分成为在省内、国内都具有一定影响力的知名专家。

郑绍周教授长期从事急诊、脑病研究,擅长急危重症的救治及脑病诊治,对于脑病之中风、眩晕、头痛、多发性硬化等及内科疑难杂病、内伤发热积累了丰富的经验,尤其对于脑病的诊治,颇具个人特色,先后发表学术论文30余篇,主编《中风急症》《中医内科急症临床》《慢性肺源性心脏病》等著作,承担国家级、省级、厅局级科研课题10余项,获得省部级、厅局级科研奖励多项。

四、李鲤教授

1937年出生,河南民权人。曾任河南驻马店地区中医院副院长,河南省中医院(河南中医学院第二附属医院)内科副主任,脑血管病区主任,担任中国老年学会衰老与抗衰老委员会常委,河南中医脑病专业委员会首席常委,河南省中医院专家顾问组成员,国家中医药管理局第三、四批全国老中医药专家学术经验继承工作指导老师。

李鲤教授幼承家学,1959年考入河南中医学院,在校期间学习刻苦,成绩优异,1965年毕业分配至河南新蔡县人民医院工作。因理论扎实,工作认真,深受广大患者欢迎,很快成为当地名医。1979年奉调至河南驻马店地区中医院工作，任业务院长，一边从事医疗管理，一边坚持临床诊疗工作，技术更加成熟，疗效进一步提高，深受广大患者信任。1989年河南中医学院筹建成立第二附属医院，招纳各地业务骨干，李鲤老师奉调至该院，担任内科副主任、脑血管病区主任，是河南省中医院脑血管病区的首任主任，是脑病学科的创始人。

李鲤教授学术特色非常鲜明，他临床非常重视内外环境的和谐，尤其是中焦升降运化功能的和谐。在多年的临床实践中，他观察到，近世患者饮食过于肥甘，思虑过度，郁怒不遂，所患病证多虚中夹实，痰浊内生，故治疗宜用消法，调和中焦，虽消而有补意在其中，"寓补于消"。临床善于运用保和丸加减化裁治疗各种疑难杂病，并以保和丸为基础方加减化裁出培土荣木汤、和中宁志汤等11个方剂，使保和丸的临床使用范围进一步扩大。并以上述理论为基础，研制出血管软化丸、二参消栓胶囊等治疗高脂血症、中风的系列方药。李鲤教授中医理论扎实，临床经验丰富，他所介绍的治法方药重复性好，实用性强。如他执简驭繁地将面神经炎分为风寒、风热两个证型，护理上注意避风少语，经临床验证效果比较理想。中药静脉制剂近年临床使用比较多，他主张应该按照生药的性味归经、功能主治，依据中医理论辨证使用，这样才符合中医理论，此与笔者跟随的多位老师观点一致，经临床使用观察，效果确实较单纯按照药理理论使用要好。

李鲤教授为人谦逊，治学严谨，他所著的《临证保和心鉴——李鲤治疗急难危重症经验》一书，字斟句酌，前后达10年，其中不少篇章又请原河南中医学院石冠卿、赵清理、李振华、高体三、杨毓书、黄明志，原河南医科大学可君、吴明夏等多位知名教授审阅指导。笔者在前后数年的跟师学习中，深深体会到，跟师学习不仅要学习老师宝贵的临床经验，老一辈医家这种谦虚谨慎、一丝不苟的做人治学风格，也是我们需要终身学习和遵循的准则。

李鲤教授先后发表的论文有《保和丸临床应用经验》《论寓补于消在治疗高脂血症中的应用》《老年痴呆病的三步疗法》等，著作除前述外，另有《中国老年学》《抗衰老中药学》等，以寓补于消理论为依据立项的河南省教育厅科技攻关课题"血管软化丸治疗高脂血症的临床与实验研究"，1996年获河南省教育厅科技进步二等奖，河南省科技厅科技进步三等奖。

五、张磊主任医师

1929年生，河南固始人。幼上私塾，诵读经史，18岁师从当地老中医张炳臣，出师后悬壶故里。1952年加入联合诊所，1953年参加区卫生所工作。

1958 年考入河南中医学院,是河南中医学院首届本科生,6 年后以优异的学习成绩毕业留校任教。先后担任教研室主任,医教部副主任,教务处副处长、处长,河南省卫生厅副厅长等职。并先后担任河南中医学会会长、中药学会会长,《河南中医》编委,《中医研究》顾问,河南省中药新药评委,国家中医药管理局第二批老中医药专家学术经验继承工作指导老师,是"十五"国家攻关"名老中医学术思想、经验传承研究"学术思想经验研究名老中医,首届全国中药特别贡献奖获得者。

张磊老师毕业留校任教后,从事教学工作多年,讲述《中医基础理论》《内经》等多门课程,精研《内经》《难经》《伤寒》《金匮》及金元四大家、温病大家的中医经典著作,理论功底深厚,造诣精深。笔者于 2013 年到 2014 年间,曾经系统跟随张磊老师临床学习,其时张磊老师虽然已经年逾八旬,但是仍然耳聪目明,遇到疑难病例,言及诊疗思路时,引经据典仍然大段成诵,朗朗上口,能够熟练背诵的方歌至少在四五百首以上。正是在这种坚实的中医理论基础之上,加上长期的临床实践,张师积累了丰富的临床经验,在临床诊治疾病时能够得心应手,左右逢源。

张磊老师勤于思考,善于总结,他依据中医理论并结合自己的临床经验,提出颇具个人特色的临床诊疗疾病八法,常用的如疏利法、涤浊法、轻清法、运通法等,经实践验证,疗效显著,这些将在以后篇章中详细介绍。

张磊老师幼上私塾,深受儒家思想影响,诊治疾病崇尚致中和平,临床以法活、方小、量轻、效显著称,堪称晚辈从事中医工作者效法的楷模。他教书育人,培养后学,诲人不倦。早年他授课培养的学生,多数已成为中医岗位上的骨干。从领导岗位上退下来后,他坚持门诊医疗工作,服务病人的同时,门诊带教学生,传授临床经验。他的学生中既有来自基层的住院医师,也有来自大型医院的知名专家。无论来自省内省外,基层单位还是大型医院,他都悉心教授,多年来经他临床带教的业务骨干多达数百人,有幸跟他学习的人,无不被老师高尚的医德、精湛的医术而折服。

张磊老师热爱中医,关心中医事业发展,在领导岗位时,为中医工作呕心沥血,退休后仍然关心中医发展。河南中医药大学本科仲景班就是学校领导在他的建议下设立的。通过集中优质师生资源,强化中医观念和中医学习,同学的中医理论基础有了质的飞跃,考研上线率达到近 100%,带教老师普遍反映仲景班同学中医基础扎实,接受能力强,从他们身上看到了中医振兴的希望。1995 年被评为河南省卫生系统先进工作者,1997 年被河南省人民政府授予河南省中医先进工作者称号,2006 年 12 月获首届中华中医药学会中医学传承特别贡献奖,2007 年 12 月获第三届河南省优秀医师奖,2008 年 6 月获河南中医事业终身成就奖,2017 年 6 月被评为第三届国医大师。

张磊老师理论扎实,著述甚丰,代表著作有《产鉴》(注释)及《张磊临证心得集》《张磊医案医话集》《张磊医学全书》等 12 部。

张磊老师性格乐观,爱好广泛,医学之外,音乐、书法、诗词多有涉猎,临证之余拉拉二胡,练练书法,写写诗词,陶冶情操,怡然自乐。其于书法造诣颇深,可达专业水平。喜爱写古体诗,每逢重大节日、事件,外出学习、参观,风土人情,心有感触,常写诗以抒情怀,已出版《张磊医馀诗声》《张磊医馀诗声续编》等诗集。

六、毛德西教授

毛德西,祖籍河南省巩义市,1940 年生于陕西西安。曾任河南省中医院心内科主任,是第三批国家老中医药专家学术经验继承工作指导老师,2006 年被评为全国首届百名中医药科普专家,荣获河南省中医事业终身成就奖,全国中医科普教学普及金话筒奖,并多次获得河南省自然科学进步奖。2012 年起担任国家名老中医工作室指导老师,2017 年被评为全国首届名中医。

毛德西教授 1959 年考取河南省卫生厅中医本科学徒班,在开封医专中医教研室学习,先后熟练背诵,"四小经典"之《汤头歌》《药性赋》《濒湖脉诀》《医学三字经》及《医宗金鉴》《温疫论》歌诀等中医经典著作,跟随武明钦、张文甫、李宝璋、李振中等名师学习。苦读五年,于 1964 年以优异的成绩出师结业。分配至开封地区人民医院(现河南大学附属淮河医院)中医科工作,在随后的十几年里,虽受"文革"干扰,在中医学术发展深受影响的情况下,毛德西老师仍然坚持努力工作,钻研业务,中医水平不断提高。为进一步提高业务水平,于 1980 年赴京至中国中医研究院西苑医院进修学习。期间有幸聆听中医名家岳美中、方药中、时振声、王占玺、步玉如等的教诲,这次进修学习,对毛老师以后从事中医工作影响很大,诸位名家深厚的理论、精湛的医术、丰富的经验、高尚的医德,给他留下了深刻的印象,使他明确了以后提高学术水平的方法和学术发展的方向。通过学习,医疗技术明显提高,理论基础更加扎实,名家的指点,使他眼界大开。同时,他扎实的中医基础、虚心进取的治学态度也给不少名家留下深刻的印象,在以后的学习过程中,和多人成为亦师亦友的朋友,在名家的指导下不断进步。由于获得名家的认可,他还获邀参与在当时颇有影响的两部专著《中医症状鉴别诊断学》《中医证候鉴别诊断学》的编写,这为他以后阐述学术观点,发表学术见解,总结学术经验打下了良好的基础。1991年,河南省中医院开诊,他奉调担任心内科主任,创建心内科病区,为医院心内科的发展打下坚实的基础。

毛德西教授从事临床工作50余年,谙熟经典,旁及各家,善于运用经方治疗心脑血管及消化系统疾病,并善于汲取近现代名家之学术专长,运用于临床诊治中。毛德西教授临床经验丰富,治疗效果显著。临床中,他从辨证方法到处方用药都有颇多新意,学术特色鲜明。因毛老师夫人亦是中医世家,岳父擅长针灸疗法,夫人得父亲真传,大学毕业后一直从事针灸工作,并曾参加援外医疗队,医术精湛。在辨证方法上,受夫人影响,除传统脏腑辨证、八纲辨证、卫气营血辨证、三焦辨证外,毛德西教授临床较多运用经络辨证方法,疗效很好。在处方用药上,除经方、古方、时方外,毛老师经过多年观察探索,发现在经方、时方中,其中二三味或数味药物是整个处方的灵魂,基本可以代表该方的主要功效,总结出临床上比较常用的对药、角药,对于一些单纯性疾病,服用简单的对药、角药即可取效,对于复杂疾病针对病机采用主方加减对药、角药的方法,辨证思路明晰,处方用药简洁,临床疗效突出,常可收到事半功倍的效果。

毛德西教授坚持学习,勤于思考,善于总结,著述甚丰。工作期间发表学术论文60余篇,主持参与专著编写20余部。退休以后,仍然坚持学习,笔耕不辍。近年来,先后拜访邓铁涛、周仲英、张学文等多位国医大师,在报刊上发表科普论文50余篇,出版专著多部,近年还编写了《毛德西临证经验集粹》《毛德西方药心悟》《湖岳村叟医案》等书。

七、李发枝教授

1943年出生于河南省偃师市。曾任河南中医学院《金匮要略》教研室主任,全国第四批老中医药专家学术经验继承工作指导老师,国家中医药管理局中医药治疗艾滋病试点项目专家组专家及河南省专家组组长,2012年被中华中医药学会授予郭春园式好医生称号。李发枝教授谙熟四大经典,尤其对仲景学说深有研究,临床对于中医辨证方法,常见中西医疾病证治规律探讨,疑难疾病的饮食调护独具心得,善于运用经方及后世名家名方治疗疑难及多发病,疗效显著。

笔者于2013年到2014年曾跟随李发枝教授侍诊学习,对李师辨证方法、选方用药技巧、生活调护、学习方法感触颇深,收获很大,许多辨证技巧及方药已经能够比较熟练地运用于临床,成为自己临床技能的一部分。

李发枝教授13岁即拜当地名医杨诒方先生为师学习中医,背诵《神农本草经读》《伤寒论浅注》《金匮要略浅注》《温病条辨》《医学三字经》《时方歌括》《长沙方歌括》等中医经典著作,苦读三年,寒暑不辍,为以后从事中医工作打下了坚实的基础。其后,一边从事临床工作,一边先后跟随当地名医马建斋、郭子谦学习中医,并跟随杨诒方先生之弟杨诒直(中华人民共和国成立前为私塾教师)学习古文及书法,国学知识的积累和提高,为李发枝教授后来从事中医的深入研究带来莫大的帮助。1972年,在从事多年临床工作后,李发枝教授又到河南中医学院禹县门诊部进修提高,先后跟随王昆山、王现图、李修武、陈阳春、谢畅怀等名师侍诊学习。多位老师的悉心指导,不但提高了临床技能,而且对理论基础,学习方法的改进都带来很大帮助。在进行中医学习的同时,李发枝教授还坚持系统西医知识学习,这在当年尤为难得。他先后随董义光教授(后任河南医学院诊断教研室主任)学习西医多年,系统学习《病理学》《诊断学》《内科学》等西医学知识,为以后李发枝教授辨证、诊治思路、学术思想的形成奠定了西医学基础。

1979年经河南省卫生厅考试,以优异成绩被选拔至河南中医学院《金匮》教研室任教,期间一边进行理论学习,从事教学工作,一边在医院从事临床工作。1981年参加在成都中医学院举办的全国第一届《金匮》师资班进修学习,名家的讲解,使李师对仲景学说产生强烈的兴趣,至此,他潜心《金匮》及仲景学说,李师讲解《金匮》,理论功底深厚,条文理解准确,理论结合临床,深受广大师生欢迎。

李发枝教授中医理论功底深厚,除精研《内》《难》、仲景学说外,对金元四大家、温病学说及近现代名家也多有涉猎。他研读仲景学说,除正文条文外,对附注、附方也逐字逐句推敲,所以他对经文的理解不但更为精准,对经方的使用也更得心应手,《金匮要略》附方他就常常使用,且疗效非常显著。

李发枝教授一生致力临床工作,自1958年独立应诊至今近60个春秋,时至今日虽年逾古稀,仍每周坚持5个门诊,每个门诊限号30人次,风雨无阻,众多病例的积累为李师深刻理解中医理论,总结临床经验,形成学术思想提供了丰富的素材。李师的学术经验临床甚切实用,疗效显著,也是和其来源于临床有密切关系。

李发枝教授善于思考、善于总结,他对临床辨证方法的应用颇多个人特色,如辨方证法,辨主症法,执简驭繁,甚切实用。他对很多病证的病因病机概括言简意赅,如痛风多为湿热,一言即点明该病基本病机和证治要点。他对常见中西疾病的中医证型分布规律的总结非常符合临床实际,大大方便实践工作中的运用。他善于运用经方、古方、时方治疗现代疾病,如他通过大量细致的临床观察,总结了艾滋病患者并发发热、咳嗽等病证的中医证候分布规律,并运用经方、古方、时方进行治疗,经系统、严谨地科研观察和总结,临床疗效显著,很好地回答了经方、古方、时方可以治疗今病这一问题。

李发枝教授曾获河南省科委科技进步二等奖及河南省中医管理局科技进步一等奖,撰写学术论文数十篇,参编中医学专著 5 部,主笔制定了《河南省中医药治疗艾滋病常见病症辨证治疗要点》,介绍其治疗艾滋病经验的《李发枝治疗艾滋病经验集》一书,论皆独树,方咸效验,不仅适用于艾滋病,于杂病亦然。

第二节　成长规律启示

笔者先后跟随的七位老师都具有深厚的理论基础和丰富的临床经验,虽然他们年龄稍有差异,工作地点不同,成长经历不尽相同,但作为共同的中医名家,他们具有共同成长规律。

一、良好的中华传统文化基础

中医是中华传统文化的重要组成部分,形成的过程中就包含着医学、哲学、文学、军事等多种中华文化的精神,具备良好的传统文化基础,可以更准确地理解、掌握经典的原意,更好地运用于临床,去解决实际问题。笔者跟随的这七位老师,都具备良好的传统文化基础,像张磊老师还上过私塾,可以背诵四书五经,会写古体诗,至今已出版两本诗集,近千首古体诗。七位老师毛笔字写得都非常好,像张磊老师都称得上是书法家。多位老师都对中国传统哲学比较熟悉,像《道德经》《易经》可以比较准确地理解,重点条文甚至可以背诵。这些貌似和中医关系不大,但是深究起来,《易经》与《黄帝内经》尤其是五运六气部分理论基础相关;《道德经》与《黄帝内经》中阴阳对立统一,有着密切的联系。上述传统文化的掌握,对于更好地理解经典,有着莫大的帮助;同时良好的文字功底,也使这些老师写起论文来更加得心应手,所写论文结构和谐、文字优美,读起来朗朗上口。

二、扎实的中医基础

中医同其他传统中国文化一样，是一门实践性非常强的学问。同时，它又对基础理论有非常高的要求，只有在深厚理论的指导下，在反复实践的过程中，才能将理论转化为技能，诊疗技能才能逐步提高。古今历代中医名家，没有一位不有着深厚的理论基础。由于中医自身学科特点，在中医基本功中，背诵具有非常重要的作用。中医经典大多深奥难懂，背诵难度大，所以学习下手宜早。张磊老师曾说："少年背书如锥锥石，锥入虽难，但留痕不易消失；中年背书如锥锥木，锥入较易，但留痕不如前者牢固；老年背书，如锥锥水，锥入甚易，消失也快。"笔者各位老师的成长经历也证明了这一点，他们或幼承家学，或入学时痛下苦工，总之，在青少年时期都背诵了大量的中医经典原文或药物方歌。由于下手早，印象深，所以时至今日，许多老师对经典条文，仍能大段背诵，方歌仍能背诵数百首之多，需要用时信手拈来，非常方便。其实对于那些中医经典，老师们讲他们背诵时也不是全部理解，先背下来再说，在以后的理论学习、临床实践、人生阅历中逐步加深理解，时至今日，理解仍在逐步深化之中，但青少年时期第一步的背诵至为关键。其次，各位老师或承家学或拜名师，或毕业以后外出进修，总之基本都有跟师学习经历。实践证明，师承教育在中医人才培养中，具有非常重要的地位，跟师学习可以更快地掌握老师学术专长，巩固中医基础，改进学习方法，拓展学术视野，而多次跟随不同学术专长的老师学习，对技术的促进发展更是不言而喻，多位老师不止一次地说过跟师学习，为以后学医打下了坚实的基础，终生受益。

三、长期的临床实践

中医是一门实践性非常强的学问，它的许多基础学科抽象性很强，如病人的脉象、舌象，病人的有神无神，药物的性味归经、寒热温凉，只有在临床中，在对病人治疗中的反复观察，才能逐渐体会，消化吸收。一个处方对于某病某证，只有在反复病例观察验证后，才能得出比较客观的结果，对于该方的功效才能有更切身的体会。同样，对于经典条文的理解，也只有在临床具体病例的实践观察后，才会有更深刻的体会。所以，说某专家临床经验丰富，应该是很高的赞誉，诚非虚言，而是临床疗效的重要保证。当然，这其中暗含了一个重要的前提，那就是深厚的理论基础和对临床病例的反复思考。这样，从理论到实践，从临床到理论，循环往复，理论水平和临床技能都逐步提高，这是诊疗水平提高的过程。那么达到很高水平以后是否就可以停止呢？当然不是,还要不断地进行诊疗工作,才能提高或保持这种技能水平。常言道:"拳不离手,曲不离口",这句话同样适用于中医临床。记得很多年前从电视上看到采访著名歌唱家吴雁泽,谈到自己业务水平保持的秘诀时,他说:"干我们这一行,一天不练,自己知道;一周不练,同行知道;一月不练,观众知道。"中医临床工作虽然没有这么易变,但确实是需要持续学习、运用来保持的。笔者所跟随的上述七位老师,年龄最长的张磊老师,年近九十,仍然坚持每周数个门诊,每个门诊看几十个病人,这还不包括外出会诊,慕名去家求诊者。正是有了这么数量巨大的临床病例的反复磨炼和持之以恒的诊疗工作,才造就了诸师精湛的临床技能,并能一直保持,逐步提高。

四、和谐的家庭氛围,良好的生活习惯

七位老师基本以自己所从事的中医工作为主,而对家务、财务等琐事较少过问。同时诸位师母都非常贤惠,夫妻之间,非常恩爱,共同生活多年,师母对老师的生活习惯了如指掌。因此,生活的安排,虽不奢华,却非常符合老师的习惯,这也使得诸位老师能以轻松愉快的心情,良好的心态,较多的精力,投入到自己所从事的工作中去。其次,各位老师生活习惯都非常好,基本都没有烟酒等不良嗜好,饮食清淡,性格平和,起居规律。如李发枝老师,一直坚持步行上班,每天到达诊室时间,几乎不差几分钟。上述良好的生活习惯,使各位老师身体健康状况都很好,这样就保证了他们能够投入更多的精力,更长久地进行中医工作,去积累经验,提高水平,传承中医,服务社会。同时,老师们良好的生活习惯和健康状况,也是对中医很好的正面的宣传。

第三节 跟 师 收 获

多年来多位老师的跟师学习,对我本人来说提高很大,收获是全方位的,总结起来体会甚多,主要可分为以下两个方面。

一、业务技能

1. 医德修养

首先给我印象深刻的是各位老师高尚的医德和良好的个人修养,不管什么时候都能气定神闲,面带微笑地对待每一个病人,从不带一丝厌倦。对于各

位老师来讲，年龄都很大了，工作量又都很大，接诊的很多是疑难病人，应该说精力消耗很大，仍然能够始终如一地诊治每一个病人，靠的是老师们高尚的医德，其次是发自内心对病人的深切关爱，这种对病人的态度时时影响到我，要以更大的爱心、更悉心的态度诊治每一个患者。

2. 诊疗技术

在诊疗技术方面应该说收获更具体些。由于是带着问题去学习，所以遇到自己临床中的疑难问题，老师在诊治方面有更好的解决办法，学习之后，常取立竿见影之效，上午学习的东西，下午就可以在临床中去验证，重复出效果，就成为自己诊疗技能的一部分。这种收获是全方位的，从辨证技巧到选方用药等等诸方面，都带来长足的进步。比如头痛分型，几位老师都认为有肝经风热这一证型，诊断要点也很明晰，处方使用谷青汤加减，经临床验证，效果确实很好，这就丰富了对头痛的治法。再比如对于辨证方法，李发枝老师所倡导的辨主症法，执简驭繁，甚切实用，经临床验证确实有事半功倍之效，以后在临床中也常常使用。

3. 理论提高

关于学习方法和理论提高方面，各位老师除临床经验丰富，诊疗技术高超外，都具有深厚的中医理论基础，这可以说是他们高超临床技能的前提。通过跟师学习，深切感受到他们中医理论功底既有深厚的基，又有很广的面，深的是对中医中药经典的谙熟、理解的深入，广的是对中医知识面把握的宽度、掌握的全面。对学习经典不厌其细、宁涩勿滑，对中医各家广为涉猎，兼容并包。跟师学习，使我进一步明确了学习的方向和学习的内容与方法，在逐步的学习中，理论基础得到提高，这一方面是学习的结果，另一方面也得益于老师的点拨，对学习方法的改进。如关于东垣学说之"阴火"，一直以来，学术界争议很大，本人也感困惑。毛德西老师在其专著中说这种"阴火"即离位之相火，成因在于中焦阳气不足，湿浊之气下流，相火离位上犯而成，执简驭繁，简洁明晰，使困扰多年的问题迎刃而解，临床应用补中益气汤时，思路也更加清晰。

4. 中医观念

最后是中医观念的加强。通过跟师，提高了临床疗效，坚定了自己学习中医、运用中医的信心。实力是信心的保证，中医学得不好，不能用中医解决实际问题，当然谈不到对中医的信心。在跟师过程中，看到老师用纯中医中药的方法解决了疑难问题，自己在临床工作中，运用中医中药方法，为患者解除困扰许久的疾苦。在享受成功的喜悦时，也逐步提高着对中医的信心。一位在英国工作多年的女士,深受痛经困扰,经人介绍来诊。进入诊室正赶上发作,面色苍白,冷汗淋漓,几欲跌倒,用张磊老师的芍胡汤治疗后,两副药疼痛控制,以后又随月经周期调整数月,痛经已完全缓解。此例不但树立了我加强中医学习、用中医方法解决疑难问题的信心,也向她宣传了中医、中华文化的优秀之处,提升了她的民族自豪感。

二、学习方法

1. 准备工作

要收集所跟老师的代表性著作或文章进行较为系统的学习,对老师的学术思想有一个总体的了解和把握。比如老师的主要学术观点、选方用药技巧、辨证方法特色等等,先有一个大概的认识,这样在跟师学习时,就可以进一步上升到具体应用技巧上,以后重复起来,上手会更快些。

2. 尽可能多地占有临床感性材料

老师辨证技巧、处方用药特色规律的总结,是以临床病例的总结为基础的。跟师处理病例越多,越便于发现规律性的东西,有些东西当时总结不出来,可以先记录下来,回头整理跟师资料时,再系统总结,同样可以有所发现。所以跟师既可以在门诊,也可以在病房,只要是老师处理过的、讲过的东西,要尽可能多地记录下来,所存原始资料越丰富,越能反复不断总结出新的老师的宝贵经验和特色。

3. 要尽可能多地与老师交流

老师门诊或者查房时,时间紧张不便于过多讲解每个病例的诊疗思路、处方用药技巧,可以自己先记下来,待老师闲暇时,找机会与老师进行沟通交流。交流的内容可以很宽泛,可以是具体病例的辨证处方技巧,也可以是对导师影响较大的经典原文的理解或者是特色论著的推荐。地点可以是诊室、书房、公园均可,有时导师不经意间的一句话,可以使你茅塞顿开,等同你几年的参悟。记得我当时跟随李鲤老师学习时,每周四下午就去他书房,泡上一壶茶,和老师随便地聊。从中医到中药,从医家到著作,从戏曲到品茶,甚至明清家具,无所不谈,当时感触还不那么深,现在回想起来,老师在一点一滴地培养我对中华传统文化的感情,在诱导我用中国人传统的思维方式去思考问题,培养原汁原味的中医思想,真可谓用心良苦,诲人不倦。

第二章　七师经验与临床发挥

　　本章介绍七位老师的治病经验,七位老师都是临床大家,其临床经验是极其丰富的。限于本人跟师学习时间太短,对老师的学术经验掌握有限,以及本书篇幅,本书只介绍本人跟师期间亲见的老师临床经验,并且自己在临床中已经使用,重复出老师的临床效果;部分经验在反复使用过程中,还有些自己的心得。又,在中医病症部分,因本人专业为中医脑病,特分为脑病和内外妇儿杂病进行叙述。

第一节　脑　　病

一、面神经炎

　　面神经炎,中医称为口僻,多系茎乳孔内面神经非特异性炎症所致。临床主要表现为病变侧上、下组面肌的瘫痪,口眼㖞斜。本病具有一定的自限性,不经治疗,多数病人病情亦可部分或完全恢复,少数高龄、合并高血压、糖尿病等多种疾病的病人可遗留有程度不同的后遗症。中医药及早参与的目的在于缩短病程,促进疾病完全康复。中医药治疗面神经炎,分为中药汤剂,静脉制剂和针灸理疗等几个主要部分。多位老师主张依据病程将该病分为急性期、稳定期和恢复期,兹将各期主要治疗内容介绍如下。

1. 急性期

　　因起病急骤,进展较快,符合风邪为病特点,多位老师主张依据兼夹病邪的不同分为风热、风寒两种证型,其鉴别要点:偏于风热者,主要有耳后疼痛或压痛,舌质偏红,或伴发热;偏于风寒者,舌质多淡,或淡黯。偏于风热者治以祛风清热、通络解毒,郑绍周老师常用经验方:黄芪 30 克,刘寄奴 30 克,忍冬藤 30 克,鸡血藤 30 克,丹参 30 克,连翘 30 克,防风 10 克,川芎 12 克,甘草 10 克。偏于风寒者,在上方基础上加羌活 10 克,桂枝 12 克,以辛温散寒通络。另有少数患者除口眼㖞斜外,另伴患侧耳内剧痛,耳郭出现疱疹,口苦心烦,属肝胆热毒为患,治疗方选龙胆泻肝汤以清肝泻火解毒。除内服药物外,尚可配合静脉中药制剂,以增强疗效。因急性期炎症反应明显,伴神经水肿,可静脉注射β-七叶皂苷钠以抗炎消肿。属肝胆热毒者可静脉注射醒脑静注射液以解毒泻火;属风热为患者静脉注射清开灵注射液以清热通络;属风寒为患者静脉注射灯盏细辛注射液以散寒通络。

2. 稳定期

经急性期积极治疗,约经一周时间,病人病情基本稳定,不再加重,即进入稳定期,此期病机关键为痰瘀阻络,治疗重在祛风化痰通络,郑绍周老师常用经验方:全蝎10克,僵蚕15克,白附子10克,黄芪30克,丹参30克,鸡血藤30克,川芎15克,水蛭10克,白芥子10克,胆南星10克,炙甘草10克。在静脉制剂的使用上,各种证型除上述药物外,另可加用活血化瘀类的药物。

3. 恢复期

从病人病情不再加重,到口眼喝斜开始逐渐减轻,病情即进入恢复期,此时治疗的关键在于滋补肝肾,养血祛风。郑绍周老师常用经验方:熟地黄15克,山茱萸12克,枸杞子15克,山药30克,当归15克,白芍15克,川芎12克,鸡血藤30克,制首乌30克,天麻12克,僵蚕12克,白芷10克。静脉制剂方面,可静脉注射刺五加注射液或大株红景天注射液以滋补肝肾,益气养血。

4. 针灸理疗与调护

除药物疗法外,针灸、理疗也是中医治疗面神经炎的有效手段,常选穴位有攒竹、睛明、地仓、颊车、下关、合谷等穴,要注意依据病情合理使用补泻手法。茎乳突部红外线照射亦有利于病情恢复。关于调护,因本病患者多有受风、受凉病史,西医病理提示系神经水肿所致,故多数专家主张避风休息,李鲤教授甚至要求患者安静休息,少说话,以减少炎症刺激,促进病情恢复。因本病系自限性疾病,不经治疗,2周以后病情即开始自然恢复,故理想的疗效应该是在合理选用中西医综合治疗的情况下,病情在2~3周内痊愈或基本痊愈。

二、三叉神经痛

三叉神经痛是原发性三叉神经痛的简称,临床主要表现为三叉神经分布区内发作性剧痛,性质可呈刀割样、撕裂样、电击样等,其发病原因尚不完全清楚,有微血管瘤压迫,伪突触短路等多种学说。因其临床主要表现为面部发作性剧痛,故中医称为面痛。因手、足阳明经循行于面部、鼻旁、口周、上下齿,手、足少阳经循行于头侧、耳前、耳后、面部,从经络辨证的观点看,本病发病与手、足阳明,手、足少阳经所属脏腑功能失调关系密切,临床常分为下列主要证型。

1. 胃热炽盛证

症状:发作性面部灼热剧痛,饮酒或进食辛辣刺激食物易诱发,伴牙龈肿痛,或牙宣出血,渴喜饮冷,大便干,舌质红,苔黄,脉弦滑。

治法:清泻胃热。

方药:清胃散加减。

处方:生石膏 30 克,知母 20 克,黄连 10 克,生地黄 20 克,当归 12 克,牡丹皮 20 克,升麻 10 克,生甘草 15 克。

2. 肝经风热证

症状:发作性头侧、前额疼痛,可伴耳鸣或目赤肿痛,或脑鸣头晕,舌质红,苔黄干,脉弦数。

治法:疏风清热。

方药:谷青汤加味。

处方:谷精草 30 克,青葙子 15 克,炒决明子 15 克,僵蚕 10 克,黄芩 10 克,蔓荆子 10 克,薄荷 10 克,桑叶 10 克,菊花 10 克,蝉蜕 10 克,夏枯草 15 克,炙甘草 6 克。

3. 阴虚风动证

症状:痛侧面部时疼时止,病程较久,发作时伴患侧面部肌肉不自主抽搐,平素患侧面部有麻木感,口干,舌红,少苔,脉弦细数。

治法:平肝息风,通络止痛。

方药:平肝息风通络汤。

处方:珍珠母 30 克,牡蛎 30 克,白芍 30 克,丹参 30 克,蜈蚣 2 条(研,冲),枸杞子 15 克,山茱萸 15 克,生甘草 15 克。

4. 肝胆风火证

症状:患侧面部剧痛时作,时发时止,可延及偏侧头部,部分病人情绪刺激可诱发,或伴口苦,舌红,苔黄,脉弦。

治法:清泻肝胆,疏风止痛。

方药:三草汤加减。

处方:夏枯草 30 克,龙胆草 12 克,柴胡 12 克,黄芩 10 克,白芍 30 克,僵蚕 12 克,蝉蜕 12 克,牡蛎 30 克,制川乌 10~20 克,甘草 12 克。煎服法:诸药同煎,武火煎沸后,文火煎煮 1 小时以上。

上述方药,清胃散、平肝息风通络汤是张学文教授常用处方,谷青汤是张磊老师常用方,三草汤是李发枝老师根据自己临床经验所组处方,另外,郑绍周老师临床习用中成药野木瓜片治疗三叉神经痛,从随师临床观察看,效果尚不错,对于多数病人,具有程度不同的止痛效果,且价格低廉,值得临床推广。

三、面肌痉挛

面肌痉挛又叫面肌抽搐,是指一侧面部肌肉发作性、不自主阵挛性抽动、或无痛性强直,其发病机制推测与三叉神经痛类似,即面神经受压或伪突触传导所致,部分为面神经炎的后遗症。因其主要表现为一侧面部肌肉的发作性不自主抽动,中医主要归属颤证范畴,病变脏腑与肝关系密切,其临床常见证型,各位老师主要分为如下几种。

1. 肝经风热证

症状:患侧下睑、口角发作性不自主抽搐,时发目赤肿痛,头热脑鸣,舌红,苔黄,脉弦。

治法:疏风清热。

方药:谷青汤加味。

处方:谷精草30克,青葙子15克,炒决明子15克,僵蚕10克,黄芩10克,蔓荆子10克,薄荷10克,桑叶10克,菊花10克,蝉蜕10克,夏枯草15克,炙甘草6克。

2. 阴虚风动证

症状:见于面神经炎后或老龄患者,一侧面部抽搐时作,另常见口渴,失眠,小便色黄,大便干燥,舌红少苔,脉弦细。

治法:滋阴息风。

方药:郑绍周老师治疗面神经炎恢复期处方,另加息风止痉药物。

处方:熟地黄15克,山茱萸12克,枸杞子15克,山药30克,当归15克,白芍15克,川芎12克,鸡血藤30克,制首乌30克,天麻12克,僵蚕15克,白芷10克,珍珠母30克,龙骨30克,牡蛎30克,炙甘草12克。

3. 心虚胆怯证

症状:独处时抽搐较少发作,情绪不稳,易于紧张,稍微紧张则一侧面部剧烈抽搐,平时心悸易惊,时发失眠,舌质淡,苔薄白,脉弦细。

治法:安神定志,镇惊息风。

方药:安神定志丸加味。

处方:党参15克,茯苓30克,茯神30克,石菖蒲15克,远志15克,白芍

15克,当归12克,川芎12克,五味子10克,龙骨30克,牡蛎30克,珍珠母30克,炙甘草15克。

四、头痛

头痛是指头颅眉弓、耳轮上缘、枕外隆突连线以上部位经常发生的疼痛,通常分为原发性头痛和继发性头痛,前者发病原因目前尚不确定,后者系其他疾病所致,本篇所涉及的多系原发性头痛。头痛是临床常见病,常反复发作,部分病人头痛较为顽固,发作较难控制,对患者工作、生活影响较大。

1. 风寒头痛

症状:偏侧头部发作性、搏动样痛,或左或右,痛甚伴恶心呕吐,受风受凉易发作或加重,舌质淡,苔薄白,脉弦。

治法:祛风散寒止痛。

方药:川芎茶调散加味。

处方:川芎15克,苦丁茶15克,荆芥10克,防风10克,细辛3克,白芷10克,薄荷20克,羌活10克,天麻12克,僵蚕12克,菊花12克,黄芩10克,炙甘草10克。

此种证型临床最为常见,西医学之偏头痛多见于此种证型,张学文教授认为本证型临床辨证要点主要有头痛常位于一侧,受风寒易作或加重。部分病人畏风易感,可加黄芪30克,白术15克合方中防风为玉屏风散以实卫固表。部分女性患者经前或经期头痛易作或加重,伴月经色黯有块,乳房胀痛,可在上方基础上加制香附10克,醋延胡索10克以疏肝理气,化瘀止痛。

2. 风热头痛

症状:头痛时作,或左或右,甚则恶心呕吐,遇热加重,遇凉舒适,或于封闭环境中易于发作,舌质红,苔薄黄,脉弦数。

治法:疏风清热止痛。

方药:谷青汤加味。

处方:谷精草30克,青葙子15克,炒决明子15克,僵蚕10克,黄芩10克,蔓荆子10克,薄荷10克,桑叶10克,菊花10克,蝉蜕10克,夏枯草15克,炙甘草6克。

少部分偏头痛发作患者,可表现为此种证型,张磊老师认为本证型辨证要点在于受热加重,遇凉风减轻,或于密闭狭小空间内易作,置身空旷环境症状减轻。另有部分丛集性头痛临床也可表现为此种证型,处方药物加减同前。

3. 痰浊头痛

症状:头痛隐隐,或呈钝痛,头昏如蒙,首重如裹,脘痞纳呆,多寐,舌质黯红,苔白厚腻,脉弦滑。

治法:化痰降浊,开窍止痛。

方药:半夏白术天麻汤加味。

处方:半夏 10 克,炒白术 30 克,天麻 15 克,茯苓 30 克,泽泻 15 克,川芎 15 克,枳实 15 克,竹茹 15 克,石菖蒲 15 克,郁金 15 克,炙甘草 10 克。

部分患者头困、头沉症状较重可加蔓荆子 15 克,荷叶 30 克,以升举清阳,清利头目。部分患者病程较久,或痰湿化热,舌象表现为舌质红,苔黄腻者,可改为黄连温胆汤加味。

4. 肝阳头痛

症状:患者多形体壮实,平素急躁易怒,头痛头胀,多于情绪激动时发作或加重,伴头晕耳鸣,心烦多梦,口干口苦,舌红苔黄,脉弦滑。

治法:平肝潜阳,息风止痛。

方药:天麻钩藤饮加减。

处方:天麻 15 克,钩藤 30 克,石决明 30 克,珍珠母 30 克,生龙骨 30 克,生牡蛎 30 克,焦栀子 10 克,炒杜仲 30 克,川牛膝 30 克,酒黄芩 10 克,夜交藤 30 克,茯神 30 克,益母草 30 克,川芎 15 克,白芍 15 克,夏枯草 30 克。

本型病人病情发作与血压波动有一定的相关性,可见于血压控制不稳,剧烈升高,或新发高血压而未曾服药病人,在服用中药时,要注意监测病人血压,若确系血压过高所致,要多测量血压,必要时,在患者头痛等症状控制后,服用必要降压药物。

5. 气虚头痛

症状:体型偏瘦,面色不华,头痛多于站立位或劳累时发作,平卧位后程度减轻,神疲乏力,食少纳差,舌淡苔白,脉沉细。

治法:补气升阳,养血止痛。

方药:升阳益胃汤加味。

处方:黄芪 30 克,党参 30 克,茯苓 15 克,白术 15 克,陈皮 12 克,半夏 10 克,泽泻 12 克,黄连 10 克,白芍 12 克,柴胡 10 克,羌活 10 克,独活 10 克,防风 10 克,川芎 12 克,生姜 3 片,大枣 5 枚,炙甘草 15 克。

此型病人可见于部分低血压,或低颅压患者,经测量血压、颅压,若确系低血压、低颅压所致,在使用本方的同时,给予生脉饮口服,或补液升提颅压,可使头痛症状缓解更快,且疗效巩固。

另外,头痛的治疗,西医分为发作期的止痛和缓解期的预防。同样对于中医在头痛发作期,急需解决的也是快速缓解疼痛,此时内服煎剂或冲服颗粒剂均太过缓慢。曾有报道中药塞鼻可在数分钟内缓解头痛,曾经尝试数例,效果尚称满意,介绍于下。处方:冰片10克,川芎30克,白芷30克,炙远志30克,细辛7.5克。上药共为细粉,装密封瓶内,头痛发作时,取药粉适量,纱布包裹,塞鼻中,左侧头痛塞右侧鼻孔,右侧头痛塞左侧鼻孔,双侧头痛塞双侧鼻孔,做深呼吸,吸入药味数次,部分病人可在数分钟内缓解头痛。

因头痛为临床常见病、多发病,近年来研发出的中成药物品种较多,急性期、缓解期均可选择使用。需要注意的是,在选择中成药时,首先要了解处方组成,适用证型,辨证选用效果才更好。

部分头痛较重病人,可能需要住院治疗。此时,可能就涉及静脉注射治疗的问题,据多位老师的看法,静脉注射治疗时,也要考虑药物的组成,性味归经,药证相合,选择使用,效果才好。此部分内容,可以参考本书中药静脉制剂的辨证使用部分内容。

五、眩晕

眩晕,眩是眼花,晕是头晕,二者临床常同时并见,故统称为眩晕。其临床表现或为头晕,头重脚轻,站立不能,行走不稳;或为视物旋转、翻滚、起伏、飘移感,伴恶心呕吐,面白汗出等。西医将伴有自身或外界环境空间位置错觉的称为真性眩晕,否则称为假性眩晕,中医则将头晕、视物旋转等统称为眩晕,因此,在眩晕这一中医病名之下,包括有西医的椎 - 基底动脉供血不足、位置性眩晕、高血压病、颈椎病等多种疾病,临床凡表现为相似症状者,均可参考本篇,辨证治疗。

1. 痰浊中阻证

症状:眩晕,视物旋转,伴恶心呕吐,头部于某一位置时可诱发或加重眩晕,纳食差,舌质淡,苔白腻,脉弦滑。

治法:化痰息风,燥湿和胃。

方药:半夏白术天麻汤加味。

处方:半夏10克,炒白术30克,天麻15克,茯苓30克,泽泻30克,陈皮12克,炙甘草6克。

本证常见于西医位置性眩晕、椎 - 基底动脉供血不足等病,若系颈椎病所致,伴颈项僵硬,转颈、昂头埋头时眩晕加重者,可加葛根 30 克,以养津舒筋。伴头昏,首重如裹等痰湿上蒙症状者,可加蔓荆子 15 克,荷叶 30 克,以清利头目。伴口苦心烦,夜寐不安,舌质红,苔黄腻,脉弦滑,系痰热内扰为患者,可改以黄连温胆汤加味化裁。

2. 肝阳上亢证

症状:形体壮实,平素性格急躁易怒,头晕头胀,或头胀痛,情绪刺激后头晕头痛加重,口苦心烦,两耳轰鸣,夜寐多梦,舌红苔黄,脉弦滑有力。

治法:平肝潜阳,息风止痛。

方药:天麻钩藤饮加减。

处方:天麻 15 克,钩藤 30 克,石决明 30 克,珍珠母 30 克,龙骨 30 克,牡蛎 30 克,炒栀子 10 克,炒杜仲 30 克,桑寄生 30 克,川牛膝 30 克,炒黄芩 10 克,夜交藤 30 克,茯神 30 克,益母草 30 克,白芍 15 克,川芎 12 克。

本证病人症状较重时,或伴有血压的剧烈波动,此时除服用中药外,要多监测病人血压变化,必要时予以西药降压治疗。另有部分病人除头晕、头胀、头痛外,尚有发作性一侧肢体麻木、无力,或一过性言语不清,张学文教授认为此类病人发生中风的风险很大,部分病人虽症状已经消失,经颅脑磁共振检查,已经发生脑梗死,对于此类病人,更要提高警惕,必要时收住入院,观察治疗。

3. 气血亏虚证

症状:形体偏瘦,面色不华,部分病例有晕厥病史,平素血压偏低,眩晕于夏季多发或加重,轻则头晕眼花,重则眼黑跌倒,神疲乏力,站位眩晕易作,平卧症状减轻,纳食不佳,舌淡苔白,脉沉细。

治法:补气升阳,健脾和胃。

方药:升阳益胃汤化裁。

处方:黄芪 30 克,党参 30 克,茯苓 15 克,白术 15 克,陈皮 12 克,半夏 10 克,泽泻 15 克,黄连 10 克,白芍 15 克,柴胡 10 克,羌活 10 克,独活 10 克,防风 10克,天麻 15 克,生姜 3 片,大枣 5 枚,炙甘草 15 克。

本型病人亦常伴见低血压、低颅压,处理可参考头痛篇。

4. 肾精不足证

症状:头晕眼花,记忆力减退,耳鸣耳聋,腰膝酸软,夜尿增多,小便滴沥,夜寐早醒,舌淡黯,苔白腻,脉沉细。

治疗:补肾填精,醒脑开窍。

方药:右归丸加减。

处方:熟地黄30克,山茱萸15克,炒山药30克,枸杞子20克,桂枝12克,制附子9克,当归15克,炒杜仲30克,菟丝子30克,鹿角霜30克。

部分男性老年患者,伴前列腺增生,小便滴沥,小便失禁,夜尿增多,反复起夜,不但影响睡眠,更加重头晕症状,且反复起床,增加跌倒风险,可加益智仁30克,桑螵蛸30克,覆盆子30克,以补肾缩尿;部分患者,除头晕外,可伴有不同程度的智能减退,可加郁金15克,石菖蒲15克,以加强醒脑开窍之力。

眩晕是西医的常见临床症状之一,以眩晕为主症的病种较多,轻重预后差异较大,因此,在诊治眩晕病人时,明确其西医病名诊断,对指导治疗,判断预后,是非常有帮助的。

由于学术的发展,学科的分化,一些原属神经科的病种如梅尼埃病,现已归属耳鼻喉科,曾见多位老师使用半夏白术天麻汤合泽泻汤治疗该病,效果较好,其中郑绍周老师使用泽泻汤的经验,关键在于剂量,泽泻、白术用至30克以上效果方好。另仙鹤草对该病效果也好,对于消除症状,预防复发均有一定效果,可作为专药加入汤剂中,或代茶饮均可,用量亦需30克以上方好。

部分眩晕较重或经检查已经发生脑梗死的病人需要住院治疗,口服中成药及中药静脉制剂配合使用。此时,要明确处方组成,适应证型,辨证使用,经临床验证,确可提高临床疗效。

六、中风

中风是临床常见病、多发病、疑难病,常表现为急性起病的神志障碍,口舌㖞斜,半身不遂,言语障碍等,因病起急骤,变化迅速,与风性善行而数变的特征相似,故称为中风。

中风,自古就是疑难病症,位列风、痨、鼓、膈四大难证之首。近年来,随着人民生活水平的提高,膳食结构的改变,生活节奏的加快,工作压力的增大,活动量的减少,我国高血压、糖尿病、冠心病发病率急剧上升,中风发病、患病率也迅速上升。近20年来一直位于我国城乡居民死因顺位的前3名之内,且复发率、致残率均高,因此,对人民健康危害极大。为加强对中风的防治,国家成立有专门的中西医防治学术组织,中医有"中医脑病学会"等。已建立系统的诊断、证型、疗效评价标准。张学文教授认为中医传统并无出血、缺血性中风之分,另据有无外中风邪病史而分为真中风、类中风,并依据有无神志障碍而分为中经络、中脏腑,这些诊疗方法,证之临床,确实有效。同时,中风虽证见多端,变化迅速,但在一定阶段仍常以某一主症为主要矛盾。故本书从临床实用角度出发,并有别于教材与相关标准规范,拟以主症为纲,以常见证型为目进行介绍。

(一) 神昏

1. 元气败脱证

症状:神志昏迷,患肢瘫软,单侧或双侧瞳神扩大,舌坠鼻鼾,二便失禁,肢冷汗出,喉间痰鸣,舌痿,脉微细或散。

治法:益气回阳,救阴固脱。

方药:参附汤合生脉散加减。

处方:人参15克,制附子9克,五味子10克,山茱萸12克,黄芪30克,煅龙骨30克,煅牡蛎30克。

本证型病人多见于较大量脑出血,大面积脑梗死,或重要位置少量出血或小面积梗死者,重要生命指征如血压、呼吸、心率等出现波动,病情危重,除汤剂外,可另予静脉注射生脉注射液或参附注射液,并给予必要的生命指征监测,必要时行辅助呼吸等支持治疗。

2. 痰热内闭证

症状:神志昏迷,不省人事,患肢强痉或软瘫,面赤身热,躁扰不宁,气粗口臭,二便闭塞,舌质红,苔黄腻,脉弦滑。

治法:清热化痰,醒脑开窍。

方药:先灌服(或鼻饲)安宫牛黄丸,并服用羚羊角汤。

处方:羚羊角粉3克(冲服),钩藤30克,龟甲15克,生地黄20克,牡丹皮20克,白芍15克,柴胡10克,薄荷10克,蝉蜕10克,菊花15克,夏枯草30克,石决明30克,石菖蒲15克,郁金15克。

部分病人腹胀明显,大便数日不行,喉间痰鸣,脉弦滑而大,属痰热腑实者,可予星蒌承气汤加减,以通腑化痰,醒脑开窍。处方:全瓜蒌30克,胆南星10克,生大黄10克(后下),芒硝10克(冲服),石菖蒲15克,郁金15克。上述病人可同时予以清开灵注射液或醒脑静注射液加液静滴,以加强醒脑开窍的效果。

3. 痰湿蒙窍证

症状:神志昏迷,面白唇黯,静卧不烦,口噤不开,两手握固,四肢不温,痰涎壅盛,舌苔白腻,脉沉滑而缓。

治法:豁痰息风,辛温开窍。

方药:先灌服(或鼻饲)苏合香丸,继服涤痰汤。

处方:姜半夏 10 克,胆南星 6 克,陈皮 12 克,茯苓 15 克,枳实 12 克,竹茹 12 克,石菖蒲 15 克,郁金 15 克,天麻 12 克,泽泻 12 克,炒白术 15 克,炙甘草 6 克。

本证型患者可以配合静脉注射灯盏细辛注射液,以加强温化痰湿、醒脑开窍的作用。

(二)半身不遂

1. 络脉空虚,风邪入中证

症状:多见于中风急性期,部分病人有明显的外感病史,恶寒,发热,患肢麻木无力,重则活动不利或半身不遂,伴见口眼㖞斜,口角流涎,言语不利,舌质红,苔薄白,脉浮数。

治法:养血祛风,活血通络。

方药:大秦艽汤加减。

处方:秦艽 15 克,羌活 12 克,独活 12 克,防风 10 克,细辛 3 克,当归 12 克,川芎 12 克,白芍 12 克,赤芍 15 克,白芷 10 克,熟地黄 15 克,生石膏 20 克(先煎),黄芩 10 克,生地黄 15 克,茯苓 15 克,白术 15 克,炙甘草 6 克。

本型患者若恶寒明显伴患肢关节疼痛,舌苔白,脉弦紧,偏风寒者,可同时静脉注射灯盏细辛注射液,以加强祛风散寒、舒筋活血之功。若伴发热,舌苔黄,脉浮数,风热之象明显者,可静脉注射清开灵注射液,以增强清热解毒、化痰通络之功。

2. 肝阳上亢证

症状:平素性格急躁易怒,或有头晕头痛病史,耳鸣脑鸣,少寐多梦,口干口苦,突发患肢无力、活动不利或半身不遂,伴口舌㖞斜,言语謇涩,舌质红,苔黄,脉弦滑。

治法:平肝潜阳,息风通络。

方药:天麻钩藤饮加味。

处方:天麻 15 克,钩藤 30 克,石决明 30 克(先煎),珍珠母 30 克(先煎),生龙骨 30 克(先煎),生牡蛎 30 克(先煎),生白芍 15 克,炒栀子 10 克,炒杜仲 30 克,桑寄生 30 克,川牛膝 30 克,炒黄芩 10 克,夜交藤 30 克,茯神 30 克,益母草 30 克,夏枯草 30 克。

本型病人可同时配合静脉注射天麻素注射液,以加强平肝潜阳、息风通络之力。

3. 气虚血瘀证

症状:半身不遂,患肢软瘫,浮肿色黯,口角流涎,口舌㖞斜,面色不华,舌紫黯,苔薄白,脉细涩。

治法:益气活血。

方药:补阳还五汤加减。

处方:黄芪60克,当归10克,川芎10克,赤芍12克,地龙30克,桃仁10克,红花10克,桂枝15克,桑枝30克,川牛膝30克,豨莶草30克,炙甘草10克。

本方为张学文教授临床常用方,本证型可另外静脉注射黄芪注射液,复方丹参注射液,以加强益气活血功效。

(三) 言语不利

1. 风痰阻窍证

症状:舌强言謇,或理解表达障碍,或言语鼻音,伴饮水呛咳,肢体活动不利,舌质淡,苔白腻,脉弦滑。

治法:化痰开窍。

方药:半夏白术天麻汤加味。

处方:天麻15克,陈皮15克,清半夏10克,茯苓15克,白术15克,泽泻15克,石菖蒲15克,远志15克,丹参30克,郁金15克,川芎12克,僵蚕12克,炙甘草6克。

本型病人可另外静脉注射灯盏细辛注射液,以加强化痰开窍作用。

若属痰热为患,表现为舌质红,苔黄腻,脉弦滑者,可予黄连温胆汤化裁。处方:黄连10克,陈皮12克,姜半夏10克,茯苓15克,白术15克,石菖蒲15克,远志15克,丹参30克,郁金15克,天麻15克,胆南星10克,枳实10克,竹茹12克,炙甘草6克。另可配合静脉注射清开灵注射液或醒脑静注射液以加强清热化痰作用。

2. 肾精亏虚证

症状:肢体偏瘫,腰膝酸软,音哑失语,小便频数,或二便失禁,偏于肾阴虚者,舌红少苔,脉弦细。偏于肾阳虚者,舌淡黯,苔白腻,脉弦细。

(1) 肾阴虚

治法:偏于肾阴虚者,治以滋阴补肾,化痰开窍。

方药:地黄饮子加味。

处方:熟地黄30克,生地黄30克,山茱萸15克,石斛15克,麦冬12克,五味子10克,石菖蒲15克,远志15克,茯苓15克,肉苁蓉30克,肉桂5克,制附子 5 克,巴戟天 30 克,薄荷 10 克,生姜 3 片,大枣 5 枚。本型病人可以配合静脉注射刺五加注射液,以加强滋补肝肾作用。

（2）肾阳虚

治法:偏于肾阳虚者,治以温肾助阳,化痰开窍。

方药:金匮肾气丸加减化裁。

处方:熟地黄 30 克,山茱萸 15 克,山药 30 克,茯苓 15 克,牡丹皮 15 克,泽泻 15 克,桂枝 12 克,制附子 9 克,石菖蒲 15 克,郁金 15 克,远志 12 克,天竺黄 12 克,另可静脉注射灯盏细辛注射液,以加强化痰开窍作用。

七、不寐

不寐是以经常不能获得正常睡眠为特征的病证,或表现为入睡困难或眠浅易醒,醒后再入睡困难,或早醒,严重者彻夜难眠。不寐是现代社会常见病证,近年来我国由于社会的进步,生活、工作节奏加快,压力增大,不寐发病、患病率显著升高,已成为影响人民健康较大的多发病证。本文讨论的不寐是以不能获得正常睡眠为主要临床表现的病证,其他如情志障碍所致之焦虑、抑郁,不寐仅是其伴见症状,治疗时,当进一步辨析病因,综合治疗才能获得理想的效果。

1. 心脾两虚证

症状:入睡困难,眠浅易醒,倦怠乏力,记忆力减退,食少纳呆,舌质淡,苔薄白,脉细弱。

治法:健脾生血,养心安神。

方药:归脾汤加减。

处方:炙黄芪 30 克,炒白术 30 克,党参 15 克,当归 15 克,茯神 30 克,制远志 15 克,木香 6 克,炒酸枣仁 30 克,龙眼肉 15 克,生姜 3 片,大枣 5 枚,炙甘草 10 克。

本证型多见于脑力劳动者,部分学生在备考时,因用脑过度而诱发,李发枝教授临床喜用此方。且常合甘麦大枣汤,临床效果进一步提高。

2. 虚火扰心证

症状:心烦不寐,口干口苦,两目干涩,视物不清,小便色黄,大便秘结,舌红少苔,脉弦细。

治法:清心安神。

方药:清宫汤化裁。

处方:连翘 10 克,莲子心 10 克,麦冬 15 克,竹叶 15 克,玄参 15 克,黄连 6 克,夏枯草 30 克,川牛膝 12 克。

清宫汤原载于《温病条辨》,用治液伤邪陷,心包受邪所致之神昏谵语等,张磊老师常用于治疗老年患者之不寐,因老年患者阴血亏虚,虚火扰心,与上述病机相合,故临床效果较好。张老师临床时,还常加入夏枯草以和阳养阴,川牛膝以引虚火下行。

3. 心虚胆怯证

症状:平素性格敏感,胆小易惊,对睡眠有程度不同的恐惧感,难寐易醒,舌质淡,苔薄白,脉弦细。

治法:益气镇惊,安神定志。

方药:安神定志丸加减。

处方:党参 15 克,生龙骨 30 克,生牡蛎 30 克,茯苓 30 克,茯神 30 克,石菖蒲 15 克,远志 15 克,白芍 15 克,当归 12 克,五味子 10 克,炙甘草 15 克。

4. 痰热内扰证

症状:入睡困难,痰多胸闷,心烦急躁,口苦,口臭,舌质红,苔黄腻,脉弦滑。

治法:化痰清热,和中安神

方药:黄连温胆汤加减。

处方:黄连 10 克,陈皮 12 克,半夏 10 克,茯苓 30 克,泽泻 12 克,枳实 12 克,竹茹 15 克,石菖蒲 12 克,郁金 12 克,龙骨 30 克,牡蛎 30 克,炙甘草 6 克。

张磊老师在临床运用本方时,常加小米一撮为引,内含半夏秫米汤之意。

5. 胃气不和证

症状:脘腹胀满,入睡困难,部分病人有晚餐饱食习惯,减少晚餐食量,则睡眠改善,恶食嗳气,口臭,舌质红,苔黄腻,脉弦滑。

治法:和胃安神。

方药:保和丸化裁。

处方:炒神曲 15 克,焦山楂 15 克,陈皮 15 克,茯苓 15 克,半夏 10 克,炒麦芽 30 克,鸡内金 20 克,连翘 12 克,炒莱菔子 30 克,太子参 15 克,木香 6 克,砂仁 6 克。

李鲤老师临床喜用此方,尤其对于肥胖患者。部分本型患者形体肥胖,颈项短粗,可能存在气道梗阻,故减少食量,加强运动,减轻体重,减轻气道梗阻,亦属重要。

6. 肝血不足证

症状:思虑过度,心烦难寐,头目不清,心悸盗汗,咽干口燥,舌红少苔,脉弦细。

治法:养血安神,清热除烦。

方药:酸枣仁汤加味。

处方:炒酸枣仁 30 克,夜交藤 30 克,知母 15 克,茯神 30 克,川芎 12 克,白芍 15 克,炙甘草 10 克。

张学文老师临床喜用此方,原方载于《金匮要略》,治疗"虚劳虚烦不得眠"。尤怡认为系肝血不足,"魂不得藏故不得眠"。

八、郁证

郁证是在先天禀赋不足的前提下,由于情绪或生活事件刺激诱发或加重,表现为情绪、睡眠、感觉或其他功能异常的一类病证。现代社会由于生活节奏加快,竞争压力增大,心理压力加大,本病证发病、患病率有增高趋势。本病表现复杂多样,可表现为心悸,纳差,腹胀,腹泻,失眠等等,因患者常以自身感受而去相应科室就诊,而非专科人员,由于对本病认识不够,导致不能及时确诊,并采取针对性药物和措施,部分患者常反复就诊于多个科室,造成不必要的医疗资源浪费,故有必要作一介绍。

1. 肝气郁结证

症状:平素心胸狭隘,易生闷气,症状常于情绪刺激后出现或加重,情绪低落,忧悲欲哭,善太息,胸胁胀闷,纳差失眠,妇女月经色黯有块,经期腹痛,两乳或有结块,或经期胀痛,舌淡苔白,脉弦。

治法:疏肝理气,解郁安神。

方药:柴胡疏肝散加减。

处方:柴胡 12 克,炒枳壳 12 克,白芍 12 克,陈皮 10 克,制香附 10 克,川芎 12 克,炙甘草 10 克。

此种证型病人临床最为多见,本方亦是张学文教授的临床常用方剂。临床中,张师常随患者病情作相应加减。伴失眠、多梦者加炒酸枣仁 30 克,夜交藤 30 克,生龙骨 30 克,生牡蛎 30 克;经期腹痛,月经色黯有块,乳房有结节,或经期乳房胀痛者,加制延胡索 10 克,夏枯草 30 克,生牡蛎 30 克,浙贝母 10 克;情绪低落,喜怒无常者,加合欢皮 30 克,生地黄 15 克,百合 30 克;肝气横逆犯脾,表现为腹痛、泄泻者,白芍炒用,并加炒白术 30 克,防风 10 克,以泻肝实脾。

2. 痰热内扰证

症状:本型病人常以睡眠障碍为主要症状就诊,既可以是心烦失眠,亦可以是头困沉多寐,另见情绪低落,脘腹痞满,口苦、口黏,纳谷不香,大便黏滞不爽,舌质红,苔黄腻,脉弦滑。

治法:化痰清热,和中安神。

方药:黄连温胆汤加减。

处方:黄连 10 克,陈皮 12 克,半夏 10 克,茯神 30 克,泽泻 15 克,枳实 12 克,竹茹 15 克,石菖蒲 12 克,郁金 12 克,胆南星 6 克,炒栀子 10 克,淡豆豉 10 克,生龙骨 30 克,生牡蛎 30 克,炙甘草 6 克。

3. 心脾两虚证

症状:本型病人常有复习考试等用脑过度病史,期望较高,但学习起来力不从心,注意力不集中,学习、工作效率低下,记忆力减退,情绪低落,纳谷不香,入睡困难,舌质淡,苔薄白,脉细弱。

治法:健脾养心,益气安神。

方药:归脾汤加减。

处方:炙黄芪 30 克,党参 15 克,白术 15 克,当归 12 克,茯神 30 克,远志 15 克,木香 6 克,炒酸枣仁 30 克,龙眼肉 12 克,浮小麦 30 克,夜交藤 30 克,大枣 5 枚,炙甘草 12 克。

此方为李发枝教授常用方,李师临床使用时,不论病人是失眠为主症,还是以情绪低落为主症,只要属心脾两虚证,均以本方治疗,临床多可获效。

4. 气血亏虚证

症状:常发生于过度劳累后,患者感周身极度困乏,经休息难以完全缓解,倦怠嗜卧,周身不适,情绪低落,缺乏兴趣,入睡困难,或头困嗜睡,纳谷不香,二便如常,舌质淡,苔薄白,脉弦细。

治法:补气升阳。

方药:升阳益胃汤加减。

处方:黄芪 30 克,党参 30 克,炒白术 15 克,茯苓 15 克,陈皮 12 克,半夏 10 克,白芍 15 克,黄连 10 克,泽泻 15 克,柴胡 10 克,羌活 10 克,独活 10 克,防风 10 克,炙甘草 10 克,生姜 3 片,大枣 5 枚。

5. 心虚胆怯证

症状:平素心胸狭隘,胆小怕事,惊吓刺激后,出现心悸易惊,焦虑不安,强迫观念,坐卧不安,纳谷不香,睡眠易醒,大便溏薄,舌质淡,苔薄白,脉弦细。

治法:益气镇惊,安神定志。

方药:安神定志丸加减。

处方:党参 15 克,茯苓 30 克,茯神 30 克,石菖蒲 15 克,远志 15 克,白芍 15 克,当归 12 克,五味子 10 克,生龙骨 30 克,生牡蛎 30 克,炙甘草 15 克。

本病患者常具有一定的易患性格特点,如内向、敏感,承受力差,若家族中有类似患者,则患病风险加大。发病前常有一定诱发因素,除情绪、睡眠异常外,实验室检查缺少相应的异常证据,部分患者心理测试可有异常。临床中除内服汤剂外,必要时情绪疏导,物理治疗,对病情恢复亦有一定帮助。病情缓解后,平时可服用乌灵胶囊、解郁丸、逍遥丸等中成药以调节情绪,防止病情复发。

九、痫证

痫证传统定义为发作性神志异常,主要表现为发作性精神恍惚,甚则突然仆倒,昏不知人,口吐涎沫,两目上视,四肢抽搐,或口中如作猪羊叫声,移时苏醒。上述定义与西医学强直-阵挛发作类型相似,临床中,结合西医学,痫证表现类型尚可见到突发两目直视,呼之不应,持物脱落,发作性两目直视,呼之不应,双手摸索等多种发作形式。在多位老师指导下,经过多年探索,笔者运用中医中药治疗痫证多种发作形式,均有一定效果。因痫证发作对大脑、身体、心理均有损害,故初期治疗时,配合一定西药,尽快完全控制发作亦属必要。

1. 风阳上扰证

症状:平素性格急躁易怒,发作时突然昏倒,不省人事,肢体抽搐,口吐涎沫,二便失禁或不伴意识丧失而一侧肢体抽搐、强痉,舌质红,苔黄厚,脉弦滑。

治法:平肝息风。

方药:风引汤加减。

处方:大黄 6 克,干姜 10 克,生龙骨 30 克,生牡蛎 30 克,寒水石 30 克,滑石 30 克,赤石脂 30 克,白石脂 30 克,紫石英 30 克,石膏 30 克,桂枝 12 克,炙甘草 6 克。

2. 痰热蒙窍证

症状:发作性意识丧失,或两目直视,持物脱落,或双手摸索,重则仆倒,肢体抽搐,口吐涎沫,二便失禁,舌质红,苔黄腻,脉弦滑。

治法:清热化痰,醒脑开窍。

方药:黄连温胆汤加减。

处方:黄连 10 克,陈皮 12 克,半夏 10 克,茯苓 15 克,白术 15 克,泽泻 15 克,枳实 12 克,竹茹 15 克,石菖蒲 12 克,远志 12 克,丹参 30 克,郁金 12 克,天麻 15 克,僵蚕 15 克,胆南星 10 克,天竺黄 10 克,生龙骨 30 克,生牡蛎 30 克,炙甘草 6 克。张学文教授临床喜用本方治疗强直 - 痉挛性发作、失神发作,疗效较好。

3. 心虚胆怯证

症状:平素胆小易惊,发病前有莫名的恐惧感,继则两目呆视不动,呼之不应,持物脱落,或突然仆倒,两目上视,口吐涎沫,肢体抽搐,二便失禁,舌质淡,苔薄白,脉弦细。

治法:益气镇惊,安神定志。

方药:安神定志丸加减。

处方:党参 15 克,茯苓 30 克,茯神 30 克,石菖蒲 15 克,远志 15 克,白芍 15 克,当归 12 克,五味子 12 克,生龙骨 30 克,生牡蛎 30 克,珍珠母 30 克,炙甘草 15 克。

4. 邪阻少阳证

症状:平素性格内向,情绪不遂时易作,发则神志恍惚,两目直视,或双手摸索,或不自主来回行走,甚则外出,或突然仆倒,肢体抽搐,平时感两胁胀闷不适,舌红苔黄,脉弦细。

治法:和解少阳,镇心安神。

方药:柴胡加龙骨牡蛎汤加减。

处方:柴胡 12 克,黄芩 10 克,半夏 10 克,大黄 6 克,党参 12 克,桂枝 12 克,茯苓 15 克,龙骨 30 克,牡蛎 30 克,珍珠母 30 克,生姜 3 片,大枣 5 枚,天麻 12 克,僵蚕 12 克,炙甘草 6 克。

痫证初期治疗时,除服中药外,按发作类型针对性地选择西药,同时使用,尽快控制发作,对患者更为有利。待症状完全控制,复查脑电图完全正常后,方可按要求逐步减停药物,切不可骤然停药,以免诱发癫痫发作或诱发癫痫持续状态。痫证治疗是一个长期的过程,汤剂煎煮多有不便,目前市场上有多种颗粒剂型,疗效相当,可供选择。病情控制稳定后,按比例将颗粒剂装胶囊服用,更有利于病人坚持治疗。除药物治疗外,痫证患者亦要避免危险工作,不要熬夜、过度劳累、过多使用电脑,以利于病情的控制。

一〇、不安腿综合征

不安腿综合征主要表现为静息时双下肢难以形容的不适感,患者具有强烈的活动双腿的愿望,行走、敲打下肢后可以缓解下肢不适症状,常于夜间睡眠时发作或加重。中医没有与之相对应的病名,当患者患肢出现异常感觉,表现为烧灼、疼痛感时,可以参考痹证进行辨证治疗。本病西医发病机制不清,治疗有改善循环,补充铁剂,多巴胺类药物等,但仅对部分患者有效,且疗效不够稳定,易于复发,而中医具有较好的临床疗效。

1. 湿热下注证

症状:双下肢睡眠时不适,烧灼、疼痛,常于睡眠中醒来,敲打、揉按下肢,或下床行走后,逐渐缓解,双下肢沉困,舌质红,苔黄腻,脉弦细。

治法:清热燥湿。

方药:四妙丸加减。

处方:炒苍术 30 克,川牛膝 30 克,薏苡仁 30 克,黄柏 10 克,当归 15 克,益母草 30 克,木瓜 30 克,防己 15 克,萆薢 15 克,白芍 30 克,炙甘草 10 克。

本型病人临床较为多见,笔者临床接触的第一例患者,即为此种证型。因主要表现为双下肢烧灼不适,致使患者反复从睡眠中醒来,行走或敲打患肢,舌质红,苔黄腻,辨为痹证湿热下注型,使用四妙丸化裁而获愈。以后始留意本病,遇类似症状者,多以本方化裁治疗。2017 年 12 月,笔者作为第四批优秀临床人才在北京接受培训,聆听国医大师熊继柏教授授课,其所介绍的疑难病例中,有一例与本病极为相似,而以加味二妙散加减治疗获愈。可见此种证型临床确为多见,清热燥湿亦是有效治疗方法之一。

2. 肾精亏虚证

症状:双下肢疼痛、拘急,遇冷易作,暖温稍适,伴腰骶酸困,夜尿增多,部分患者可见患肢瘦削,舌质淡,苔白,脉沉细。

治法:补肾填精,温阳柔筋。

方药:金匮肾气丸加减。

处方:熟地黄 30 克,山茱萸 15 克,山药 30 克,牡丹皮 15 克,茯苓 15 克,泽泻 15 克,桂枝 12 克,制附子 9 克,鹿角霜 30 克,龟甲 15 克。

尝治一放射性脊髓病患者,双下肢拘急、疼痛,夜尿增多,双腿瘦削,初予金匮肾气丸化裁而获效,继则病情停滞。后思李发枝教授治疗肝肾不足、阴阳两虚患者,以龟甲胶、鹿角胶烊化服用,疗效较好,遂于金匮肾气汤方中加鹿角霜、龟甲继服,效果大进,后遇此类病人,多以本方化裁治疗,临床多可取效。病情明显缓解之后,巩固治疗阶段,常予鹿角胶、龟甲胶颗粒剂继服,服用方便,价格适中,很利于巩固疗效。

3. 阴虚血瘀证

症状:双下肢烧灼、疼痛,或难以名状的不适,常于夜间睡眠中因不适醒来,敲打、揉按患肢,下床行走后,不适症状逐渐缓解,或伴口干口渴,入睡困难,大便燥结,舌红少苔,脉细数。

治法:滋阴活血。

方药:芍药甘草汤加味。

处方:生白芍 30 克,生甘草 15 克,川牛膝 30 克,玄参 15 克,石斛 15 克,金银花 15 克,牡丹皮 15 克,赤芍 15 克。

尝治疗一发作性双下肢疼痛、烧灼病人,前医诊为"动脉粥样硬化闭塞症",细问患者双下肢疼痛与活动无关,多于睡眠中发作,考虑为本病,结合口干口渴,舌红少苔,脉细数,辨为阴虚血瘀证,治疗予芍药甘草汤加赤芍、牡丹皮以加强凉血化瘀作用,并辅予静脉注射脉络宁注射液而获愈。

本病近年或因医者重视,或因患者保健意识提高,发病患者有增多趋势。部分患者临床不适症状可以波及上肢,需要加以注意。因发病机制不一,故改善循环,补铁,多巴胺类药物治疗仅对部分患者有效,且停药后症状易于反复,中医中药治疗,不但起效迅速,且疗效巩固,显示出一定的优势。

一一、慢性疲劳综合征

慢性疲劳综合征是一组以持续性躯体、心理疲劳为主要临床表现,另可伴见记忆力减退或注意力不集中、肌肉酸痛、咽痛等症状,经充分休息疲劳仍不能缓解的综合征,通常持续时间达到 6 个月以上。其西医发病机制目前尚不清楚,治疗缺乏特异性药物。我国目前尚未正式引入这一疾病单元。但是,随着生活节奏的加快,竞争的加剧,压力的增大,超时工作,熬夜的增多。近年来,门诊就诊患者中,以"疲劳""心累"为主诉就诊者逐渐增多。其中医病名,以其主要临床表现可以归为"虚劳""内伤发热""健忘"等范畴,并按中医辨证进行治疗,经多年临床观察具有较好的临床效果。

1. 清阳不升证

症状:倦怠乏力,肢体困倦,嗜卧懒言,或伴低热,头困多寐,肌肉酸痛,食少便溏,舌淡苔白,脉细。

治法：益气升阳。

方药：升阳益胃汤加减。

处方：黄芪 30 克，党参 15 克，茯苓 15 克，炒白术 30 克，黄连 10 克，白芍 15 克，泽泻 15 克，陈皮 12 克，半夏 10 克，柴胡 10 克，羌活 10 克，独活 10 克，防风 10 克，炙甘草 15 克，生姜 3 片，大枣 5 枚。

笔者初治此病证时使用本方，是因为其临床表现与毛德西教授所阐述的"阴火"及升阳益胃汤所治病证相似，且为劳倦内伤所致，病机亦相类似，经治疗观察，疗效肯定，遂沿用至今。经多年观察总结，本证型临床比较多见，临床主要症状为四肢倦怠，不欲活动，伴见低热，稍劳尤甚，不耐疲劳。

2. 心脾两虚证

症状：常有过度用脑病史，主要表现为健忘，注意力不集中，工作、学习效率低下，时感心累，入睡困难，纳谷不香，大便溏薄，舌淡苔白，脉细。

治法：益气健脾，养心安神。

方药：归脾汤加减。

处方：炙黄芪 30 克，炒白术 30 克，党参 15 克，当归 15 克，茯神 30 克，远志 15 克，木香 6 克，炒酸枣仁 30 克，龙眼肉 15 克，炙甘草 15 克，生姜 3 片，大枣 5 枚。

本证型与清阳不升证的主要区别在于本证以脑的疲劳过度为主，主要表现为心累，健忘，失眠，而清阳不升证主要表现为肢体困倦，或伴低热。

3. 肾精亏虚证

症状：不耐疲劳，稍有劳作即疲惫不堪，精力恢复缓慢，记忆力减退，两目昏花，腰膝酸软，夜尿增多，舌淡苔白，脉沉细。

治法：补肾填精，滋阴壮阳。

方药：龟鹿二仙胶加减。

处方：龟甲胶 10 克，鹿角胶 10 克，党参 15 克，枸杞子 15 克，仙鹤草 30 克，当归 15 克，白芍 15 克，熟地黄 15 克，山茱萸 15 克。

龟甲胶、鹿角胶目前有多种颗粒剂型可供选用，远较烊化饮片方便。

本种证型与体质素差有一定关系，故常需较长时间服药治疗。若选用颗粒剂型，使用、携带均较方便，价格也可接受，利于患者坚持用药治疗。

随着社会的进步，生活、工作节奏加快，竞争压力加大，熬夜、过劳人员增多，门诊以疲劳为主诉就诊人员也逐渐增多。过度疲劳对人体危害极大，可以导致抵抗力、耐受性下降，诱发多种疾病，严重者可以导致猝死，需要引起高度关注。对于本病,除药物治疗外,减轻心理压力,不过度劳累,不过多熬夜,适当参加体育锻炼,合理安排工作、休息时间,对于消除疲劳,恢复状态亦极有帮助。

一二、颈椎病

颈椎病是指由于颈椎的退行性病变、慢性劳损等原因引起椎间盘变性、突出,椎体骨质增生,韧带钙化,椎体生理曲度异常等,造成一系列功能障碍的临床综合征。临床又可分为颈型颈椎病、神经根型颈椎病、椎动脉型颈椎病等多种类型。

近年来,由于电脑、电视的普及,伏案工作时间延长,不良姿势的影响,颈椎病有逐渐增多和年轻化趋势,而中医中药对本病具有较好的防治效果。

1. **筋脉不舒证**

症状:颈项强直、僵硬,拘急不适,肩背酸痛,板硬,困沉,受凉不适,纳食、睡眠、二便如常,舌淡苔白,脉弦细。

治法:解肌舒筋。

方药:桂枝加葛根汤加减。

处方:桂枝15克,白芍15克,葛根30克,当归12克,川芎12克,红花15克,鸡血藤30克,天花粉12克,羌活12克,天麻10克,炙甘草10克。

2. **气虚血痹证**

症状:患肢麻木,而以尺侧或桡侧为甚,可伴肢体无力,颈项强硬,受凉加重,遇温稍适,牵拉患肢麻木加重,舌淡苔白,脉细弱。

治法:益气温经,养血通痹。

方药:黄芪桂枝五物汤加减。

处方:黄芪30克,桂枝15克,生白芍30克,炒白术30克,当归15克,川芎15克,鸡血藤30克,豨莶草30克,威灵仙12克,乌梢蛇15克,炙甘草10克,鹿衔草30克。

李发枝、张学文两位教授遇此类型病人均喜使用此方,其中鹿衔草是张学文教授特色用药,用于此处补益肝肾,强筋壮骨,祛风除痹,一药多能,效果较好。

3. **中气不足证**

症状:久坐诱发,颈项僵硬,肢体麻木,肩背酸沉,或倦怠乏力,面色不华,纳差便溏,舌淡苔白,脉细弱。

治法:补气升阳,养血舒筋。

方药:补中益气汤加减。

处方:黄芪40克,党参12克,当归12克,陈皮10克,柴胡10克,升麻10克,白术15克,葛根30克,炙甘草10克。

李发枝教授遇此证型,多用本方化裁治疗。本型病人辨证要点为久坐所致,不耐劳作,遇劳引发,常伴身困乏力。李师认为本型病人的发病原因系因久坐伤脾耗气,肌肉失于气血濡养,脾主四肢肌肉,约束能力下降,致使肌肉关节失位所致。故以补中益气汤益气升阳,加葛根助气血升提,濡养筋脉,助脾恢复对肌肉的固约功能。

一三、坐骨神经痛

坐骨神经痛是指沿坐骨神经通路及其分支区内的疼痛综合征,分原发性和继发性,且继发性远较原发性多见,常因坐骨神经通路受周围组织或病变压迫或刺激导致,其中以腰椎间盘突出引起者最为多见。临床主要表现为下肢后侧坐骨神经部位的疼痛,长时间站立、行走可诱发或加重,卧位休息后减轻,反复发作可引起患肢肌肉萎缩、无力及麻木等感觉障碍。本病因临床主要表现为患肢的疼痛、麻木等,与中医的痹证表现相似,故可参考痹证辨证治疗。现代社会,由于生活的改善,电脑、汽车逐渐普及,人们活动逐渐减少,久坐机会增多,故本病近年有逐渐增多并年轻化趋势。中医中药内服、外敷及多种物理疗法对本病具有较好的疗效。

1. 肝肾亏虚证

症状:腰骶酸痛,活动受限,患肢酸困,久站久坐后易发,受凉加重,得温稍适,夜尿增多,舌淡苔白,脉沉细。

治法:补益肝肾,活血通络。

方药:独活寄生汤加减。

处方:独活15克,桑寄生30克,秦艽15克,防风15克,细辛3克,当归15克,川芎15克,熟地黄30克,白芍15克,桂枝15克,茯苓15克,炒杜仲30克,怀牛膝30克,党参15克,鹿衔草30克,续断30克,炙甘草10克。

导师张学文教授遇此类病人喜用独活寄生汤化裁治疗,认为患此病证系因先天肝肾不足,不耐劳作的基础上,过度劳累,耗伤气血,肝肾受损导致。故治疗以独活寄生汤补益肝肾气血,通经活络止痛,另加鹿衔草亦是经验用药,可以起到补肝肾强筋骨、通经络止痹痛多种作用。续断补肝肾,行血脉,续筋骨,对伴肾虚腰痛兼有血瘀者尤为合适。

2. 湿热下注证

症状:患侧下肢灼热或沉困疼痛,或伴见麻木感,站立、行走、劳累后加重,舌质红,苔黄厚腻,脉弦细滑。

治法:清热祛湿,化瘀通络。

方药:四妙丸加减。

处方:炒苍术30克,黄柏10克,川牛膝30克,薏苡仁30克,当归15克,益母草30克,木瓜30克,防己15克,萆薢15克,白芍30克,炙甘草10克。

3. 中气不足证

症状:多见于久坐所致病人,部分患者体态偏瘦亦患本病,患肢困沉疼痛,腰酸腰痛,不耐劳作,劳后加重,舌淡苔白,脉沉细。

治法:补气升阳。

方药:补中益气汤加减。

处方:黄芪40克,党参12克,当归12克,陈皮10克,柴胡10克,升麻10克,白术15克,川续断30克,炒杜仲30克,补骨脂30克,炙甘草10克。

李发枝教授临床喜用此方,辨证要点是久坐所致。李师认为脾主四肢肌肉,《素问·宣明五气》篇云:"久坐伤肉",久坐过度之人,脾胃运化能力下降,四肢肌肉不能正常得到脾胃气血濡养;同时脾主四肢肌肉能力的下降,也导致其对四肢肌肉的约束力下降,导致肌肉对正常结构的固定能力下降,失去正常位置。故以补中益气汤补气血,升中气,恢复脾固约之力,加川续断、补骨脂、炒杜仲诸药强腰壮脊,加强脾的固约功能。

本病常因过度劳累,不良姿势所致,所以避免久坐,过度劳累,养成良好的作息习惯和良好的姿势,对预防复发亦属重要。中医中药对本病疗效较好,除上述汤剂外,尚有多种口服中成药可供辨证选择。对于重症病人,需住院治疗者,多种中药静脉制剂如灯盏细辛注射液、刺五加注射液、血塞通注射液、大株红景天注射液等,辨证使用,效果也比较好。除药物疗法外,中医传统的外敷、针灸、推拿等多种疗法配合使用,疗效更好。

一四、颤证

颤证是指患者以肢体、头部等部位不自主颤动为主要表现的病证,轻者仅肢体、头部静止时不自主颤动,重则肢体僵硬,行走活动困难。中医颤证这一病名下,包含西医帕金森综合征、特发性震颤等多种疾病,这些疾病的治疗、预后,西医差异较大,中医按照异病同治的原则可以统一辨证施治。虽然如帕金森综合征西医左旋多巴的替代疗法近期效果较好,但仍有部分患者不能耐受,长期使用效果衰减等问题,而中医中药的介入,可增加左旋多巴的疗效,减少左旋多巴用量,延长有效时间,因此,对患者病情长期控制很有帮助。

1. **肝经风热证**

症状:单侧肢体,多为单手的静止性颤动,活动、行走自如,舌质红,苔薄白,脉弦。

治法:疏风清热。

方药:谷青汤加减。

处方:谷精草 30 克,青葙子 15 克,桑叶 12 克,菊花 15 克,夏枯草 15 克,酒黄芩 10 克,薄荷 10 克,蝉蜕 12 克,僵蚕 12 克,天麻 12 克,木贼 12 克,钩藤 15 克,炒决明子 15 克,炙甘草 6 克。

此方对于特发性震颤、帕金森综合征早期,以单肢或单侧肢体震颤为主要临床表现者效果较好,对于肌张力增高之肢体强硬、活动困难则疗效不太明显。

2. **风阳上扰证**

症状:肢体静止时震颤,稍感僵硬,屈伸困难,行走、站立时身体前倾,走路不稳,步态慌张,舌红苔黄,脉弦滑。

治法:平肝息风。

方药:天麻钩藤饮加减。

处方:天麻 15 克,钩藤 30 克,石决明 30 克,珍珠母 30 克,生龙骨 30 克,生牡蛎 30 克,炒栀子 6 克,炒杜仲 30 克,桑寄生 30 克,炒黄芩 10 克,夜交藤 30 克,茯神 30 克,益母草 30 克,白芍 15 克,玄参 15 克,生地黄 15 克,夏枯草 30 克。

3. **阴虚风动证**

症状:肢体、头部震颤,表情木僵,肢体僵硬,行走、活动困难,大便秘结,舌红少苔,脉弦细。

治法:滋阴息风。

方药:定振丸加减。

处方:天麻 12 克,秦艽 12 克,全蝎 6 克,细辛 3 克,熟地黄 30 克,生地黄 30 克,当归 15 克,川芎 10 克,白芍 30 克,防风 10 克,黄芪 30 克,白术 15 克,威灵仙 15 克,荆芥 10 克,炙甘草 6 克。

本方出自《证治准绳》,李发枝教授以其治疗多种震颤,辨证属阴虚风动者,笔者临床中使用体会,此方对原发性震颤有效,对于帕金森综合征肢体震颤,伴有肌张力增高,行动困难者,亦有一定效果。

第二节　内外妇儿杂病

一、感冒

感冒是由于感受触冒风邪所引起的外感病证。常表现为鼻塞、流涕、喷嚏、咳嗽等症状,一般较易治疗,但对于有较重原发疾病患者,如慢阻肺、心功能不全等,因可诱发原发疾病,亦具有较大危险性,而应予以重视。感冒常由病毒引起,而西医目前缺少有效特异性抗病毒药物,中医中药治疗感冒具有悠久的历史和良好的疗效,具有较大的治疗优势。

因感冒为临床常见病、多发病,中医药治疗又具有较大优势,故目前已研发出多种中成药物,使用比较方便,疗效也比较肯定,临床使用时需要注意配方组成和适应证型,辨证选药,疗效更好。若遇兼夹症较多患者,随证开具中药汤剂,针对性更强。

中医院校《中医内科学》五版讲义,将感冒分为风寒证,治疗予以荆防败毒散加减;风热证,治疗予银翘散、葱豉桔梗汤加减;暑湿证,治疗予新加香薷饮加减;虚人感冒中,气虚者予参苏饮加减,阴虚者予加减葳蕤汤加减,比较符合临床实际,疗效也比较理想,临床中可以遵照使用。各位老师的临床经验,具有较好临床效果,兹介绍如下,供工作中参考。

1. 风热感冒证

张学文教授常以病情轻重选用不同方剂,若病情较轻,仅属热伤肺络,表现为咳嗽,低热微渴者,常以辛凉轻剂桑菊饮加味化裁;若症状较之稍重,肺、卫症状均较明显者,常以辛凉平剂银翘散加味化裁;症状再重,高热、口渴、汗出、面赤者,常以辛凉重剂白虎汤加味化裁。

2. 阳虚感冒证

临床中确可见部分患者平素畏寒易感,上呼吸道感染后病久难愈,喷嚏连连,鼻流清涕,恶风身痛,舌质淡,苔白润,脉沉细。辨证属阳虚感冒,《伤寒六书》中有再造散,该方由黄芪、人参、桂枝、制附子、细辛、羌活、防风、川芎、煨姜、炒赤芍、甘草等药组成,功能助阳益气,发汗解表。经笔者多年临床应用,本方对该证型患者临床疗效确切。

3. 习惯性感冒

部分患者表虚、卫外不固症状明显,表现为易自汗出,遇风外感,属习惯性感冒而偏于肺卫气虚者,可服用玉屏风散补脾实表。玉屏风颗粒现已有成药出售,使用方便,坚持服用,可有效减少感冒发生。另有习惯性感冒患者,平素畏寒,体倦乏力,不耐劳作,腰骶酸困,夜尿增多,而偏于脾肾两虚者,常服补中益气丸合金匮肾气丸可减少感冒发作。笔者曾治一患者,30 年来每周必感,喷嚏连连,鼻流清涕,畏寒腰酸,夜尿频繁,注射丙种球蛋白后,可维持数周,停药继发。服用上药半年,感冒少有发作,服药 1 年后,感冒基本不发且体质大为改善。

二、咳嗽

咳嗽是临床常见症状,可见于外感及多种内伤病中,外感病当以咳嗽为主要临床表现时,可以参考本篇治疗。虽然西医有多种抗生素、止咳平喘药物,但在部分咳嗽治疗时,疗效并不能令人满意。中医中药治疗咳嗽有悠久的历史和良好的疗效,辨证准确,选方恰当时,可收显著效果。而对于内伤咳嗽治疗时,除了着眼咳嗽症状外,治疗原发疾病,调理相关脏腑亦属重要。

1. 外寒内饮证

症状:常发于外感之后,恶寒流涕等症已愈,遗有咳嗽,咳吐稀白痰,质稀易咳,咳久则痰可变为黄色,部分患者仅咳无痰,遇寒咳甚,舌淡红,苔薄白,脉弦紧。

治法:散寒蠲饮。

方药:小青龙汤加减。

处方:桂枝 12 克,白芍 12 克,麻黄 10 克,干姜 10 克,细辛 3 克,半夏 10 克,五味子 10 克,黄芩 10 克,桑白皮 15 克,鱼腥草 30 克,炙甘草 10 克。

李发枝教授临床喜用此方,若吐痰黄稠者,李师认为系寒饮郁久化热,加生石膏 30 克,清肺泻热。

2. 卫表不固,风寒袭肺证

症状:咳嗽或喘,汗出恶风,遇寒加重,咳清痰或黄痰,鼻流清涕或黄涕,舌淡红,苔薄白,脉细。

治法:益气固表,祛风散寒。

方药:御寒汤加减。

处方:黄芪30克,党参15克,苍术15克,羌活10克,白芷10克,防风10克,黄芩10克,黄连3克,升麻10克,陈皮10克,款冬花12克,炙甘草10克。

御寒汤出自《兰室秘藏》卷上,原治"寒气风邪,伤于皮毛,令鼻壅塞,咳嗽上喘。"李发枝教授临床常用来治疗卫表不固,风寒袭肺型咳嗽,效果良好。其与外寒内饮证的鉴别要点是本证表虚汗出恶风,外寒内饮证者多为无汗。

3. 风邪袭肺证

症状:咳嗽咽痒,咳吐白痰或干咳无痰,遇风咳甚,舌淡红,苔薄白,脉浮。

治法:祛风宣肺,化痰止咳。

方药:止嗽散加减。

处方:桔梗12克,白前12克,紫菀15克,荆芥10克,陈皮10克,百部15克,防风10克,款冬花15克,炙甘草10克。

4. 肺胃阴伤证

症状:久咳不愈,干咳少痰,或痰黏不爽,口燥咽干,舌红少苔,脉细数。

治法:润肺止咳。

方药:麦门冬汤加减。

处方:麦门冬20克,北沙参30克,党参30克,半夏10克,五味子10克,大枣5枚,炙甘草10克,粳米30克。

5. 脾肺两虚证

症状:咳嗽日久,痰多质黏,痰出咳平,胸闷脘痞,食少倦怠,大便溏薄,舌淡黯,苔白腻,脉滑。

治法:健脾燥湿,化痰止咳。

方药:六君子汤合三子养亲汤加减。

处方:党参15克,茯苓15克,炒白术30克,陈皮12克,半夏10克,紫苏子10克,白芥子10克,炒莱菔子30克,炙甘草6克。

"脾为生痰之源,肺为贮痰之器",六君子汤益气健脾,培土生金,以绝生痰之源,三子养亲汤降气化痰,可谓标本兼治之法。

6. 肾气亏虚证

症状:咳嗽气喘,动则益甚,口唇色黯,形体消瘦,腰膝酸软,夜尿频多,舌淡黯,苔薄白,脉沉细。

治法:补肾纳气。

方药:金匮肾气丸加减。

处方:熟地黄30克,山茱萸15克,山药30克,茯苓15克,泽泻15克,牡丹皮 15 克,丹参 30 克,磁石 30 克,桂枝 12 克,制附子 6 克,补骨脂 30 克。

部分慢性咳嗽如慢阻肺患者,除发作期治疗外,平时的调理,以调整脏腑功能,调整机体免疫状态,通过辅助正气,以减少发作,或减轻发作时的症状,此为中医优势之一。平时可以通过服用一些中成药物,如六君子丸、金匮肾气丸,提高脏腑功能,辅助正气,减少发作。另外,中医外治,冬病夏治,按照天人相应原理,每年于三伏季节,通过相关穴位敷贴药物,亦可以辅助正气,调理脏腑功能,上述方法经多年、全国范围大量病例验证,确可有效减少病情发作。

三、泄泻

泄泻是指排便次数增多,便质稀薄,甚至如水样而言。其中以大便溏薄泻下势缓者,称为泄;便稀如水,泻下急迫者称为泻。泄泻的发生,在脏腑上与脾脏的关系最为密切,在病因上,感受外邪,内伤饮食,情志失调,均能影响脾脏的功能而发生泄泻。近年来,由于抗生素的应用,外感原因引起的泄泻较易控制,而由于情绪因素,脏腑功能失常所引起的泄泻则病情常反复发作。中医从整体出发,从调整相关脏腑关系入手进行治疗,显示出良好治疗效果。

1. 寒湿泄泻

主要原因为外感寒邪,内伤湿冷,病人常有进食不洁食物或受凉史,主要临床症状分为两组。一组是外感风寒症状,表现为恶寒,身痛,发热等;一组是泄泻症状,表现为腹痛肠鸣,便质稀薄等。此即为临床常见的"胃肠型感冒",治疗当外解风寒,内化寒湿,方选藿香正气散加减。藿香正气目前有水剂、胶囊、滴丸等多种剂型可供选择,服用方便,疗效可靠。

2. 湿热泄泻

亦常有外感或进食不洁食物史,临床表现亦常分为外感及泄泻两组症状,但与前证区别在于其外感症状偏于热象,表现为发热,口渴,小便短赤等;其泄泻表现亦偏于湿热,表现为腹痛泄泻,便褐而臭,肛门灼热等。治疗应解表清热,方选葛根芩连汤加减。此外,对于仅有湿热泻下症状,表证不明显者,中成药盐酸小檗碱片对湿热泻下疗效亦好。

3. 伤食泄泻

多见于小儿,老人,或脾胃素虚者,暴食难消食物之后,脘腹胀满,恶心呕吐,嗳腐酸臭,腹痛泄泻,便下秽臭,夹有未消化食物,舌质红,苔黄腻,脉弦滑。治以消食导滞,方选保和丸加减。李鲤老师擅长运用保和汤治疗此类病人,常用处方如下:炒神曲 15 克,炒山楂 15 克,陈皮 12 克,连翘 10 克,茯苓 12 克,半夏10克,炒莱菔子30克,炒麦芽30克,鸡内金20克,太子参12克,砂仁5克,木香5克。

4. 肝脾不和证

性格内向,性情抑郁,情绪刺激后症状明显,腹痛肠鸣,泻下急迫,泻后痛减,舌质淡,苔薄白,脉弦细。治以健脾疏肝,方选柴胡疏肝散合痛泻要方加减。张学文老师喜用此方,健脾疏肝,两调肝脾,病情缓解后,可以常服逍遥丸巩固疗效。常用处方:柴胡12克,炒白芍12克,枳壳12克,陈皮10克,半夏10克,茯苓30克,炒白术30克,当归10克,川芎10克,防风10克,炙甘草15克。

5. 脾肾阳虚证

大便时常溏薄不成形,稍进生冷、油腻难消食物,大便稀薄如水,腹痛肠鸣,倦怠乏力,畏寒肢冷,小便清长,舌质淡,苔薄白,脉沉细。治以温补脾肾,方选参苓白术散合附子理中丸或四神丸加减。本型症状有偏于脾阳不足或偏于肾阳不足的区别,偏于脾阳不足者,方选参苓白术散合附子理中丸,健脾为主,兼以温肾;偏于肾阳不足者,则选用参苓白术散合四神丸脾肾双补。

对于情志内伤、脏腑功能失调所引起的泄泻,除病情发作时服药治疗外,病情缓解期服用适当中成药,以调整脏腑功能,对于减少病情发作,恢复脏腑功能亦有帮助。如肝脾不调型泄泻,张学文教授在病情缓解期,就嘱病人长期服逍遥丸,以调节肝脾关系,实践证明,对于减少病情发作,切实有效。类似的,脾阳不足病人可以常服参苓白术散或附子理中丸,肾阳不足者可以常服金匮肾气丸,因系中成药,服用、携带方便,有助于患者坚持治疗。另外,目前全国广泛开展的冬病夏治疗法,在三伏季节对于部分阳虚患者予以外敷药物的方法,以减少病情的发作。

四、便秘

便秘是一种排便异常的病证,主要表现为大便燥结难下,排便时间延长,或大便虽干燥不甚但排解困难。现代社会,随着人口老龄化加重,久坐之人,糖尿病病人,人数增多,便秘患者临床亦有增加趋势。便秘既可独立出现,亦可作为其他疾病的一个症状伴随出现,作为伴随症状的便秘及时治疗,恢复排便通畅,对于其他疾病的治疗亦甚有帮助,因此,均可参照本篇辨证施治。

1. 津枯肠燥证

症状:大便燥结,小便频数量多,或患有消渴,口干多饮,舌质红,苔黄燥,脉弦滑。

治法:滋阴清热,润肠通便。

方药:增液汤合麻子仁丸加减。

处方:生地黄30克,玄参30克,麦冬20克,炒火麻仁30克,杏仁10克,白芍30克,枳实15克,厚朴15克,槟榔30克,炒决明子30克。

张学文教授临床喜用此方,对于大便燥结不甚患者,张师常以炒决明子易大黄,以防大黄苦寒伤胃,而取炒决明子之性缓润下之功用,另加槟榔以加强行气导滞之力。

2. 气滞湿阻证

症状:腹胀便秘,频转矢气,部分患者大便燥结并不严重,但大便黏滞不爽,舌质淡,苔白腻,脉弦滑。

治法:化湿导滞。

方药:木香流气饮加减。

处方:党参12克,茯苓12克,陈皮12克,半夏10克,青皮10克,厚朴12克,制香附10克,苏叶10克,木瓜30克,石菖蒲12克,白芷10克,草果6克,肉桂6克,大腹皮15克,槟榔15克,木香6克,藿香12克,生白术30克,木通10克,炙甘草6克。

张学文教授临床擅用此方,本方尤适合于腹胀较甚伴有便秘患者,本方组成杂而不乱,扶正祛邪,行气消积,化湿导滞,对于气滞湿阻之腹胀便秘疗效确切。

3. 肾虚便秘证

症状:多为老年患者,大便秘结,小便清长,夜尿增多,四肢不温,腰膝酸软,头目眩晕,舌质暗,苔薄白,脉沉细。

治法:温肾益精,润肠通便。

方药:济川煎加减。

处方:肉苁蓉30克,当归15克,白芍30克,熟地黄30克,怀牛膝30克,川牛膝15克,枳壳15克,泽泻12克,升麻10克,制首乌30克,炒决明子30克,生白术30克。

本型病人便秘原因在于肾阳虚弱,下元不温,气化无力,故治疗当以滋补温阳为大法,稍佐润下,大忌苦寒峻下之品。

便秘一病,除药物治疗外,平时多进食蔬菜,血糖正常之人,适当进食香蕉等类水果,对大便保持通畅有一定帮助。此外,适当参加运动促进胃肠蠕动,定时登厕,养成良好排便习惯,对改善便秘症状亦甚有帮助。

五、耳鸣耳聋

耳鸣、耳聋均属听觉异常,自觉耳内鸣响,安静时尤甚者称为耳鸣。听力不同程度下降,影响日常生活者,称为耳聋,因多数耳鸣患者,会伴有不同程度的听力下降,而耳聋患者,又常伴有不同音调的耳鸣,故合而论治之。

1. 肝胆湿热证

症状:突发耳聋,伴有耳鸣,眩晕呕吐,个别患者伴口眼㖞斜,患侧耳内疼痛,口苦心烦,小便黄赤,舌红苔黄,脉弦数。

治法:清肝泻火。

方药:龙胆泻肝汤加减。

处方:龙胆草 10 克,栀子 10 克,黄芩 10 克,柴胡 10 克,生地黄 15 克,泽泻 12 克,车前子 30 克,木通 12 克,当归 12 克,蝉蜕 12 克,炙甘草 6 克。

2. 阴虚火旺证

症状:平素心烦急躁,口干喜冷,手足心热,突发耳鸣、耳聋,舌红少苔,脉弦细而数。

治法:滋阴降火。

方药:耳聋左慈丸合通气散加减。

处方:生地黄 15 克,熟地黄 30 克,山茱萸 15 克,山药 30 克,茯苓 15 克,牡丹皮 20 克,泽泻 15 克,磁石 30 克,五味子 10 克,柴胡 10 克,天麻 12 克,制香附 10 克,川芎 12 克,葛根 30 克,补骨脂 30 克,僵蚕 12 克,蝉蜕 12 克,炙甘草 6 克。

3. 肝经风热证

症状:耳鸣如蝉,或伴脑鸣,头懵,自觉头脑烘热,目赤肿痛,口干口苦,舌质红,苔薄黄,脉弦细数。

治法:疏风清热。

方药:谷青汤加减。

处方:谷精草 30 克,青葙子 15 克,炒决明子 15 克,僵蚕 15 克,蝉蜕 12 克,桑叶 12 克,菊花 12 克,薄荷 12 克,黄芩 10 克,夏枯草 12 克,蔓荆子 12 克,木贼 12 克,炙甘草 6 克。

张磊老师和李发枝老师二老临证均喜用本方,经多年临床使用,此方对肝经风热型耳鸣疗效较传统方剂银翘散为好。临床中,此方对肝经风热型脑鸣亦具有较好效果。

4. 清气不升证

症状:耳鸣耳聋,时有波动,遇劳加重,休息减轻,神疲乏力,倦怠懒言,形体消瘦,大便溏薄,舌淡苔白,脉沉细。

治法:益气升清。

方药:益气聪明汤加减。

处方:黄芪 30 克,党参 15 克,升麻 10 克,葛根 30 克,蔓荆子 10 克,白芍 12 克,黄柏 10 克,蝉蜕 12 克,磁石 30 克,炙甘草 10 克。

李发枝老师临床喜用此方,笔者临床体会,此型病人临床所见以形体瘦长居多,除耳鸣、耳聋症状外,常伴见中焦脾胃虚弱症状。

耳鸣、耳聋属临床难治病证,治疗起来较为棘手。若耳鸣伴急性听力下降,属突发性耳聋者,尚须配合溶栓、降纤、改善循环、营养神经、高压氧、针灸等多种方法综合治疗,效果才更好。耳鸣主观性较强,部分患者除耳鸣症状外,尚伴失眠,心急心烦,情绪低落,此时,除治疗耳鸣药物外,适当配合调节情绪的中成药或西药,对减轻耳鸣症状,亦有一定帮助。

六、自汗盗汗

自汗、盗汗均系汗出异常,其中清醒时自汗出,动则益甚,称为自汗;睡中汗出,醒时汗止,称为盗汗。本节所述之自汗、盗汗,是以汗出异常为主要临床表现的病证,若属其他疾病所伴见的自汗、盗汗,则应在考虑原发病的基础上,参考本篇辨证治疗。

1. 卫表不固证

症状:时自汗出,可兼盗汗,恶风易感,面色少华,动则心悸,舌质淡,苔薄白,脉细弱。

治法:固表止汗。

方药:玉屏风散合牡蛎散加减。

处方:黄芪 30 克,炒白术 30 克,煅牡蛎 30 克,防风 12 克,麻黄根 12 克,白芍 15 克,浮小麦 30 克,炙甘草 12 克。

2. 湿热郁蒸证

症状:易自汗出,夜卧尤甚,头汗较多,口黏口苦,小便黄赤,舌质红,苔黄腻,脉弦数。

治法:清热燥湿。

方药:当归六黄汤加减。

处方:黄芪 30 克,当归 12 克,生地黄 15 克,熟地黄 15 克,黄芩 10 克,黄连 10 克,黄柏 10 克。

现代社会生活富裕,恣食肥甘厚味体态丰腴者,易患此证,曾见张磊老师用本方治疗本证型多例,疗效显著。

3. 阴虚内热证

症状:夜卧盗汗,可伴自汗,手足心热,渴喜凉饮,舌红少苔,脉细数。

治法:滋阴清热。

方药:知柏地黄丸加减。

处方:知母 15 克,黄柏 10 克,生地黄 30 克,山茱萸 15 克,山药 30 克,茯苓 15 克,泽泻 15 克,牡丹皮 20 克,五味子 10 克,乌梅 10 克,煅龙骨 30 克,煅牡蛎 30 克。

七、痤疮

痤疮是毛囊皮脂腺单位的一种慢性炎症性皮肤病,好发于青春期后青少年,以面部、上胸背部多见,影响美观,对青少年心理影响较大,传统属中医外科范畴。临床跟师侍诊时,见多位老师采用内服中药的方法治疗,通过调整机体内环境,近远期效果均好,兹介绍如下。

1. 肺胃蕴热证

症状:面部痤疮,多位于前额、鼻翼两旁,伴痒感,进食辛辣刺激食物易发,口干口渴,小便黄赤,大便秘结,舌质红,苔黄,脉弦滑。

治法:宣肺清胃,凉血祛风。

方药:加味枇杷清肺饮加减。

处方:桑白皮 30 克,枇杷叶 12 克,黄芩 10 克,黄连 10 克,白花蛇舌草 30 克,荆芥 10 克,防风 10 克,紫草 30 克,丹参 20 克,陈皮 15 克,赤芍 15 克。

李发枝老师临床擅用此方,临床疗效显著。若病人曾有复发性口腔溃疡,此类面部患痤疮者,李师常改为甘草泻心汤加味治疗,常用处方如下:清半夏 24 克,黄芩 10 克,黄连 3 克,干姜 9 克,荆芥 10 克,防风 10 克,甘草 18 克。

2. 风热上壅证

症状:面部痤疮,红肿焮痛,心烦急躁,舌燥口渴,舌红苔黄,脉数而有力。

治法:疏风散邪,清热解毒。

方药:普济消毒饮加减。

处方:黄芩 10 克,黄连 10 克,牛蒡子 10 克,玄参 30 克,桔梗 10 克,板蓝根 30 克,升麻 10 克,马勃 10 克,连翘 12 克,陈皮 10 克,僵蚕 10 克,柴胡 10 克,薄荷 10 克,生薏苡仁 30 克,白芷 6 克,赤芍 15 克,甘草 10 克。

普济消毒饮出自《东垣试效方》,原治大头瘟,张磊老师另加生薏苡仁、白芷、赤芍以加强凉血解毒作用,临床治疗面部痤疮,效果良好,张磊老师称其为"平痤汤"。笔者临床中曾见多位内外科老师用其治疗面部痤疮,可见其治疗痤疮作用是得到较多专家认可的。

3. 热毒炽盛证

症状:面部多发痤疮,此起彼伏,或痒或痛,进食辛辣刺激食物易发或加重,心烦急躁,溲赤便秘,舌红苔黄,脉数而有力。

治法:泻火解毒。

方药:黄连解毒汤加减。

处方:黄连 10 克,黄芩 10 克,黄柏 10 克,栀子 10 克,牡丹皮 15 克,赤芍 15 克,白鲜皮 30 克,地肤子 30 克,生甘草 15 克。

毛德西老师依据病机十九条,"诸痛痒疮,皆属于心(火)"的病机,认为此型痤疮治疗,应当采用清心泻火的方法,临床喜用黄连解毒汤加味化裁,疗效满意。另外笔者临床尝见多位专家使用五味消毒饮化裁治疗本型病人,疗效也比较理想。

八、口腔溃疡

口腔溃疡是一种常见的发生于口腔黏膜的溃疡性损伤病证,多见于唇内侧、舌体、牙龈等部位,发作时疼痛剧烈,对生活影响较大。其病因目前认为是多种因素综合作用的结果,包括食物、情绪、营养等,常反复发作。中医中药治疗口腔溃疡有悠久的历史和良好的效果,且可以通过改善内环境,来减少病情的反复。

1. 脾胃湿热证

症状:口腔溃疡,进食甘甜或辛辣食物易反复,胃脘痞满,大便溏薄,舌淡红,苔白腻或黄腻,脉细缓。

治法:清热燥湿。

方药:甘草泻心汤加减。

处方:甘草 20 克,半夏 20 克,黄芩 10 克,黄连 10 克,干姜 12 克,党参 15 克,大枣 5 枚。

本方出自《金匮要略·百合狐惑阴阳毒》篇,其中记载:"蚀于喉为惑……甘草泻心汤主之。"李发枝教授临床擅用此方治疗口腔溃疡,且李教授非常重视饮食对本病发作的影响,认为本病系湿热为患,故辛辣刺激、甘甜助湿食物均应禁忌,治疗大忌苦寒,而且李教授进一步认为,各种内外科病证如痤疮、脱发等,凡伴复发性口腔溃疡者,多与湿热有关,以本方加味化裁,多可取效。

2. 寒热错杂证

症状:口腔溃疡反复发作,久服苦寒之品,溃疡仍作,胃脘不适,腹泻纳呆,溃疡面黄白,黏涎较多,舌质红,苔薄白,脉细。

治法:清上温下。

方药:三黄二姜一附汤加减。

处方:黄芩 10 克,黄连 6 克,黄柏 10 克,干姜 10 克,白僵蚕 10 克,制附子 10 克(先煎)。

本方为张磊教授经验方,专为本证而设,方中三黄清三焦之热,附子、干姜温人身之阳,僵蚕祛外风,有散风热、止痛、止痒之功。全方共奏清上热、温下寒、燮理三焦上下之功,临床久用,多有效验。

3. 阴火上炎证

症状:口腔溃疡反复发作,溃面紫黯,周围苍白,劳心过度易发,舌淡红,苔薄白而润,脉沉细数。

治法:补土伏火。

方药:封髓丹加味。

处方:黄柏 6 克,砂仁 8 克,生甘草 5 克,干姜 5 克,怀牛膝 5 克,肉桂 3 克。

毛德西教授认为复发性口腔溃疡多系脾虚湿盛,阴火上炎而作,治疗当补土伏火。方中黄柏泻相火而除湿热;砂仁醒脾化湿,除咽喉、口齿浮热;生甘草清热解毒,补益脾胃;干姜温化湿浊;肉桂合牛膝引火归元。本方对复发性口腔溃疡及由相火上炎所致病证,用之多效。

4. 心火上炎证

症状:口腔溃疡,心烦急躁,口干口渴,小便短赤,大便秘结,舌红苔黄,脉弦滑。

治法:清心泻火。

方药:泻心汤加味。

处方:大黄 3 克,黄芩 10 克,黄连 6 克,五倍子 3 克,薄荷 3 克。

李发枝教授临床擅用此方,此证型与上述证型不同,偏于实热,又以心火偏盛为主,此方清泻三焦火热,以心火为主,故对于三焦热盛,心火为主者,较为合适。

5. 胃热炽盛证

症状:口腔溃疡,疼痛剧烈,牙龈溃烂,口气热臭,口舌干燥,舌红苔黄,脉滑数。

治法:清胃泻热。

方药:清胃散加减。

处方:生地黄 15 克,当归 10 克,牡丹皮 15 克,黄连 10 克,升麻 10 克,生石膏 30 克。

本方原治牙痛、牙宣,病机为胃热循足阳明经脉上攻所致,口腔溃疡与牙痛、牙宣表现不同,病机近似,临床部分患者口腔溃疡和牙龈肿痛常同时出现,可见二者病机相似,跟师时曾见张磊教授运用此方治疗本证型患者,效果良好。

九、痛经

痛经是指月经期或月经前后出现腹部疼痛、坠胀,或伴有腰酸等其他不适症状,是常见的妇科病证,严重者影响工作生活。痛经分原发性和继发性,前者是指生殖系统无器质性病变的痛经,后者由其他疾病如子宫内膜异位症、子宫腺肌症等引起。中医中药治疗痛经具有悠久的历史和良好的疗效,与西医常用止痛治疗不同,中医通过调整脏腑、经络功能,不但可以快速缓解疼痛,而且可以有效减少痛经的复发。

1. 寒凝血瘀证

症状:经行少腹剧痛,伴腰骶酸困,常有经期受凉史,月经色黯有块,舌淡黯,苔薄白而润,脉弦。

治法:温经通络,活血止痛。

方药:白酒红糖饮。

用法见本书经验方介绍部分,此方为李发枝教授经验方,笔者临床中曾多次使用,起效迅速,疗效可靠。后笔者在临床使用中,经期过后,嘱患者平时服用逍遥丸以疏肝解郁。经观察发现,对减少痛经复发疗效肯定,病人经数个月经周期的治疗后,疼痛常逐渐减少或至不再发作。

2. 气滞寒凝证

症状:经行少腹冷痛,月经色黯,或夹有血块,暖熨稍适,受凉加重,舌质淡红,苔薄白,脉细涩。

治法:温经活血,理气止痛。

方药:芍胡汤加减。

处方:生白芍 30 克,醋元胡 15 克,生蒲黄 10 克,制香附 10 克,炮干姜 10 克,炒小茴香 10 克,五灵脂 10 克,当归 12 克,炙甘草 10 克。

本方为张磊教授常用经验方,对气滞寒凝型痛经效果良好,病人常在服用本方 1~2 副后,疼痛即逐渐缓解,临床中不但对原发性痛经效果较好,对于继发性痛经如子宫内膜异位症、子宫腺肌症等效果亦好。张磊教授在临床运用中遇痛经伴月经量大或淋漓不断者常将蒲黄炒炭用,另加山楂炭以化瘀止血。

3. 气滞血瘀证

症状:经行腹痛,月经色黯有块,常伴经期乳房胀痛,或乳房上有结块,症状常因情绪刺激而诱发或加重,舌淡苔白,脉弦细。

治法:疏肝解郁,活血止痛。

方药:加味柴胡疏肝散加减。

处方:柴胡 12 克,白芍 15 克,当归 10 克,川芎 12 克,枳壳 12 克,制香附 10 克,延胡索 10 克,郁金 12 克,丹参 15 克,茯苓 15 克,白术 15 克,生麦芽 30 克,炙甘草 6 克。

张学文教授临床遇此型病人常以本方化裁治疗,伴乳房结块,经期胀痛者,另加浙贝母、夏枯草、生牡蛎以软坚散结。肝主疏泄,与月经排泄密切相关,肝气郁结常易致经行不畅,不但张学文教授,笔者跟师中,见多位老师遇肝气郁滞而致痛经者,多以本方为基础方化裁,效果良好。

4. 冲任虚寒证

症状:经行腹痛,月经色黯有块,淋漓不断,月经周期紊乱,小腹冷痛,畏寒肢冷,舌质淡,苔薄白,脉沉细。

治法:温经散寒,祛瘀养血。

方药:温经汤加减。

处方:吴茱萸 5 克,桂枝 12 克,当归 12 克,川芎 12 克,白芍 15 克,牡丹皮 15 克,阿胶 10 克(烊化),麦冬 12 克,党参 15 克,半夏 10 克,炙甘草 12 克。

毛德西教授临床遇本型病人,喜用此方。本方寒热消补并用,对于冲任虚寒、瘀血阻滞之痛经,月经不调,崩漏,不孕均有疗效。

一〇、女性更年期综合征

女性更年期综合征是指由于卵巢功能衰退,雌激素含量降低,导致女性在绝经前后所出现的躯体、精神等异常，常见的如自主神经功能紊乱，睡眠障碍，焦虑，抑郁等。目前西医主要使用雌激素替代疗法，但其对于抑郁等疗效欠佳，且有导致子宫内膜癌、乳腺癌的潜在风险。女性更年期综合征，中医或称为"经断前后诸证"，对于其病因、病机早就有深刻而全面的认识，并且积累了丰富的治疗经验。治疗时，从整体上对脏腑功能进行调整，对于自主神经、情绪、睡眠障碍进行综合调节，作用广泛，疗效持久。

1. 肝火旺盛证

症状：月经不调，月经周期紊乱，心烦急躁，少寐多梦，口干口渴，舌红苔黄，脉弦细而数。

治法：滋阴清热，镇心安神。

方药：滋水清肝饮加减。

处方：生地黄 15 克，山茱萸 12 克，山药 15 克，茯苓 15 克，牡丹皮 15 克，泽泻 12 克，柴胡 10 克，当归 10 克，白芍 15 克，炒酸枣仁 30 克，夜交藤 30 克，炒栀子 10 克，生龙骨 30 克，生牡蛎 30 克。

本方滋阴清热，清心疏肝兼顾，对于心肝火旺型更年期综合征，临床疗效较好，是张学文教授治疗本证型的常用验方。

2. 肾阴亏虚证

症状：烘热汗出，手足心热，口渴喜饮，两耳轰响，口干颧红，舌红少苔，脉沉细。

治法：滋补肾阴。

方药：知柏地黄丸加减。

处方：知母 15 克，黄柏 10 克，生地黄 15 克，山茱萸 12 克，山药 30 克，茯苓 15 克，牡丹皮 15 克，泽泻 12 克，白芍 15 克，煅龙骨 30 克，煅牡蛎 30 克，五味子 10 克。

3. 肾阳亏虚证

症状：时发烘热汗出，汗出畏风，腰背酸困，畏寒肢冷，夜尿增多，喜进热饮，舌淡苔白，脉沉细。

治法：温补肾阳。

方药：金匮肾气丸加减。

处方：桂枝 10 克，制附子 6 克，熟地黄 30 克，山茱萸 15 克，炒山药 30 克，茯苓 15 克，牡丹皮 12 克，泽泻 12 克，桑寄生 30 克，炒杜仲 30 克，煅龙骨 30 克，煅牡蛎 30 克。

根据阴阳互根互用理论,肾阴虚与肾阳虚症状常是同时存在的,而以一方为甚,比如以肾阳虚为主,表现为畏寒肢冷,但又易上火,畏寒而手足心热。以肾阴虚为主,烘热汗出,但汗后畏风,口干口渴而喜进热饮。笔者曾请我院一位著名妇科专家会诊,她常以桂附知柏地黄汤为基础方加减,偏阴虚为主,则重用知柏少佐桂附,肾阳虚为主时重用桂附少佐知柏,这样温而不燥,滋而不腻,疗效确切,不良反应较少。对于上述偏于肾阴虚患者,在使用汤剂一段时间后,病情平稳时,可以服用中成药知柏地黄丸巩固疗效。偏于肾阳虚者可以改服金匮肾气丸,经过一段时间的坚持治疗,多能平稳度过更年期。

一一、黄褐斑

面部黄褐斑是发生于颜面部的色素沉着斑,主要由于女性内分泌失调,精神压力大,维生素缺乏及各种疾病等引起,本文所论及的主要系前者,由其他疾病所引起的,当与相关疾病一起,综合治疗。

1. 肝气郁结证

症状:颧部黄褐斑,边界不清,色泽或深或浅,经期腹痛,月经色黯有块,乳房结块,经期胀痛,舌黯苔白,脉弦。

治法:疏肝解郁。

方药:加味柴胡疏肝散加减。

处方:柴胡 12 克,枳壳 12 克,白芍 12 克,当归 12 克,川芎 12 克,制香附 10 克,郁金 10 克,茯苓 15 克,白术 15 克,制延胡索 10 克,木贼 15 克,白芷 10 克,炙甘草 10 克。

张学文、张磊两位教授临床都喜用柴胡疏肝散加味治疗肝气郁结型黄褐斑,其中张磊教授在使用时还常加药对制香附、木贼,此药对单用对面部黄褐斑即有效,木贼生用效果更佳。此药对合于柴胡疏肝散方中,消斑作用更佳,笔者临床中经常使用该方,重复性很好。

2. 阴虚血瘀证

症状:面部黄褐斑,时发烘热汗出,手足心热,口干欲进凉饮,月经紊乱,舌黯红少苔,脉弦细。

治法:滋阴清热,化瘀消斑。

方药:知柏地黄丸加减。

处方:生地黄 20 克,山茱萸 15 克,山药 30 克,茯苓 15 克,牡丹皮 20 克,泽泻 15 克,赤芍 15 克,知母 15 克,黄柏 10 克,制香附 10 克,木贼 15 克。

本院一妇科专家,治疗女性更年期前后面部黄褐斑,常以知柏地黄丸为主方化裁,效果良好。笔者临床中遇此型患者曾多次使用,效果肯定,后合入药对制香附、木贼,疗效又有进一步提高。

女性面部黄褐斑除与内分泌、情绪、维生素缺乏有关外,光线照射,饮食结构等与病情反复或加重也有密切关系,故患病女性在进行药物治疗时,避免强烈阳光照射,保持心情愉快,规律作息,不过度熬夜,饮食结构合理,营养均衡,减少食物刺激,对促进病情好转,减少病情复发也非常有益。

一二、乳腺增生

乳腺增生是指女性因内分泌失调等原因导致乳腺组织导管和乳腺小叶在结构上的退行性变以及结缔组织的进行性生长,是女性常见的乳房疾病,近年有发病率升高和低龄化趋势。该病大致相当于中医的乳癖,中医传统认为该病与肝郁有密切关系,在肝郁基础上进一步导致气滞血瘀痰凝而形成乳房结块,因与肝郁有密切关系,故除表现为乳房结块外,另可见面部黄褐斑、月经色黯有块等,且病情发作或加重常与情志相关。中医治疗本病常从调肝入手,综合考虑,故治疗时不但可以消散乳房结块,且对于月经失调、黄褐斑一起调理,效果良好,深受患者欢迎。

肝郁气滞,痰瘀互结证

症状:平素易生气,反复情志刺激后出现单侧或双侧乳房结节,情志刺激或经前胀大刺痛,经后痛减,面部或见黄褐斑,月经色黯有块,经期腹痛,舌黯苔白,脉弦细。

治法:疏肝解郁,化痰散结。

方药:加味柴胡疏肝散加减。

处方:柴胡12克,枳壳12克,白芍15克,当归12克,川芎12克,茯苓15克,白术15克,制香附12克,郁金12克,制延胡索10克,陈皮10克,半夏10克,夏枯草30克,浙贝母10克,牡蛎30克,玄参15克,炙甘草10克。

笔者在跟师时感觉到此型病人临床最为多见,多位老师在治疗时处方虽不完全相同,但多从疏肝解郁入手,随症化裁。张磊教授对于面部黄褐斑明显者,常加药对制香附、木贼;毛德西教授对于乳房结块较多,胀痛较重者,常加《医学心悟》消瘰丸,具体药物为牡蛎30克,玄参15克,浙贝母10克,另加药对橘核、荔枝核;张学文教授对于乳房结块较重者,常加丝瓜络、浙贝母、露蜂房、僵蚕等以通络散结。

一三、继发性闭经

继发性闭经是指正常月经周期建立后,月经停止 6 个月以上,或停止时间超过原有周期 3 个周期以上。女性月经排泄是一个复杂的生理过程,从皮层 - 下丘脑 - 垂体 - 卵巢轴到靶器官子宫的每个环节的功能或结构异常,均可引起闭经,故对于继发性闭经的治疗首先要明确导致闭经的部位及原因,才能对预后和疗效有一个基本的判断。中医中药治疗闭经具有悠久的历史,其整体观念的治疗思路对多个部位,多种原因引起的继发性闭经均具有较好的效果,且不良反应较少。

1. 肾阳虚衰证

症状:产时大出血后出现月经闭止,畏寒肢冷,夜尿增多,腰膝酸痛,舌质淡黯,苔薄白而润,脉沉细。

治法:温补肾阳。

方药:金匮肾气丸加减。

处方:熟地黄 30 克,山茱萸 15 克,山药 30 克,茯苓 12 克,牡丹皮 12 克,泽泻 12 克,桂枝 12 克,制附子 6 克,白芍 15 克,当归 10 克,川芎 12 克,狗脊 15 克,淫羊藿 15 克,制香附 10 克,制延胡索 10 克,炙甘草 10 克。

笔者在跟随张学文教授学习时,曾见其治疗过数例闭经病人,产时大出血,出现神志障碍,抢救脱险后出现闭经,畏寒,一派肾阳虚衰征象,西医诊断为席汉综合征,张学文教授以金匮肾气丸合四物汤,另加温补肾阳、理气活血药物治疗数月后,不但月经周期恢复,且体质也较前明显改善。

2. 气滞血瘀证

症状:剧烈精神刺激或较大精神压力下,月经紊乱,量少色黯,渐至月经闭止,初期月经将至少腹坠胀,腰骶酸痛,乳房胀痛,舌质黯,苔薄白,脉弦细。

治法:疏肝理气,化瘀调经。

方药:加味柴胡疏肝散加减。

处方:柴胡 12 克,枳壳 12 克,白芍 12 克,陈皮 12 克,半夏 10 克,制香附 12 克,郁金 15 克,制延胡索 10 克,当归 12 克,川芎 12 克,三棱 10 克,牡蛎 30 克,炙甘草 10 克。

张学文教授遇心胸狭隘,剧烈情绪刺激,或复习考试等压力过大,所致之闭经,常以加味柴胡疏肝散为基础方,稍加理气活血调经药物,疗效较好。笔者曾治疗多例情绪刺激、压力过大致经期紊乱,月经量少,但未至闭经患者,使用该方后,经数月调理,月经恢复正常。

3. 阴虚胃热证

症状:月经稀发后错,渐至闭止,口渴欲饮,胸脘痞闷,手足心热,舌红苔黄或白干,脉细数。

治法:滋阴清热,活血通络。

方药:瓜石汤加减。

处方:瓜蒌 20 克,生地黄 15 克,玄参 10 克,黄连 3 克,益母草 30 克,瞿麦 20 克,麦冬 12 克,石斛 12 克,车前子 30 克,川牛膝 12 克。

本方出自妇科名家刘奉五,原治阴虚胃热所引起的月经稀发后错或血涸经闭。李发枝教授在临床使用中,将其应用范围进一步推广,对于精神压力过大所致之月经后期,闭经,人流术后输卵管积液等所致之经期紊乱,月经闭止,中医辨证属上有阴伤、下有湿热者,用之多效。

4. 冲任虚寒证

症状:人流术后,或经期受凉后,出现月经紊乱,色黯有块,淋漓不断,后期量少,渐至闭止,少腹坠胀,畏寒肢冷,舌黯苔白,脉弦细。

治法:温经散寒,祛瘀养血。

方药:温经汤加减。

处方:吴茱萸 5 克,桂枝 12 克,当归 12 克,川芎 12 克,白芍 15 克,牡丹皮 15 克,阿胶 15 克(烊化),麦冬 12 克,党参 15 克,半夏 10 克,制延胡索 10 克,桑寄生 30 克,炒杜仲 30 克,炙甘草 12 克。

毛德西教授临床喜用此方,此种证型的辨证要点在于先有瘀血内阻,渐至月经闭止,病人体质偏差,冲任虚寒,肾阳不足。除闭经外,毛德西教授还将此方广泛用于宫寒不孕、崩漏、月经不调等疾病的治疗。

一四、抽动秽语综合征

抽动秽语综合征是一种以多数肌肉抽动为特征的运动障碍性疾病,多见于儿童,男性多于女性。头面部、颈部肌肉最常受累,表现为眨眼、皱额、噘嘴等不自主运动,病情进展可扩展至肢体和躯干,表现为耸肩、踢腿等。部分患儿可合并喉间发声,模仿言语,秽亵言语等。西医发病机制不清,治疗常选用多巴胺阻滞剂,虽有一定疗效,但不良反应较大,部分病人难以耐受,停药后症状复发。中医中药治疗本病近年来报道较多,从跟师学习看,多位老师运用中医中药方法治疗本病效果较好。

1. 肝经风热证

症状:面部肌肉不自主抽动,挤眉弄眼,喉间发声,部分患儿于上呼吸道感染后症状加重或反复,舌质红,苔薄黄,脉弦数。

治法:疏风清热。

方药:谷青汤加减。

处方:谷精草 15 克,青葙子 12 克,炒决明子 15 克,酒黄芩 6 克,蔓荆子 10 克,薄荷 10 克,菊花 10 克,僵蚕 10 克,桑叶 10 克,蝉蜕 10 克,木贼 10 克,夏枯草 12 克,炙甘草 10 克。

张磊教授临床常使用该方治疗本型病人,李发枝教授临床常使用谷精草合剂治疗本病,该方与谷青汤药物组成大致相同,笔者临床中也使用本方治疗本病较多病例,效果比较肯定。

2. 风阳上扰证

症状:面部或颈肩部肌肉不自主抽动,挤眉弄眼,耸肩摇头,心烦急躁,多动不宁,舌红苔黄,脉弦。

治法:平肝息风。

方药:天麻钩藤饮加减。

处方:天麻 9 克,钩藤 12 克,石决明 15 克,珍珠母 15 克,龙骨 15 克,牡蛎 15 克,炒栀子 5 克,炒杜仲 12 克,桑寄生 12 克,川牛膝 12 克,炒黄芩 6 克,夜交藤 15 克,茯神 15 克,益母草 15 克,白芍 12 克,炒决明子 12 克。

张学文教授临床遇头颈、肢体不自主摇动患者,常以天麻钩藤饮为基础方化裁,加珍珠母、龙骨、牡蛎以加强息风止痉作用,若患者伴大便秘结,急躁易怒,常加炒决明子、白芍以平肝泻热。笔者后以此方治疗抽动症患儿,以头部、颈肩部抽动、震颤为主要表现者,效果良好。

3. 阴虚风动证

症状:面部肌肉或颈肩部不自主抽动,不甚剧烈,口渴喜饮,夜寐盗汗,舌红少苔,脉细数。

治法:滋阴息风。

方药:知柏地黄丸加减。

处方:知母 10 克,黄柏 5 克,生地黄 12 克,山茱萸 10 克,山药 15 克,茯苓 6 克,牡丹皮 10 克,泽泻 10 克,白芍 12 克,麦冬 10 克,玄参 10 克,天麻 10 克,珍珠母 15 克,龙骨 15 克,牡蛎 15 克。

第三节　用药经验

一、单味药

1. 鹿衔草

鹿衔草首载于《滇南本草》，陕西地区称为鹿寿草，另有鹿安茶、破血丹等名。为鹿蹄草或卵叶鹿蹄草等的全草。性味甘、苦、温，入肝、肾经。功能祛风除湿、补肾、止血。常用于风湿痹痛，肾虚腰痛及外伤出血等病证。药理研究发现其具有降血脂、降压、强心等作用。

张学文教授认为该药性味平和，药源丰富，物美价廉，作用广泛，对于多种虚弱性疾病具有较好作用，故临床喜爱使用。如对于风湿痹痛或肾虚腰痛常以独活寄生汤加本药，临床疗效显著。对于气虚血瘀之肢体偏瘫，病程偏长或高龄肾虚者，常以补阳还五汤为基础方，加用本药以加强通经活血作用，临床证明疗效有进一步提高。笔者临床曾治疗一酒精性心肌病患者，心功能严重下降，动则气喘，双下肢水肿，遵张师之意，以济生肾气丸加鹿衔草治疗，服药2周后气喘明显减轻，下肢水肿消失，用药4周，临床症状消失，可以慢步行走，疗效出于预料。该药性平无毒，笔者临床常用30克水煎内服，未曾发生不良反应。

2. 豨莶草

豨莶草首载于《新修本草》，为菊科植物豨莶或腺梗豨莶等的全草，又名风湿草、牛人参等。性味辛、苦、寒，入肝、肾经，功能祛风湿，通经络，清热解毒。主治风湿痹证，骨节疼痛，四肢麻木，脚软无力及中风手足不遂等。另可用于痈肿疮毒、湿疹瘙痒。药理分析其有效成分具有降压、抗炎、抗血栓形成、促进微循环等作用。

本品分布广泛，价格低廉，疗效显著，也是张学文教授临床常用的药物。张师临床主要用于以下几种疾病的治疗中。①眩晕伴肢体麻木，中医辨证属肝阳上亢证，测血压又明显升高者，常以天麻钩藤饮加本品及地龙、炒决明子等，因本品性寒，对于肝阳上亢兼夹有瘀热者，尤为合拍。②中风见肢体瘫痪，患肢麻木，口眼㖞斜等，辨证属气虚血瘀者，常以补阳还五汤加本品，另加水蛭、桂枝等，因本品兼有抗血栓形成、促进微循环等作用，故对于缺血性中风尤为合适。③风湿痹痛，尤其是热痹表现为下肢肿痛者，常以四妙散加本品治疗,因本品性寒,故于热痹尤为合适。《新修本草》谓其有小毒,致使部分医者不敢使用,或对其剂量过于谨慎。其实对于其毒性,《本草纲目》早有明辨,"生捣汁服则令人吐,故云有小毒。"而目前临床所用本品,多为入煎剂,煎煮后服用,故临床中少见呕吐等不良反应。张师在临床中使用本品,剂量一般在30克左右,作者也常以此剂量使用多年,从未遇到过患者用药后出现呕吐等不良反应。

3. 决明子

决明子首载于《神农本草经》,又名草决明、马蹄决明等。为豆科植物决明或小决明的种子,性味苦、甘、咸,微寒,归肝、肾、大肠经,功能清肝明目,润肠通便。本品入肝、大肠经,性苦微寒,善清肝经风热,兼能润肠通便,药理成分研究证明本品兼有降脂、降压、抗动脉硬化作用,故对于头晕、中风先兆,辨证属肝热血瘀者,尤为适合。

本品亦是张学文教授常用药物之一。肝热血瘀患者多形体偏胖,性格急躁,血压、血脂高于正常,部分患者兼有大便秘结,此时选用本品清肝、降压、降脂、通便一药多用,张师常配伍川芎、赤芍、水蛭、菊花、豨莶草等药(即清脑通络汤),以奏清脑降压、活血通络之效。患者常常服用数日后,头晕、心烦急躁、大便秘结症状即减轻,血压也逐渐下降。对于单纯高脂血症患者,张师常以本品加生山楂、荷叶、泽泻、生蒲黄等以活血化瘀,利水祛湿,轻症病人单用中药,血脂即可降至正常。另外,对于热结便秘或老年肠燥便秘患者,张师常以本品另加生白芍30克,生白术30克,以润肠通便,药后患者不但大便排出顺畅,且不易引起腹痛、腹泻等不适症状。本品系种子入药,炒用则润肠通便作用更强。本品性味平和,张师临床一般用量在15~30克,通便时常用30克,经多年临床使用观察,未发现明显不良反应。

4. 磁石

磁石首载于《神农本草经》,拥有悠久的药用历史,为天然的等轴晶系磁铁矿的矿石,其产于磁州(今河北磁县),吸铁能力强者,称为"灵磁石",药力最佳。本品性味辛、咸、寒,归肝、心、肾经,功能潜阳安神,聪耳明目,纳气平喘,可用于多种疾病的治疗。与一般金石类药物不同,本品性禀冲和,无猛悍之气,而有补肾益精之功,如《名医别录》就载其具有"养肾脏,强骨气,益精除烦"之功用。因性味平和,用途广泛。

本品亦是张学文老师的临床常用药物之一。对于肝阳上亢患者,临床见头晕、头痛、心烦急躁、失眠多梦者,张师常以天麻钩藤饮加用磁石以平肝潜阳,镇心安神;对于肝肾阴虚,清窍失养所致之耳鸣,耳聋,视物模糊,张师常以六味地黄丸合磁石、五味子等以滋补肝肾,聪耳明目;本品另有补肾纳气之功,对于肾不纳气所致之虚喘,张师常以苏子降气汤加用磁石以加强纳气平喘之效。此外,本品近年还研发出多种保健用品,如磁化杯、护膝、药枕等,但在选用时,张师认为要参照本品性味归经,辨证选用效果才好。本品性味平和,张师临床入煎剂常用 30 克左右,未曾见过不良反应,因仍属金石类药物,以使用粉剂先煎 30 分钟以上,效果更好。

5. 忍冬藤

忍冬藤首载于《本草经集注》,又名银花藤、金银藤、二花秧等,为忍冬科植物忍冬的茎叶。性味甘、寒,入心、肺经,功能清热、解毒、通络,临床可用于温病发热,疮痈肿毒,热毒血痢,风湿热痹等。

郑绍周老师临床善用、喜用此药,郑师认为本品兼有二花清热解毒之功,并有通络之能,故对于热毒瘀结者,尤为适宜。对于偏于风热型口僻,伴耳后疼痛者,郑师常以本品入加味牵正散中,以加强清热解毒,化瘀通络之效,经多年临床应用,疗效显著。另据本品性味甘寒,功善解毒通络之功能,对于风湿热痹,表现为关节红、肿、热、痛,尤其是下部关节,郑师常以本品合于四妙丸中,以达清热利湿、通络止痛之效。近年来,因金银花对多种细菌、病毒具有抑制、杀灭作用,被做成多种制剂,临床广泛运用,导致价格大幅上涨。而忍冬藤兼有金银花的清热解毒作用,且价格低廉,故值得临床推广运用。郑师临床使用本品,药量常用至 30 克左右,临床使用过程中,并未发现患者出现明显不适症状。

6. 刘寄奴

刘寄奴原出《新修本草》,又名化食丹、六月霜、南刘寄奴等,为菊科植物奇蒿的全草,性味辛、苦、温,入心、肝、脾经,功能破血通经,消肿止痛,消食除胀,可用于治疗经闭腹痛,产后瘀阻,跌打损伤,食积腹胀等。

郑绍周老师认为本品既可活血通络,又可消肿止痛,对于中风后肢体肿胀疼痛一举两得,非常适合,常以本品合于补阳还五汤中,以加强益气活血,利水消肿,通经止痛的作用。本品性味辛、温,通经止痛作用显著,对于风寒湿痹之患肢肿胀、疼痛剧烈者,止痛作用非常显著。郑师常以本品加入独活寄生汤中以达补益气血,强壮肝肾,通络止痛的作用。药理分析提示本品有效成分具有抗炎作用,本品煎服可治疗肠炎、痢疾,鲜品捣敷可治疗乳腺炎。郑绍周老师对于面神经炎伴耳后疼痛者,常以本品合于加味牵正散中,以加强化瘀通络,抗炎止痛作用。本品性味平和,入煎剂内服,郑师常用 15 克左右。

7. 麦芽

麦芽又称大麦芽,为禾本科一年生草本植物大麦的成熟果实经发芽干燥而成,生用或炒黄用。性味甘、平,入脾、胃、肝经,功能消食和中,回乳,疏肝。

麦芽是毛德西教授治疗肝胆脾胃疾病常用药物,而且将生、炒麦芽药性作用,细加区别。关于生麦芽性味,毛师尊张锡纯之说,认为其与肝"同气相求",有疏肝理气作用,故毛师在取其疏肝理气功效时,麦芽生用。如在治疗肝脾不和或肝胃不和而见脘腹胀满,不思饮食时,常将生麦芽 15~30 克,加入柴胡、枳壳、陈皮等疏肝和胃、益气健脾药之中,一取其疏肝和胃,一取其消食健脾作用,且本品药性平和,一味而数效。炒麦芽善于消食和中,尤善消米、面、薯、芋食积,临床遇伤于米面食积者,毛师常以炒麦芽 10~15 克,另加谷芽、炒神曲、炒莱菔子等药,诸药用量均较轻,但作用协同,消食而不伤正,临床疗效很好。麦芽有回乳作用,据笔者跟师后临床应用体会,以炒麦芽回乳作用较为确切,且用量要大,通常 60 克以上,回乳作用才比较明显。

8. 山楂

山楂为蔷薇科落叶灌木或小乔木植物野山楂或山楂的果实,性味酸、甘,微温,入脾、胃、肝经,功能消食化积,活血散瘀,临床可以生用、炒焦、炒炭使用,但作用相差较大。本品是保和丸的君药,能消一切饮食积滞,尤善消肉食油腻之积。

李鲤老师临床喜用、善用保和丸,故于此药尤其偏爱,用于食积或伴有积滞的疾病,常以保和丸为基础方加减化裁,此时常用炒山楂,用量在 10~30 克之间。生山楂有活血化瘀作用,且药性平和,尤适于高龄体弱,或体质较差,而需久服缓图患者。近年来药理研究表明,本品具有降脂、降压、改善循环、抗动脉硬化等多种作用,故临床使用广泛。如李鲤老师以含本品之保和丸另加郁金、枸杞子等药制成的血管软化丸,经临床应用证明具有降低血脂,改善血流变,抗动脉硬化的多种作用,且安全无毒,适于长期服用。本品炒炭性偏收涩,对于内有瘀血所致之月经淋漓不断,张磊老师常于补肾固坤药中加山楂炭 10克,一则祛瘀生新,一则收涩止血,化瘀止痛,收涩止血作用非常显著。

9. 白芥子

白芥子为十字花科植物白芥的种子,又名芥菜子、辣菜子,性味辛,温,入肺、胃经,功能利气豁痰,温胃散寒,通络止痛,散结消肿。

导师张发荣教授临床善于运用本药治疗各种疼痛病证,认为本品能祛经络之痰,并能利气散结,长于通络止痛,故对于寒湿痹痛,各种神经痛均具有较好的止痛效果。如以本品加入黄芪、水蛭、玄参等药组成的通络糖泰,对糖尿病周围神经病变所致之患肢麻木、疼痛等症状具有良好的作用。受张师启发,笔者临床遇丘脑梗死或出血所致之患肢顽固性疼痛、麻木或不适感患者,以本品合于益气活血或化痰逐瘀方药之中,经多年临床观察,疗效比较确切。此类病患症状常非常顽固,多种药物无效,病人痛苦异常,经系统治疗后,患肢麻木、疼痛等症状多有不同程度的缓解。另外本品化痰通络作用较强,对于面神经炎具有较好效果,内服、外敷均可。内服可以本品加入加味牵正散中,可促进口眼㖞斜等症状的恢复。本品对颈椎、腰椎病所出现之肢体麻木、疼痛亦有良好作用,笔者对于上肢麻木、疼痛常以黄芪桂枝五物汤,下肢麻木、疼痛常以独活寄生汤为基础方,加入本品,对于症状的缓解,作用较好。本品性味辛温有一定刺激作用,内服一般不超过 10 克,外敷有发泡作用,刺激性较强,过敏者慎用,并注意外敷时间。

10. 白及

白及原出于《神农本草经》,又名白芨、白根等,为兰科植物白及的块茎。性味苦、甘、涩,微寒,入肺、胃、肝经,功能收敛止血,消肿生肌。

本品性寒收涩,长于治疗各种体表及内在脏腑出血,张磊老师于本品应用独有心得,常用于胃及十二指肠溃疡,或胃炎伴黏膜糜烂者。曾有一患者告诉张老,自己曾患胃溃疡,后服用一验方而愈,方法是以白及适量炖猪肚,每天食用猪肚并饮用药汤,未用其他中西药物,数月后,复查胃镜,溃疡痊愈。受此启发,张师临床中遇此类患者,常在辨证的基础上,加用本品,经多年临床验证,确实可以加快溃疡的愈合。药理研究证实,白及细粉或煎煮所得胶状液,局部应用有良好的止血作用,对胃黏膜具有保护作用。笔者临床应用体会,目前溃疡患者远少于胃炎患者,故用于治疗慢性胃炎机会较多。本品性寒,用于胃炎偏于胃肠湿热者较为合适,胃镜检查提示胃黏膜有糜烂或伴出血者,以黄连温胆汤加白及 6~10 克煎服,患者不但脘痛腹胀、口苦等症状可以较快消失,胃镜检查出血糜烂也可以较快愈合。

11. 白术

白术为菊科多年生草本植物白术的根茎,生用或麸炒、土炒用,炒至黑褐色称为焦白术。其产于浙江於潜者,称为於术,为白术中的上品。本品性味甘、苦、温,归脾、胃经,功能补气健脾,燥湿利水,止汗安胎。

李发枝老师对于真菌性食管炎,中医辨证属脾胃湿热者,常以本品合于甘草泻心汤方中,疗效颇佳。其基本处方为半夏 30 克,黄芩 10 克,黄连 3 克,干姜 12 克,党参 20 克,生白术 30 克,生甘草 20 克。毛德西老师认为本品系健脾理气,增强大肠"传导、变化"功能的良药,对于脾虚型便秘,尤其是老人便秘非常适合。生用 30 克至 60 克,通便作用良好,对于舌苔厚腻,排便特别不利者,常佐少量牵牛子 3~10 克,则起效更快,且无腹痛之虞。本品炒用燥湿利水作用较好,郑绍周老师治疗痰湿内停,浊阴上冒之头目昏眩,常以本品另合泽泻,此即经方泽泻汤,治疗眩晕效果较好。辨证要点为眩晕,或伴恶心呕吐,舌质淡,苔白厚或多津,药物用量白术、泽泻要在 30 克以上时,其利水定眩的作用才显著。

二、对药

1. 龟甲胶—鹿角胶

龟甲胶和鹿角胶是《医方考》处方龟鹿二仙胶中的两味主要药物,其中,鹿角通督脉而补阳,龟甲通任脉而补阴,龟鹿两味并进,二者为异类血肉有情之品,能峻补阴阳以生气血精髓。

李发枝老师认为此二味药已能基本代表该方的主要功用,且滋阴补阳,又有相互平衡的作用,故临床中常只用此二味药。病情单纯者单用此两味药烊化服用即可,病情复杂者,合于复方之中。临床可用于骨质疏松之肢软无力,腰腿疼痛;更年期综合征之心烦失眠,烘热汗出等。李士材《名医方论》云"鹿得天地之阳气最全,善通督脉足于精者,故能多淫而寿;龟得天地之阴气最厚,善通任脉,足于气者,故能伏息而寿。"毛德西老师认为此两味药相合,一阴一阳,任督俱补,凡虚劳诸不足者,如肾虚,脑衰,发育迟缓,不能生育等,均可使用。近年本品已均有颗粒剂可供选用,且服用方便,药味改善。笔者临床中常选用颗粒剂型,以利患者坚持用药。临床中尝以本方治疗过放射性脊髓病而见双下肢无力,肌肉萎缩者,治疗后患者基本可以独立行走。亦治疗过不安腿综合征,中医辨证属肝肾不足者。本方对更年期综合征之心烦急躁,烘热汗出,并腰骶酸痛,怕冷畏风者亦有效。使用时,阳虚重,重用鹿角胶,阴虚重则重用龟甲胶,常用剂量 20~30 克,分早晚两次,开水溶解后温服。

2. 香附—木贼

香附性味辛、微苦、微甘、平,入肝与三焦经,功能疏肝理气,调经止痛,临床可用于肝气郁滞所致的胁肋作痛,亦可用于月经不调,痛经,乳房胀痛等症,为妇科常用之品,尤适用于肝气郁结而致乳房结块,经前作胀,可配柴胡、当归、瓜蒌等以行气和营,疏肝散结,李时珍在《本草纲目》中称其为"气病之总司,女科之主帅"。木贼性味甘、苦、平,入肝、肺经,功能疏散风热,明目退翳,止血,可用于外感风热所致之目赤多泪,尤适于肝经风热所致之目赤生翳,本品配合蝉蜕、谷精草、黄芩等药以疏风清热,退翳明目。香附、木贼二药均入肝经,性味辛、苦,都具有疏肝作用,二者合用则疏肝理气,清热退翳作用进一步增强。

张磊老师发现二药合用对于面部黄褐斑具有较好的消退作用,尤其对于伴有肝郁症状者,张磊老师常以逍遥散合制香附、木贼,并加白芷引药入于面部阳明经。制香附用量常在 10 克左右,木贼常用 15 克左右,若为鲜品可用至 30 克,退斑作用更好。

3. 酸枣仁—夜交藤

酸枣仁性味甘、平,入心、肝经,功能养心安神,敛汗,临床常用于失眠,惊悸,体虚自汗,盗汗等症。夜交藤为何首乌的藤,性味甘、平,亦入心、肝二经,具有养心安神,祛风通络的作用,可用于治疗失眠,多汗,血虚肢体酸痛及皮肤疱疹作痒。

张学文教授认为酸枣仁为较好的滋养性安神药,尤适合于心肝血虚引起的失眠、惊悸、怔忡等症。夜交藤为何首乌之藤,既有首乌养血之功,且生用味苦而无滋腻之弊。二药之中酸枣仁长于养心,夜交藤长于养血,二药合用,则养心安神、改善睡眠作用更强。且在临床使用中,酸枣仁多炒用,夜交藤多生用,一生一熟,一阴一阳,取其平衡阴阳的作用。对于肝虚有热之虚烦失眠,常配合茯苓、知母、川芎等药即酸枣仁汤。若为阴虚血少,虚阳上扰,而见虚烦少寐,心悸神疲,口舌生疮,大便干结,舌红少苔,可将二药合于天王补心丹方中,以滋阴养血,补心安神。二药性味均较平和,临床用量常在 30 克左右,未曾发生不良反应,酸枣仁炒用则润肠通便作用加强,故平素大便溏薄者,用量宜减。

4. 生甘草—赤芍

甘草性味甘、平,入心、肺、脾、胃经,功能补脾益气,润肺止咳,缓急止痛,缓和药性。本品既可生用,又可炙用,功效差别较大,补中缓急炙用较好,清火解毒生用为宜。本品生用有较好的解毒功效,可用于痈疽疮毒,食物或药物中毒的治疗。赤芍性味微寒而苦,入肝经,功能清热凉血,祛瘀止痛,善清血分郁热,常用于温热病热在血分,身热,发疹,吐血,衄血等症的治疗。本品另能凉血祛瘀,散肿止痛,兼可清泻肝火,故可用于痈肿疔毒及肝经风热,目赤肿痛等病症的治疗。

张磊老师临床中常将二者作为药对一起使用,名之曰甘赤汤,因生甘草长于清火解毒,赤芍长于凉血散瘀,故二者合用,对于血分有热所致之疮疖肿痛治疗作用较好。对于颜面部痤疮,属热毒较盛者,张磊老师常以本方合于普济消毒饮中,另加生薏苡仁利湿解毒,防风、白芷疏风散热,对于青少年患者,热毒盛者,效果较好。对于部分女性患者,面部痤疮因肝郁所致者,张磊老师常在逍遥散的基础上合本方另加制香附、制延胡索等以理气解郁,药后不但患者面部痤疮很快消退,月经色黯有块,经期乳房胀痛等肝郁症状也随之缓解。

5. 龙骨—牡蛎

龙骨为古代哺乳动物的骨骼化石,性味甘、涩、微寒,入心、肝经,功能平肝潜阳,镇静安神,收敛固涩,常用于阴虚阳亢所致之烦躁易怒,头晕目眩等症的治疗。又可镇静安神,可用于治疗神志不安、心悸失眠及惊痫、癫狂等。又具收涩作用,可用于遗精、带下、自汗、盗汗等的治疗。牡蛎为长牡蛎等的贝壳,性味咸而微寒,入肝、肾经,功能平肝潜阳,软坚散结,收敛固涩,可用于肝阳上亢,痰核、瘰疬,遗精,带下等病症的治疗。二药之中龙骨属安神药,入心经,镇静安神作用较强。牡蛎属平肝息风药,咸寒入肾经,潜阳息风作用较强,另具有软坚散结作用,可用于肝脾肿大、乳腺结块的治疗。

二药合用,则平肝息风潜阳作用增强,对于肝阳上亢所致之头晕,头痛,心烦失眠,张学文教授常以生龙骨 30 克,生牡蛎 30 克,合入天麻钩藤饮中,对肝阳上亢所致诸症疗效比较显著。二药合用,镇心安神作用良好,含此二药的经方柴胡加龙骨牡蛎汤对于情绪异常,心悸失眠,癫痫都有很好的作用,笔者曾以该方治疗癫痫多例,不论对强直 - 阵挛发作或是失神发作效果均较好。二药煅用,收敛固涩作用较强,笔者以煅龙骨 30 克,煅牡蛎 30 克,加入知柏地黄汤中,对于更年期综合征之烘热汗出、心烦失眠效果较好。

6. 夏枯草—半夏

二药之中,夏枯草属清热泻火药,性味苦、辛而寒,入肝胆经,善清肝火。半夏属化痰药,性味辛、温,有毒,入脾、胃、肺经,和胃降逆作用较好,且能安神,早在《内经》中就记载有半夏秫米汤,治疗胃气不和之夜卧不安。

毛德西老师认为半夏得至阴之气而生,夏枯草得至阳之气而长,二药配合,交通阴阳,调和肝胆,化痰和胃,顺应阴阳之气而安神,临床善用此二味药,用以治疗肝胃不和之失眠。笔者学习后,临床中遇胃气不和,痰热内扰之失眠,常以此二药合入黄连温胆汤方中,对于失眠、心烦、急躁易怒等症,疗效较好。对于情志不舒、肝气郁结所致之失眠,笔者常以此二药合入柴胡疏肝散方中,药后不但睡眠改善,口苦心烦,胸胁胀闷诸症亦相应缓解。对于肝阳上亢所致之心烦失眠,头晕头痛,笔者常以此二药合入天麻钩藤饮中,夏枯草苦辛而寒,入肝经,清肝泻火作用较好,对于肝阳上亢伴有肝火所致之失眠尤为合适。半夏有小毒,临床用量不宜过大,以 10 克以下较为安全。

7. 苦参—甘松

苦参原系清热燥湿药,性味苦寒,入心、肝、胃、大肠、膀胱经,功能清热燥湿,祛风杀虫,利尿。

张学文教授在二十世纪八九十年代提出病毒性心肌炎基本病理变化主要在热、瘀、虚三个方面,并自拟四参安心汤用于该病的治疗,取得较好效果,方中苦参为重要药物以清热解毒,在当时即已认识到苦参具有调节心脏节律作用,对脉结代者甚宜。毛德西教授认为苦参具有清除湿热功能,能够恢复脾胃的气机升降,促进心血的畅通,从而恢复心脏节律。其自拟之五参顺脉方中亦含有苦参,且为辨病用药,用于调节心律。该方由西洋参、丹参、北沙参、三七参等组成,具有益气养阴,活血化瘀,调整心脉等作用,作为医院内部制剂,经多年临床观察,具有良好的强心止痛、纠正心律作用。甘松为理气药,性味辛、甘、温,入脾、胃经,功能行气止痛,开郁醒脾,原多用于思虑伤脾或寒郁气滞所引起的胸闷腹胀、胃脘疼痛等,近年亦用于心律失常的治疗,治疗心律失常的中成药参松养心胶囊即含有此药。毛德西教授认为该药可治疗心律不齐,可能与其理气温通作用有关。二药合用是毛德西教授治疗心律不齐的常用之品。结合张、毛两位教授经验,并二药性味、归经、功效,对于湿热、气滞、瘀血原因造成的心悸胸痛、脉律失常作用更好。

8. 橘核—荔枝核

橘核为橘的种子,性味苦、平,入肝、肾经,功能理气散结止痛,可用于疝气、睾丸肿痛及乳房结块的治疗。荔枝核为荔枝树的种子,性味甘、涩、温,入肝、胃经,功能理气止痛、祛寒散滞,可用于厥阴肝经寒凝气滞所致的疝痛、睾丸肿痛等,及肝气郁滞、气滞血瘀所致之胃脘疼痛、经前产后腹痛等的治疗。

毛德西教授认为乳腺增生、盆腔炎等多由肝气不舒、络脉失和所致,二药虽均为疏肝理气药,橘核还善于散结止痛,荔枝核长于治疗疝气、睾丸肿痛。二者合用,用于治疗乳腺增生者,橘核用量要稍大于荔枝核;而治疗疝气、睾丸肿痛时,荔枝核用量要稍大于橘核。笔者临床治疗乳腺增生因肝气郁结所致,经期乳房胀痛,月经色黯有块者,常以此药对合于柴胡疏肝散中,可收消肿散结、活血调经之效。用药后,不但乳房肿痛减轻,月经也随之改善。另据此二药具有理气散结之功,临床曾用于治疗睾丸鞘膜积液,以此二药,另加川楝子、桂枝、茯苓、车前草等理气温阳,化气利水,服药后水肿全部消退,使患者免于手术之苦。

9. 石菖蒲—郁金

石菖蒲性味辛、温,入心、胃二经,功能开窍宁神,化湿和胃。有芳香开窍、宁心安神之功,兼具化湿、豁痰、辟秽之效,临床可用于湿浊蒙蔽清窍所致之神志昏乱,并可用于健忘、耳鸣的治疗。郁金性味辛、苦而寒,入心、肝、胆经,功能活血止痛,行气解郁,凉血清心,利胆退黄。临床用于湿温病浊邪蒙蔽清窍所致之神志不清,或痰气闭塞心窍所致之癫痫、癫狂,本品兼具凉血清心、行气开郁之功。二药均入心经,都具有开窍醒神的作用,合用则化痰开窍、清心安神作用更强。

张学文教授对于神志昏迷病人,临床喜用这一对药,其在二十世纪八九十年代组创的验方蒲金丹用于中风昏迷的抢救,效果良好,即含有此二味药。毛德西教授临床喜用对药郁金、远志,功能清热凉血、芳香醒神、化痰开窍,用于癫痫、癔病、神昏不语的治疗,效果良好。上述两组药对组成相近,功效相当。笔者临床运用较多的为石菖蒲、郁金药对,合入涤痰汤、黄连温胆汤等方中,对于中风昏迷、失语、痴呆、饮水呛咳、癫痫、多寐、癫狂等病证均具有良好的效果。

10. 桑寄生—杜仲

桑寄生性味苦、甘、平,入肝、肾二经,功能补肝肾,强筋骨,祛风湿,降血压,养血安胎。杜仲甘、温、微辛,入肝、肾经,功能补肝肾,强筋骨,安胎,降血压。二药同入肝肾经,都能补肝肾,强筋骨,祛风湿,降血压,安胎,二者合用则作用进一步增强。

对于风寒湿痹,或腰椎病之腰痛腿软,或坐骨神经痛之下肢麻木、疼痛,张学文教授喜用独活寄生汤治疗,其中即含此二味药,滋补肝肾,强筋壮骨,祛风通络,一药而多效。此二药有效成分均有降压作用,对于肝肾不足、阴虚阳亢之血压升高、头晕头痛效果良好。张学文教授临床常用验方加减天麻钩藤汤即含有此二味药,其用量张师常在各30克左右,且不论是补肾还是降压,炒杜仲都较生用作用为好。毛德西教授喜将此药对用于安胎,毛师早年曾师从中州名医耿义斋先生,此二药即是耿先生喜用之安胎药,认为桑寄生借物而生,最能保胎;杜仲补肾壮腰,可防滑胎。经毛师多年临床应用总结,二药合用,对于怀孕后之腰腿酸痛,时有见红的胎漏证,很有效验。

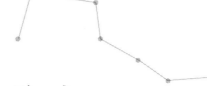

第三章　七师验方

1. 谷青汤

处方组成:谷精草 15 克,青葙子 15 克,炒决明子 15 克,酒黄芩 10 克,蔓荆子 12 克,薄荷 12 克,桑叶 10 克,菊花 10 克,蝉蜕 6 克,夏枯草 15 克,炙甘草 6 克。

功用:疏散风热,清利头目。

主治:风热、郁热之头目疾患,如头痛,头晕,鼻渊等。

方解:本方系张磊老师经验方。方中所选诸药如桑叶、菊花、薄荷、蝉蜕等药,质地轻清,且多入肝经,性味偏凉,故善清肝经风热,对于头面部位病证,偏于风热性质者疗效较好。张磊老师常用于治疗肝经风热之头痛,辨证要点:头痛,遇冷、风吹稍适。另常见张磊老师用本方治疗过敏性鼻炎患者,偏于风热者,疗效显著。近年来张磊老师将本方使用范围逐渐扩大,凡风热上攻之目赤肿痛、耳鸣、头晕等均可选用本方加减治疗。李发枝老师临床常用之谷精草合剂,方药与本方近似,李师用之治疗小儿抽动症偏肝经风热者,疗效也比较肯定。

2. 三草汤

处方组成:夏枯草 30 克,龙胆草 12 克,柴胡 12 克,黄芩 10 克,白芍 30 克,僵蚕 12 克,蝉蜕 12 克,牡蛎 30 克,制川乌 10~20 克,生甘草 12 克。

功用:清泻肝胆,疏风止痛。

主治:三叉神经痛之偏于肝胆风火者。临床主要表现为偏侧面痛,时作时止,痛如刀割,延及偏侧头部或颈部,或伴口苦,舌质红,苔黄,脉弦。

方解:本方系李发枝老师经验方,主治三叉神经痛,中医辨证属肝胆风火证者。本方主要由龙胆泻肝汤、升降散、芍甘汤加味组成。方中龙胆草、柴胡、黄芩清泻肝胆郁火,僵蚕、蝉蜕疏风散结。此为李发枝老师经验,凡肝经风热偏于身体上部者,多取升降散之僵蚕、蝉蜕,其治疗小儿抽动症之谷精草合剂同此。芍药、甘草同用即芍甘汤,缓急止痛作用显著。重用制川乌通经止痛,量小则疗效下降。煎服法亦很重要,诸药同煎,武火煎沸后,文火煎煮 1 小时以上,制川乌的毒性完全消失,且止痛作用显著,煎煮时间不足,则有中毒危险。

3. 加味牵正汤

处方组成:黄芪30克,炒白术15克,防风12克,白芷12克,忍冬藤30克,刘寄奴15克,连翘15克,鸡血藤30克,当归12克,白芍15克,丹参30克,天麻12克,白附子5克,僵蚕15克,川芎12克,炙甘草10克。

功用:养血祛风,解毒通络。

主治:面神经炎急性期,表现为闭目无力或不能,口角㖞斜,饮水外溢,鼓腮漏气,耳后疼痛或压痛,舌红苔黄,属风热外袭者。

方解:本方为郑绍周老师临床常用的治疗面神经炎急性期偏风热型的经验方。方由玉屏风散、牵正散另合养血活血、解毒通络药物组成。郑师认为本病因卫外不固、风邪外袭所致,故以玉屏风散固表祛风。因系风热邪毒外袭所致,故加当归、川芎、丹参、忍冬藤、连翘、刘寄奴以解毒通络。另加白芷、白附子、天麻、僵蚕以除头面风疾。若耳后压痛明显,可加板蓝根30克,牡丹皮20克,赤芍20克,以凉血解毒,甘草可改为生用,并加大剂量至15~20克,以加强清热解毒之力。若伴恶寒肢痛,舌淡苔白,脉弦紧,表现为风寒侵袭为患者,则原方减去连翘,另加羌活12克,桂枝12克,以加强辛温通络之效。

4. 加味龙胆泻肝汤

处方组成:龙胆草10克,黄芩10克,栀子10克,柴胡10克,当归10克,车前子30克,泽泻15克,瓜蒌30克,红花15克,牡丹皮20克,赤芍15克,炙甘草12克。

功用:清热利湿,化瘀通络。

主治:疱疹后神经痛,辨证属余热未清,脉络瘀阻者,临床表现为疱疹消退,患处或周围皮肤灼热剧痛,疼痛持续数月至数年,舌红苔黄,脉弦细。

方解:本方系李发枝老师经验方,主治带状疱疹后神经痛,辨证属余热未清,脉络瘀阻证者。疱疹后神经痛是带状疱疹的常见后遗症,表现为患处的发作性剧痛,患者常常难以入睡,缠绵难愈,痛苦异常。李师认为本病系余热未尽、脉络瘀阻所致,故以龙胆泻肝汤清热利湿,另加红花、牡丹皮、赤芍、瓜蒌凉血散瘀、理气通络。李师对本病专方专用,针对性较强,只要是疱疹后神经痛,用之多效。

5. 眠安汤

处方组成:百合30克,生地黄10克,麦冬30克,炒酸枣仁30克,茯神10

克,灯心草 3 克,竹叶 10 克,胆南星 6 克,生龙骨 30 克,生牡蛎 30 克,小麦 30 克,甘草 6 克,大枣 6 枚。

功用:滋阴清热,化痰安神。

主治:阴虚阳浮,心肝火旺之失眠、脏燥等病证。

方解:本方系张磊老师经验方,方由百合地黄汤、酸枣仁汤、甘麦大枣汤加麦冬、灯心草、竹叶、胆南星、生龙骨、生牡蛎等组成,具有养阴清热、化痰安神的作用,临床对于阴虚阳浮,心肝火旺,扰动心神所致之失眠,疗效显著。方中百合地黄汤、酸枣仁汤合麦冬等药滋阴清热,养心安神;灯心草、竹叶清心泻火,引热下行;甘麦大枣汤缓肝养心;胆南星化痰安神;龙骨、牡蛎镇心安神。全方配伍严谨,照顾全面,紧扣不寐阴阳失交、阳不入阴这一基本病机,故对该证型不寐疗效显著。

6. 清脑通络汤

处方组成:炒决明子 30 克,川芎 12 克,赤芍 10 克,生山楂 15 克,丹参 15 克,磁石 30 克(先煎),菊花 12 克,葛根 15 克,地龙 10 克,豨莶草 30 克,川牛膝 15 克,水蛭 6 克。

功用:清脑平肝,活血通络。

主治:肝热血瘀之中风先兆,表现为头痛,头昏,眩晕,耳鸣,发作性肢体麻木无力,或言语不清,舌质紫黯,苔黄或少苔,舌下脉络瘀阻,脉弦。

方解:本方系张学文教授依据多年防治中风经验所拟之经验方,对中风先兆或初患中风,或中风轻症病人,临床辨证属肝热血瘀者,疗效显著。方中决明子、菊花平肝清热;水蛭、川芎、赤芍、生山楂、丹参凉血化瘀通络;磁石平肝潜阳;川牛膝滋补肝肾,引血下行;地龙、豨莶草清热通络;现代药理研究决明子、生山楂有降脂软化血管作用。依照本方制成的片剂小中风片,是当年国内著名的用于中风先兆治疗,预防中风发病的有效方药。作汤剂运用时,若患者言语不清明显,可加胆南星、石菖蒲、郁金、天竺黄以加强化痰开窍之力;患肢麻木或无力较重者,可加鸡血藤、威灵仙以祛风通络;腰膝困乏,下肢无力较甚者,加杜仲、桑寄生、山茱萸以滋补肝肾。

7. 通脉舒络汤

处方组成:黄芪 30 克,红花 10 克,川芎 10 克,地龙 15 克,川牛膝 15 克,丹参 30 克,桂枝 6 克,生山楂 30 克。

功用:益气活血,通脉舒络。

主治:中风肢体偏瘫,辨证属气虚血瘀证者。

方解:本方源自清代王清任之补阳还五汤,张学文教授在临床实践中,依据患者病情需要,作了相应化裁,使之更加符合实际。方中黄芪配伍红花、川芎、地龙以益气活血通络;另加丹参以加强活血化瘀作用,古语有"丹参一味,功同四物"之说;加川牛膝活血化瘀、滋补肝肾、引血下行,桂枝温经行瘀、通阳化气,二药兼有引经直达上下肢的作用;生山楂活血化瘀,消积和胃,兼可消解诸药之腻。临床运用中,若上肢瘫痪较重,兼有患肢浮肿,皮肤紫黯者,可加桑枝 30 克,威灵仙 10 克,以祛风通络,化湿利水。下肢痿软,浮肿明显者,可加木瓜 30 克,桑寄生 30 克,补益肝肾,化湿消肿。言语不清明显者,加天竺黄 10克,郁金 12 克,石菖蒲 12 克,以加强化痰开窍之力。

8. 血管软化丸

处方组成:生山楂 180 克,神曲 60 克,陈皮 20 克,半夏 90 克,茯苓 90 克,连翘 30 克,炒莱菔子 30 克,郁金 30 克,枸杞子 30 克,三七 2 克,以上药物共为细粉,炼蜜为丸,每丸重 9 克,每日 3 次,每次 1 丸口服。

功用:消积调脂,软化血管。

主治:胃肠积滞、痰瘀阻络之高脂血症,动脉硬化症。

方解:本方是李鲤教授的经验方,曾作为院内制剂在河南省中医院广泛使用,是李鲤教授寓补于消学术思想的典型体现。本方由保和丸加味化裁组成,方中保和丸消食和胃,化瘀消积,加郁金、三七等药以加强化瘀通络作用。药理分析显示本方中山楂、三七、枸杞子等多种药物对胆固醇、甘油三酯有降低调节作用;动物实验表明,该方具有抗氧化,改善血管内皮功能,改善血流变,降低血脂,抗动脉粥样硬化等多种作用。经多年广泛临床应用观察,本方降低血脂,抗动脉粥样硬化作用确切,对部分单纯性肥胖,也有一定疗效,且作用温和,安全方便,适合长期坚持服用。

9. 滋阴柔筋息风汤

处方组成:制首乌 15 克,生白芍 15 克,川木瓜 15 克,双钩藤 20 克(后下),络石藤 15 克,豨莶草 30 克,桑枝 30 克,桂枝 10 克,生麦芽 30 克,海螵蛸 15 克,生甘草 10 克。

功用:舒筋活络,补益肝肾,祛风止痛。

主治:颈椎病,腰椎病及风湿引起之肢体麻木,震颤,无力,疼痛,手指僵硬,尤以上肢病变,疗效明显。

方解:本方最初系毛德西教授自一位老中医处传承得来,在临床运用中,不断完善,最终形成比较固定的配伍,已在临床中运用 40 余年。本方以舒筋活络药物为主,如络石藤、桑枝、桂枝等;它如补肝肾药物制首乌、木瓜等;祛风药物豨莶草、钩藤等;海螵蛸本为固涩药,此处有收涩过亢肝气作用;生甘草缓急和中,可缓解风动之势。本方看似平淡,治疗颈椎病引起的上肢麻木,无力,屈伸不利,常常数剂即可缓解症状,疗效确切。

10. 通络糖泰

处方组成:黄芪 30 克,当归 10 克,水蛭 6 克,川牛膝 15 克,玄参 15 克,赤芍 20 克,地骨皮 15 克,白芥子 10 克,蚕沙 10 克,冰片 1 克(冲),延胡索 10 克,黄连 10 克。

功用:益气活血,通络止痛。

主治:糖尿病周围神经病变所致之患肢麻木、疼痛、无力等症状,中医辨证属阴虚内热、痰瘀阻络证者。

方解:本方系以张发荣教授为牵头人的课题组研制的专门用于糖尿病周围神经病变治疗的专用方药。方中所标药物用量系作者作为汤剂常用剂量,经使用多年证明安全有效。方中黄芪配伍当归补气养血和血;延胡索、水蛭配伍牛膝活血通络、祛瘀止痛;玄参、地骨皮配伍黄连、赤芍清热解毒、凉血散瘀;白芥子、蚕沙配伍冰片辛散利气、化浊通络。本方经动物实验研究表明,具有降糖、降脂、减轻炎症反应,改善血流变,改善神经传导等多种作用。经长期大量临床病人验证,对糖尿病周围神经病变中医辨证属阴虚内热、痰瘀阻络证患者之患肢疼痛、麻木、无力诸症疗效显著。

11. 四参安心汤

处方组成:西洋参 10 克,丹参 15 克,玄参 10 克,苦参 10 克,麦冬 15 克,炒酸枣仁 15 克,生山楂 15 克,桂枝 6 克,炙甘草 6 克。

功用:益气养阴,活血通脉。

主治:病毒性心肌炎,中医辨证属气阴两虚,血脉瘀阻证者,临床主要表现为心悸不安,疲乏无力,舌红少苔,脉细数或结代。

方解:本方是张学文教授治疗病毒性心肌炎的常用经验方。张师认为病毒性心肌炎病至后期基本病机是毒热已减,余热未净,气阴两虚,血脉不畅。故以西洋参、炙甘草益心气,玄参、麦冬养心阴,丹参、山楂化瘀通脉,酸枣仁养心安神,苦参清热解毒且能纠正心律失常,桂枝振奋心阳。临床运用中尚可随症加减。胸闷明显加全瓜蒌,气短汗出加黄芪、五味子,胸痛甚者,加延胡索、三七。

12. 平痤汤

处方组成:黄芩 10 克,黄连 10 克,牛蒡子 10 克,玄参 30 克,桔梗 12 克,柴胡 10 克,板蓝根 30 克,僵蚕 10 克,薄荷 10 克,连翘 12 克,马勃 12 克,陈皮 10 克,升麻 10 克,赤芍 15 克,生薏苡仁 30 克,白芷 6 克,生甘草 10 克。

功用:清热解毒,祛风散结。

主治:热毒壅盛之面部痤疮。

方解:本方源自普济消毒饮,原治风热疫毒之邪,壅于上焦,发于头面之大头瘟,表现为头面红肿焮痛,目不能开,咽喉不利等,现代常用于治疗流行性腮腺炎、颜面丹毒等。张磊老师在临床运用中,发现其对面部痤疮疗效显著,遂在临床中不断探索,逐渐形成较为固定的药物配伍。笔者在临床中,曾见同科室老中医李柏龄教授也用该方治疗面部痤疮,实践证明疗效确切。张磊老师在临床运用中,除用普济消毒饮疏风散邪、清热解毒外,另加赤芍、生薏苡仁、白芷凉血祛风解毒,白芷兼有引经作用,治疗痤疮的作用进一步加强,故称之为平痤汤。

13. 三合汤

处方组成:黄芪 50 克,防己 20 克,当归 12 克,川芎 10 克,白芍 20 克,白术 15 克,茯苓 15 克,泽泻 30 克,苏叶 12 克,大腹皮 15 克,陈皮 10 克,木瓜 15 克,茯苓皮 30 克,冬瓜皮 30 克。

功用:疏肝健脾,理气祛湿。

主治:肝郁脾虚,气滞湿停之肢体浮肿。

方解:本方系李发枝教授治疗水肿的常用方,由防己黄芪汤、当归芍药散、鸡鸣散加茯苓皮、冬瓜皮化裁而成。本方所治水肿的基本病机是肝脾不和,肝气犯脾,脾失运化,水湿停滞,故以当归芍药散合防己黄芪汤调和肝脾,健脾利湿。水性趋下,故水肿多发生于下肢部位,加鸡鸣散行气祛湿,茯苓皮、冬瓜皮加强利水消肿的作用。据作者临床运用体会,本方对特发性水肿,以下肢肿胀较重者,静脉回流障碍性疾病,下肢浮肿明显者,如中风后偏瘫肢体活动后肿胀,作用比较明显。

14. 白酒红糖饮

处方组成:高度白酒、红糖。

功用:温经通络,行气止痛。

主治:寒凝气滞,瘀血阻络之痛经。

方解:本方系笔者跟随李发枝老师学习时,李老师所传经验方,对于寒凝血滞之痛经疗效确切。笔者临床曾经使用,起效迅速,作用显著。临床使用要点为,患者痛经多有经期受凉史,或经期腹部冷痛,或月经色黯有块,腹部剧痛,即可使用本方。使用方法为:取高度白酒约 2 两置碗中,点燃待火熄灭后,立即加红糖适量,开水适量溶解,待水温可以饮用时,趁热饮用,疼痛往往很快缓解。

15. 芍胡汤

处方组成:生白芍 30 克,醋延胡索 15 克,炮干姜 10 克,炒小茴香 10 克,制香附 10 克,五灵脂 10 克,生蒲黄 10 克,当归 12 克,炙甘草 15 克。

功用:理气化瘀,温经止痛。

主治:寒凝经脉,气滞血瘀之痛经。

方解:本方系张磊老师治疗痛经的经验方,笔者常常在临床中使用,患者常在使用本方 1~2 剂后,疼痛即可缓解,现常在临床中以颗粒剂作固定方使用。对于痛经病人常于经前 1~2 天开始服用,月经顺利排下后,停止服用。待下次月经前 1~2 天开始,照前次服用,如此经过数个月经周期后,疼痛即停止发作。笔者曾以本方治疗一归国人员,就诊时面色苍白,冷汗淋漓,几乎昏倒,经 2~3 个周期治疗,现已数年未曾发作。张师本方包含失笑散、芍甘汤加温经通络之干姜、小茴香,理气化瘀之香附、延胡索、当归,全方温经散寒,理气化瘀,缓急止痛,故于寒凝经脉、气滞血瘀之痛经疗效显著。

16. 参芪降糖方

处方组成:人参 15 克,黄芪 30 克,黄连 10 克,生地黄 30 克,女贞子 15 克,墨旱莲 15 克,知母 15 克,荔枝核 15 克。

功用:益气养阴,滋肾清热。

主治:消渴病(2 型糖尿病),以口渴多饮,消瘦乏力,小便频数为主要临床表现之气阴两虚、肾虚内热证患者。

方解:本方自毛德西教授处所得,方中所注剂量是笔者临床中常用药量。全方主要由三个小方加味组成,即参芪汤(出自《全国中成药处方集》)、黄连丸(出自《千金要方》)、二至丸(出自《医方集解》),另加知母、荔枝核。本方主要针对消渴病气阴两虚病机而设。方中人参、黄芪大补元气为君;生地黄、女贞子滋肾养阴为臣;黄连、知母、墨旱莲清热泻火为佐;荔枝核疏肝理气为使。本方临床运用时要注意黄连与生地黄的配伍比例,一般生地黄量要达到黄连剂量的三到五倍。本方对于初患糖尿病患者,单独运用配合饮食、运动锻炼,不但可迅速缓解口渴多饮、小便频数症状,而且降糖作用确切。对于久患糖尿病,血糖控制不佳,口渴多饮症状突出者,在应用西药同时,服用本方,可以更快缓解口渴等症状,且可帮助降低血糖。

17. 消斑汤

处方组成:柴胡 12 克,当归 12 克,白芍 15 克,生白术 15 克,茯苓 15 克,生地黄 15 克,牡丹皮 15 克,赤芍 15 克,制香附 10 克,白芷 10 克,木贼 15 克,薄荷 6 克(后下),炙甘草 6 克。

功用:疏肝理气,化瘀消斑。

主治:面部黄褐斑,中医辨证属肝气郁结,阴虚血瘀者,临床主要表现为两颧片状黄褐斑,伴见心烦急躁,胸胁胀痛,口干口苦,月经色黯有块等。

方解:本方系张磊老师治疗面部黄褐斑的经验方,方由逍遥散加生地黄、牡丹皮、赤芍、制香附、白芷、木贼等药组成,所载药物使用剂量是笔者学习使用后,临床中常用药量。张磊老师认为黄褐斑的主要病机为肝气郁结,阴虚血瘀,故以逍遥散疏肝解郁,生地黄、牡丹皮、赤芍、制香附、木贼理气活血,滋阴消斑;斑生于面部两颧,白芷入阳明经,有引经作用。另外方中甘草合赤芍为甘赤汤,是张磊老师常用对药,凉血散瘀作用显著;制香附合木贼疏肝理气、清热退斑,是张老专门用于黄褐斑治疗的药对,其中以木贼退斑作用显著,生品大剂量使用疗效更佳。

18. 加味黄芪赤风汤

处方组成:黄芪 60 克,赤芍 15 克,防风 10 克,升麻 10 克。

功用:益气升阳,祛风胜湿。

主治:气虚血瘀、湿热下注所致之痔疮下血、前列腺炎、生殖器疱疹等。

方解:黄芪赤风汤出自清代王清任《医林改错》,原方药物用量:生黄芪二两,赤芍一钱,防风一钱。功能益气助阳,活血行滞,祛风通络。用治瘫腿,诸疮诸病,或因病虚弱者。近年来本方临床运用多有发挥,据报道本方化裁可以治疗荨麻疹、三叉神经痛、慢性鼻炎等多种病症。李发枝老师依据本方具有补气升阳、凉血祛风作用,加味化裁后用治气虚血瘀、湿热下注诸类病证效果良好。若为痔疮下血者,加地榆炭、黑荆芥祛风胜湿、收涩止血;肛周脓肿加皂角刺、白芷、紫花地丁解毒排脓,利湿清热;前列腺炎伴尿频、尿急者,加白花蛇舌草、车前子、萆薢等解毒利湿清热;生殖器疱疹加苍术、黄柏、土茯苓、白花蛇舌草、生薏苡仁、车前子祛湿解毒。总之,凡辨证属气虚血瘀、湿热下注下焦者,以本方化裁治疗,多能取效。

19. 加味柴胡疏肝散

处方组成：柴胡 10 克，白芍 12 克，川芎 10 克，制香附 10 克，枳壳 12 克，郁金 12 克，制延胡索 10 克，丹参 15 克，生麦芽 15 克，炙甘草 6 克。

功用：疏肝解郁，活血止痛。

主治：肝气郁结、气滞血瘀所致之胁痛、胃痛、痛经、乳腺增生、失眠等病证。

方解：张学文教授擅治情志病，本方即是他用治情志病的常用方之一，方中所标用量是笔者临床中常用剂量。本方由《伤寒论》四逆散、张景岳柴胡疏肝散化裁而来，四逆散、柴胡疏肝散理气解郁作用较强，而活血化瘀作用稍弱，张学文教授认为肝气郁结易致血瘀，故在方中加用丹参、制延胡索、郁金等药物以加强活血化瘀作用，经临床应用证明疗效有了进一步提高，从而证明张学文教授关于气血的相关理论也是符合临床实际的。同时，张师认为肝气郁结容易影响其他脏腑出现相关病证，如肝气横逆乘脾犯胃而出现呃逆、胃痛；气郁化火，上炎扰心，出现不寐、心悸；肝郁气滞，痰凝血瘀，出现乳癖、瘰疬等，故以本方为基础，加减化裁可以治疗多种病证。如经期乳房胀痛，上有结块，可加浙贝母 6 克，夏枯草 30 克，生牡蛎 30 克，化痰软坚，散结通络；心烦不寐可加炒栀子 10 克，淡豆豉 10 克，清热除烦，解郁安神；肝郁乘脾，腹痛泄泻者，减丹参、延胡索、郁金，加炒白术 30 克，陈皮 10 克，防风 10 克，白芍改为炒用以健脾疏肝，缓急止痛。

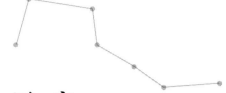

第四章 学 用 医 案

七位老师的临床经验具有很强实用性,临床指导作用极强。笔者学习后用于临床,疗效显著。现选取临床中部分病例以资说明,供同道参考。

1. 上呼吸道感染(感冒,阳虚外感、久病不愈案)

万某,男,71岁,2017年2月7日初诊。主诉:鼻塞流涕、咳嗽1月。1月前上呼吸道感染后出现鼻塞流涕、咳嗽、恶寒发热,在社区诊所治疗后发热症状消失,余未见好转。就诊时症见:鼻塞流涕,咳嗽,吐白痰,周身困沉疼痛,怠惰嗜卧,乏力甚,恶寒,四肢冷,纳眠差,多梦,二便正常,舌质淡黯,苔薄白,脉沉细无力。西医诊断:上呼吸道感染;中医诊断:感冒,辨证属阳虚外感。治以温阳益气,散寒止咳,方选再造散加减。药用:党参15克,黄芪15克,桂枝12克,淡附片5克,羌活12克,防风12克,川芎12克,白芍12克,细辛3克,苦杏仁10克,前胡10克,桔梗10克,生姜3片,大枣5枚,炙甘草12克。6剂,水煎服,日1剂,分两次温服。

2月13日复诊:服药后感冒痊愈,已无不适症状。

按:《素问·骨空论》说:"风者百病之始也……风从外入,令人振寒,汗出头痛,身重恶寒。"指出风邪为感冒之先导。该患者年老体弱,阳气虚弱,如李用粹《证治汇补·伤风章》讲:"有平昔元气虚弱,表疏腠松,略有不谨,即显风症者。此表里两因之虚症也。"阳气不足,卫外不固,易受风寒而引发感冒。鼻塞流涕、咳嗽、吐白痰、恶寒等均为风寒外感之表现;怠惰嗜卧,乏力甚,四肢冷,舌质淡黯,苔薄白,脉沉细无力为阳气虚弱之表现。方选再造散加减以温阳益气,散寒止咳。方中党参、黄芪、淡附片、桂枝、炙甘草温阳益气;细辛、羌活、川芎、防风散寒疏风,以解表逐邪;加白芍一味,既可敛阴,又可防诸温药太过耗气伤阴。前胡、桔梗、杏仁止咳化痰,宣降肺气;生姜、大枣合用益脾胃、调营卫。诸药合用共奏温阳益气,散寒止咳之效。

2. 上呼吸道感染(咳嗽,外寒内饮案)

金某,女,45岁,2017年11月28日初诊。主诉:反复咳嗽6年,再发半月。患者平素易感,6年前感冒后遗留咳嗽,痰多,吐白色泡沫痰,服药后稍缓解,遇冷、外感后易再发。半月前上呼吸道感染后再作,症状同前,服中药后现咳黄痰,质黏难咳,咳甚出现尿失禁,劳累后出现腰困不适,纳食、睡眠、二便如常,舌淡红,苔薄白,脉沉细。既往曾行子宫切除术,有腰椎病病史。西医诊断:上呼吸道感染;中医诊断:咳嗽,外寒内饮证。治以散寒蠲饮,方选小青龙汤加减。处方:桂枝12克,白芍12克,麻黄10克,干姜10克,细辛3克,清半夏9克,醋五味子10克,鱼腥草30克,黄芩10克,炒杏仁10克,桑白皮30克,浙贝母10克,炙甘草6克,熟地黄15克。

12月4日二诊:服药1周,病减五成,痰量减少,痰黄易咳,尿失禁、腰困不适未作,仍畏风,咽红,咽部干痛,纳食、睡眠、二便如常,舌黯红,苔薄黄,脉沉细。上方加石膏30克,黄芪15克,炒白术15克,防风10克。

按:小青龙汤用于伤寒表不解,心下有水气之外寒内饮证,其内饮临床表现可以是有形之痰,亦可以是单纯之咳嗽症状,本患者两者兼备,故属外寒内饮无疑,唯咳吐黄痰,为饮郁化热之象,故加鱼腥草、黄芩清热化痰;桑白皮、浙贝母泻肺化痰止咳。该患者咳嗽由外感遗留,病程已久,且伴小便失禁、腰困不适等肾虚症状,故加熟地黄滋补肝肾。一诊获效后,二诊时患者咽红,咽干痛,痰黄,畏风易感,故加生石膏以增强清泄肺热之力,加黄芪、炒白术、防风取玉屏风散之意以益气固表,标本兼顾。

3. 上呼吸道感染(咳嗽,脾肺气虚、外寒内饮案)

马某,女,49岁,2017年3月21日初诊。主诉:咳嗽1月。平素接触冷空气、刺激性气味易咳嗽,干咳无痰。1月前患上呼吸道感染后,咳嗽反复迁延不愈,干咳,遇冷发作,咳声低微,易汗出,畏寒甚,纳可,眠差,二便正常,舌质淡,苔薄黄,脉细弱。既往于他处服小青龙汤、三子养亲汤等收效甚微。西医诊断:上呼吸道感染;中医诊断:咳嗽,辨证为脾肺气虚,外寒内饮证。治以益气补肺,祛痰化饮,方选御寒汤加减。方药如下:黄芪30克,羌活6克,白芷6克,防风10克,升麻6克,苍术15克,党参15克,陈皮10克,清半夏10克,黄芩10克,黄连5克,款冬花10克,蝉蜕6克,炙甘草6克。

二诊患者诉咳嗽大减,遇寒冷空气发作较前明显减少,汗出、畏寒好转,纳眠佳,二便调,患者药后收效显著,病情好转,守方10剂善后,随访咳嗽症状消失。

按:感冒后咳嗽是临床常见病症,外感之后,肺气受损,正气未复,卫外功能下降,痰饮之邪留宿肺中。"邪之所凑,其气必虚",此时当扶正祛邪,健脾益肺,祛痰化饮。御寒汤源自李杲《兰室秘藏·眼耳鼻门》,由黄连、黄柏、羌活、佛耳草、款冬花、防风、白芷、升麻、人参、陈皮、苍术、黄芪等药物组成,主治"寒气风邪伤于皮毛,令鼻壅塞,咳嗽上喘之证"。李杲认为"寒气风邪伤于皮毛,令鼻壅塞,咳嗽上喘之证"的产生,实由脾胃气虚、肺卫不固所致,此也是感冒后咳嗽常见之病机所在,《医学入门》分析此方:"黄连、黄柏降火;羌活、黄芪、人参补肺;甘草、款冬花、佛耳草消痰;白芷、防风、升麻、苍术通寒气之壅塞。"方中重用黄芪,取其甘温纯阳以益元气、壮脾胃、益皮毛、实腠理;配伍党参、苍术、陈皮健脾益肺,理气燥湿以杜生痰之源;羌活、白芷、防风、升麻散上焦寒气之壅塞;款冬花温润肺气,止咳化痰;黄连、黄芩降肺之余热伏火;甘草调和诸药。共奏健脾益气、补肺固卫、祛风散寒、止咳化痰之效。

4. 上呼吸道感染(咳嗽,风热咳嗽案)

许某,女,30岁,2018年1月19日初诊。主诉:咳嗽5天。患者5天前出现咳嗽,干咳无痰,鼻塞,服川贝枇杷液、感冒灵、抗病毒口服液等药,病无减轻,现仍昼夜咳嗽,影响睡眠,纳食二便如常,舌质红,苔薄黄,脉弦细。西医诊断:上呼吸道感染;中医诊断:咳嗽,风热咳嗽型。治以清热宣肺,化痰止咳,方选桑菊饮加减。处方:桑叶10克,菊花12克,桔梗12克,苦杏仁10克,连翘10克,芦根30克,薄荷12克,金银花10克,炙甘草6克。3剂,日1剂,分两次温服。

2018年1月23日二诊:服桑菊饮颗粒剂3天,病情减轻五成,夜间咳嗽基本消失,白天呼吸冷空气、刺激性气体后,间断性咳嗽,程度较前明显减轻,咽部有异物感,饮食、睡眠、二便如常,舌质红,苔薄白,脉弦细。药已中病,守方继服,上方加牛蒡子10克、桔梗12克以宣肺利咽。处方:桑叶10克,菊花6克,苦杏仁10克,金银花10克,连翘10克,芦根30克,薄荷12克,桔梗12克,牛蒡子10克,炙甘草6克。3剂,日1剂,分两次温服。

按:本患者感冒后,主要临床表现为咳嗽,符合吴鞠通在《温病条辨》中关于太阴风温轻症"太阴风温,但咳,身不甚热,微渴"的症状,故治疗方选辛凉轻剂桑菊饮以疏风清热,宣肺止咳。因咳嗽已经5天,病人舌质红,苔薄黄,风温病邪已有化热之势,故加金银花、连翘以加强清热解毒之力。方药对证,服药3剂,病减五成。二诊时因药已中病,患者咽部有异物感,故守方加牛蒡子、桔梗以宣肺利咽。

5. 过敏性鼻炎(鼻窒,肺脾气虚、风寒犯肺案)

李某,男,47岁,2018年3月20日初诊。主诉:发作性鼻塞流涕3年。3年来发作性鼻塞、鼻痒、鼻流清涕,遇冷易发作或加重,无咳嗽,易汗出,动则大汗淋漓,盗汗,纳食可,睡眠差,早醒,二便正常,舌黯红,苔薄白,脉沉细。西医诊断:过敏性鼻炎;中医诊断:鼻窒,肺脾气虚,风寒犯肺证。治以补肺健脾,散寒固表,方选御寒汤加减。处方:羌活6克,白芷6克,防风6克,升麻6克,黄芪15克,炒苍术12克,党参10克,陈皮10克,清半夏10克,黄芩6克,黄连6克,炒白术12克,补骨脂15克,炙甘草6克。15剂,颗粒剂,日1剂,水冲服。

二诊时患者诉病减九成,鼻塞、流涕几近消失,仍易汗出,纳食、睡眠、二便如常,舌脉同前,守原方加麻黄根10克,15剂,水冲服。半月后电话随访,患者诉诸症皆消。

按: 御寒汤出自李东垣《兰室秘藏·眼耳鼻门》原治"寒气风邪伤于皮毛,令鼻壅塞,咳嗽上喘之证"。我院名医李发枝教授喜用御寒汤治疗过敏性鼻炎,中医辨证属肺脾气虚,风寒犯肺之证。邪伤于表,卫阳之气郁而不伸,导致肺气不能宣通则出现鼻塞。该患者鼻塞,流涕,遇冷加重,汗出,脾肺气虚之征明显,治当补肺健脾,散寒固表,方选御寒汤加减。方中黄芪、人参补脾肺之气;苍术、陈皮、清半夏燥湿运脾,理气化痰;防风、白芷、羌活、升麻祛风散寒,宣通鼻窍;黄连、黄芩微清里热,加炒白术增强健脾补气之功,补骨脂补肾助肺,炙甘草补脾润肺,调和诸药。方药对证,故收显效,二诊时患者诸症大减,药已中病,仍易汗出,故守方加麻黄根敛汗固表。

6. 风湿性关节炎(发热,清阳不升、阴火内生案)

张某,女,36岁,2017年12月4日以发热、头痛1年为主诉就诊。患者2年前因发热,血沉增快,C反应蛋白增高,在我处服中药,病情完全控制。1年前不明原因出现头痛,后枕部僵硬沉困,伴发热,周身关节、肌肉疼痛,微恶风,血沉增快(47mm/h),在外院诊为风湿性关节炎,服解热镇痛药后周身关节、肌肉疼痛减轻,发热,头痛时有发作,在我处先后服用柴胡达原饮、柴胡桂枝汤效不显。刻下症见:面色晦黯,精神一般,发热,头痛,纳眠差,大便干结,舌黯红,苔黄厚腻,脉沉细。治疗转为补气升阳,健脾化湿,予东垣升阳益胃汤,药物如下:黄芪15克,党参12克,茯苓12克,炒白术12克,陈皮10克,清半夏10克,黄连10克,白芍12克,泽泻12克,柴胡10克,羌活10克,独活10克,防风10克,炙甘草6克。15剂,水煎服,日1剂。

服药后近20日患者发热3~4次,最高体温37.3℃,可自行退热,血沉降为25mm/h,头痛未作,颈项稍硬,口微苦,纳稍差,大便正常,舌黯红,苔黄厚,脉沉细。药已中病,守方续服15剂。

按: 脾胃者水谷之海也,气机升降之枢机,劳倦伤脾,运化失司,清气不升,湿浊下流,阴火内生则发热,头痛,恶风,纳差,故治疗当补中气,升清阳,祛湿浊。东垣升阳益胃汤上述功能悉具,故一诊即获显效,再次证明东垣所谓阴火言而有据,亦表明中医辨证准确之重要。

7. 冠心病、心律失常(心悸,气阴两虚、心脉失养案)

李某,女,77岁,2015年4月1日入院。患者1周前晨起突发眩晕,视物旋转,伴恶心呕吐、心悸、胸闷、气短,遂急送至市某医院诊治,经检查诊为脑供血不足,频发房性期前收缩,住院经改善脑循环、营养神经等治疗6天后眩晕好转,但心悸、胸闷、气短无缓解,既往有冠心病病史,平素劳累则易诱发。患者要求服用中药治疗,遂转来入院,入院时见:形体消瘦,面色不华,时感心悸,舌质淡红,苔薄白,脉代,时一止。西医诊断:冠心病,心律失常;中医诊断:心悸,辨证属气阴两虚,心脉失养。治以益气养阴,通阳复脉,方选炙甘草汤加减。方药组成:党参30克,桂枝10克,干姜10克,麦冬15克,生地黄30克,醋龟甲12克,火麻仁30克,丹参30克,玄参15克,甘松15克,瓜蒌30克,薤白12克,五味子10克,炙甘草10克,大枣10枚。6剂,水煎服,每日1剂,分2次温服。

药后患者诸症好转,继用5天后,脉象平和,无结代,随访至今,未再复发。

按: 心悸病名首见于《伤寒论》和《金匮要略》,称之为"心动悸""心下悸""心中悸""惊悸"等。《伤寒论》第177条:"伤寒脉结代,心动悸,炙甘草汤主之",《金匮要略·血痹虚劳病脉证并治》附有:"《千金翼》炙甘草汤,治虚劳不足,汗出而闷,脉结悸",认为炙甘草汤是治疗因虚劳所致心悸的良方。本患者年老体弱,劳倦太过,气血生化乏源,脏腑功能失调,致心脉失养,发为心悸。选用炙甘草汤化裁治之,在原方基础上加瓜蒌、薤白散结通阳,丹参养血活血,龟甲养血补心,玄参养阴生津,甘松温中行气,其也是毛德西教授常用药物,有纠正心律失常作用。诸药相伍,共奏益气养阴、通阳复脉之功,临证应用,确收良效。

8. 睡眠障碍(不寐,胃热内蕴、上扰心神案)

梁某,男,21岁,2017年2月9日初诊。主诉:呓语、多梦5年。平素喜食辛辣,5年前无明显诱因出现呓语、多梦,睡则噩梦、磨牙,易醒,手足乱动,睡眠质量差,心烦,头昏沉,纳食、二便可,舌红,苔黄,脉弦滑。西医诊断:睡眠障碍;中医诊断:不寐,辨证属胃热内蕴,上扰心神。治宜清胃泻火,凉血安神,方选清胃散加减,药用:生石膏30克,当归12克,生地黄15克,牡丹皮15克,黄连10克,赤芍10克,知母12克,升麻10克,防风10克,炙甘草10克。7剂,水煎服,日 1 剂,分两次温服。

二诊服药后呓语减少,多梦好转,磨牙、易醒减少,睡眠质量较前好转,心烦、头昏沉症状消失,仍手足乱动,舌红,苔薄黄,脉弦细。守上方继服 15 剂,煎服法同前。

三诊易醒、多梦诸症基本消失,为巩固疗效,续服原方 6 剂,随访 3 个月未复发。

按:《类证治裁·不寐》中曰:"阳气自动而之静,则寐;阴气自静而之动,则寤;不寐者,病在阳不交阴也。"指出不寐病理变化总属阳盛阴衰,阴阳失交。该患者平素喜食辛辣,酿生内热,胃火内蕴,阳盛不得入阴,邪火扰动心神,神不安宅,张景岳云:"神安则寐,神不安则不寐"。多梦、磨牙、心烦、舌红、苔黄、脉弦滑,均属胃热内蕴之征。方选清胃散加减以清胃泻火,凉血安神。方中生石膏、黄连、知母以清胃中积热;生地黄、牡丹皮、赤芍清热滋阴凉血;当归养血和血;升麻、防风升散透发,可宣达郁遏之伏火;炙甘草调和诸药。全方共奏清胃泻火,凉血安神之效。

9. 失眠(不寐,胃失和降、阴虚内热案)

杨某,女,60 岁,2017 年 11 月 4 日初诊。主诉:失眠 1 月。1 月前无明显诱因出现失眠,眠浅易醒,入睡尚可,每晚可睡 4~5 小时,早醒,醒后难再入睡,时有胃脘胀满、泛酸、口干,饮水不解,纳食、二便可,舌质红,少苔,脉弦细。西医诊断:失眠;中医诊断:不寐,胃失和降,阴虚内热。治以和胃降逆,滋阴清热,方选黄连温胆汤加减。处方:黄连 10 克,陈皮 12 克,茯神 15 克,枳实 15 克,竹茹 15 克,石菖蒲 15 克,首乌藤 15 克,龙骨 30 克,牡蛎 30 克,白术 15 克,半夏 10 克,黄芩 10 克,白芍 15 克,生地黄 15 克,炙甘草 6 克。7 剂,水煎服,日 1 剂,分两次温服。

2017 年 12 月 19 日二诊:服药 1 周后,睡眠改善,可睡 5~6 小时,睡眠质量尚好,口苦、腹胀减轻,现仍感口干,易醒,天亮时脐周不适,纳食可,二便正常,舌淡红,苔薄白,脉弦细滑。继守上方加大炙甘草用量至 15 克,15 剂,水煎服,日 1 剂,分两次温服。

按:胃不和则卧不安,故本患治疗主要以黄连温胆汤和胃降逆,但伴口干,舌红,少苔,脉弦细,另具阴虚内热之机,故加黄芩、白芍、生地黄与黄连合用仿黄连阿胶汤之意以养阴清热。二诊获效后仍口干,脐周不适,加大炙甘草用量与白芍合用取芍药甘草汤之意以酸甘化阴,兼取缓急止痛之效。

10. 癫痫自动症（痫证,肝胆郁热、痰蒙清窍案）

李某,男,32岁,以"发作性意识丧失15年"为主诉,于2017年10月29日就诊。患者系早产儿,产程长,出生时不哭。15年前无明显诱因出现发作性意识丧失,两目上视,哑嘴,双手摸索,持续约30秒,无肢体抽搐、口吐涎沫、口中发声。多处求医诊治,服用中西医药物,病情控制不佳,现每月发作数次,服用丙戊酸钠片每日2~3片。纳眠差,大便溏,舌黯红,苔白干,脉弦细。西医诊断:癫痫自动症;中医诊断:痫证,肝胆郁热,痰蒙清窍。治以疏肝化痰,息风开窍,方由柴胡加龙骨牡蛎汤加减。药用:柴胡10克,黄芩10克,清半夏10克,桂枝12克,龙骨30克,牡蛎30克,茯苓30克,煅珍珠母30克,党参15克,天麻10克,炒僵蚕10克,炙甘草12克。15剂,水煎服,日1剂,早晚分服。另给予丙戊酸钠片、痫愈胶囊口服。

2017年11月14日二诊:半月来发作次数明显减少,共发作1次,表现为双手摸索、双目直视、哑嘴流涎,纳食差,舌质红,少苔,脉弦细。守上方继续服用15剂。

2017年11月28日三诊:近半月发作1次,眨眼,噘嘴,意识丧失,持物不掉,无流涎,纳食可,多梦,二便如常,舌质红,苔薄白,脉沉细。以后每半月规律来诊一次,主方选用柴胡加龙骨牡蛎汤随症化裁,2月后癫痫发作完全停止,现已近3月无发作。

按:柴胡加龙骨牡蛎汤出自《伤寒论》第107条,原治"伤寒八九日,下之,胸满烦惊,小便不利,谵语,一身尽重,不可转侧者,柴胡加龙骨牡蛎汤主之。"徐灵胎在《伤寒论类方》中点评:"此方能下肝胆之惊痰,以之治癫痫必效。"《餐英馆疗治杂话》中也说:"此方用于痫症及癫狂,屡屡得效。"跟师期间亦见多位老师以之加味化裁治疗多种类型的癫痫,尤其对失神发作效果较好。笔者在临床运用时,去铅丹、大黄,另加珍珠母、天麻、僵蚕,平肝息风作用不减,且无不良反应,更利于患者坚持治疗。

11. 慢性浅表性胃炎（痞满,胃气不和案）

杨某,男,49岁,2017年10月24日初诊。主诉:脘腹胀满1月余。1月前无明显诱因出现胃脘胀满,口苦泛酸,站立位减轻,食后更甚,曾在当地医院就诊,查胃镜提示:浅表性胃炎,服用中西药物,症状无缓解。就诊时感脘腹胀满,食欲尚可,睡眠二便如常,舌黯红,苔黄厚干,脉沉细。西医诊断:慢性浅表性胃炎;中医诊断:痞满,胃气不和。治以和胃降逆,消胀除满,方选黄连温胆汤合保和丸加减。处方:黄连6克,半夏10克,陈皮15克,茯苓12克,枳实10克,竹茹15克,连翘10克,太子参12克,鸡内金15克,炒麦芽15克,厚朴10克,槟榔15克,焦山楂15克,炒神曲15克,炒莱菔子30克,炙甘草6克。7剂,水煎服,日1剂,分两次温服。

2017年11月4日二诊:服药1周,病减五成,脘腹胀满消失,仍时泛酸口苦,感两胁部胀满不适,纳食、睡眠、二便如常,舌黯红,苔黄厚干,脉沉细。处方:焦山楂15克,炒神曲15克,炒莱菔子30克,陈皮15克,茯苓12克,半夏10克,连翘10克,鸡内金15克,炒麦芽15克,黄连6克,枳实10克,竹茹10克,厚朴12克,槟榔30克,延胡索10克,制香附10克。7剂,水煎服,日1剂,分两次温服。

2017年12月9日三诊:左季胁部疼痛不适,攻冲作痛,位置不定,疼痛不甚,可以忍受,坐位较重,活动行走减轻,晨起口苦,口有异味,胃脘烧灼,晨起欲吐,大便秘结,纳眠如常,舌黯红,苔黄厚,脉弦细滑。处方:柴胡10克,炒枳壳12克,白芍12克,陈皮12克,半夏10克,茯苓12克,白术12克,当归10克,川芎10克,制延胡索10克,制香附10克,麦芽15克,厚朴12克,槟榔30克,炙甘草6克。7剂,水煎服,日1剂,分两次温服。

2017年12月19日四诊:服药后病减七成,左季胁部隐痛偶作,胃脘部时感烧灼,口有异味,恶心欲吐,大便秘结,均大为减轻,舌黯红,苔黄,脉弦细。处方:柴胡10克,炒枳壳12克,白芍12克,陈皮12克,半夏10克,茯苓12克,白术12克,当归10克,川芎10克,制香附10克,厚朴12克,黄连10克,吴茱萸5克,炒决明子15克,炙甘草6克。15剂,水煎服,日1剂,巩固疗效。

按:痞满的主要发病机制为中焦气机不利,脾胃升降失职,病位在胃,与肝脾的关系密切,正如《伤寒论》云:"胃中不和,心下痞硬,干噫食臭""谷不化,腹中雷鸣,心下痞硬而满"。治疗总以调理脾胃升降、行气消痞除满为大法,本患初诊诊断明确,方选黄连温胆汤合保和丸加减,方中黄连清热和胃,开心下之痞,半夏降逆和胃消满,配合陈皮、枳实、竹茹等以行气化湿和胃,辅以保和丸消食除胀,加以延胡索、制香附、槟榔以疏肝行气止痛,服药后疗效显著。三诊转治胁痛,《景岳全书·胁痛》指出:"以饮食劳倦而致胁痛者,此脾胃之所传也。"脾胃升降失常,气机阻滞,影响肝胆,失于疏泄,肝气郁结,肝失条达,发为胁痛。治以疏肝理气,方选柴胡疏肝散加减。方中柴胡、枳壳、香附、陈皮、延胡索疏肝理气,解郁止痛;白芍、甘草养血柔肝,缓急止痛;川芎、当归活血行气止痛;加以白术、茯苓、半夏、厚朴、槟榔等以健脾行气,化湿和胃,总体法随证转,方药对证,疗效显著。

12. 肠易激综合征（泄泻，脾肾阳虚案）

刘某，男，58岁，2017年3月6日入院。主诉：头晕半月，加重伴腹泻1周。半月前患者无明显诱因出现头晕，伴视物旋转，恶心欲吐，于当地医院住院治疗，效果欠佳。1周前患者无明显诱因出现腹痛、腹泻，口服诺氟沙星胶囊等药，效果不佳。在当地医院住院期间查"肾脏损伤标志物""尿微量蛋白"高于正常，患者惧怕病情进展至尿毒症，遂来我院就诊，以"眩晕"为诊断收住我科。入院症见：神志清，精神差，情绪焦虑，头晕，视物旋转，不能站立，伴有视物模糊，腰疼，畏寒，腹胀，腹泻，每天7~8次，糊样便，量少，大便急迫，泻后痛减，纳眠差，舌质黯红，苔黄腻，脉沉细。既往糖尿病、高血压病史20余年。西医诊断：良性发作性位置性眩晕，肠易激综合征；中医诊断：眩晕，泄泻。治疗西医予控制血压、血糖，改善循环，镇静定眩。中医因患者泄泻频作，腹痛纳差，并且患者对此非常恐惧，故首先治疗腹泻，结合舌脉，辨证属脾肾阳虚，治以健脾温肾，化湿止泻，方选参苓白术散合附子理中汤加减。药用：党参30克，茯苓30克，炒白术30克，炒山药30克，炒白扁豆30克，炒薏苡仁30克，砂仁10克，桔梗10克，莲子10克，干姜10克，淡附片6克，黄连10克，陈皮12克，炒枳壳12克，煨木香6克，炙甘草10克。4剂，水煎服，日1剂。服药第2日泄泻时腹痛减轻，泄下次数减少，第3日腹泻已止，微感腹胀，第4日症状基本消失。

按：本患腹痛，腹胀，大便频数，便质稀薄，便意急迫，伴见腰痛，畏寒，脉沉细，故属中医泄泻病之脾肾阳虚证。《景岳全书·泄泻》云"泄泻之本，无不由脾胃"；《证治汇补·消渴》云："五脏之精华，悉运乎脾，脾旺则心肾相交，脾健而津液自化，故参苓白术散为收功神药也。"肾阳乃五脏阳气之本，肾阳充盛，脾阳得肾阳之温运，则运化正常。故以参苓白术散健脾利湿，附子理中加干姜以温肾健脾，加陈皮、木香、枳壳以理气消胀，患者舌质黯红，舌苔黄腻，故加黄连以燥湿清热。全方主次分明，诸症兼顾，方药对证，故获效迅速。

13. 慢性结肠炎（泄泻，脾气虚弱、兼以脾肾阳虚案）

金某，女，71岁，2017年4月6日初诊。主诉：腹泻2年。每天腹泻5~6次，水样便，晨起腹中冷痛，便意急迫，便后痛消，食用生冷易发作，口苦时作，平素畏冷，身懒体倦，纳食少，睡眠差，舌黯红，苔白润，脉弦细滑。曾在外院诊为慢性结肠炎，服中西药物，病情仍反复发作。西医诊断：慢性结肠炎；中医诊断：泄泻，辨证属脾气虚弱，兼以脾肾阳虚。治当补脾益气，温中暖肾。方选参苓白术散、附子理中汤合四神丸加减治疗。方药如下：党参15克，茯苓30克，炒白术30克，炒白扁豆30克，炒薏苡仁30克，砂仁5克，桔梗10克，莲子12克，黄连 10 克,干姜 12 克,制附子 5 克,防风 10 克,五味子 10 克,补骨脂 30 克,吴茱萸 5 克,肉豆蔻 5 克,炙甘草 15 克。7 剂,水煎服,日 1 剂,分两次温服。

二诊自诉病减七成,腹泻明显减轻,日 2~3 次大便,大便成形,腹痛基本消失。偶食生冷油腻之品可有腹痛、腹泻,口苦消失,舌黯红,苔薄白,脉弦滑。守方继服 7 剂。

三诊腹泻、腹痛症状未再发作。

按:本案属中医"泄泻"范畴,其辨证之关键为"水样便,便次频数,食生冷易作",虽有便时腹痛、便后痛消的肝脾不和表现,但肝脾不和并非为本案主要病机,而便次频数,便质稀薄,饮食不当易作等脾胃虚弱表现为本病的主要症状。患者年老体衰,肾气不足,命门火衰,不能温煦脾阳,后天气血生化乏源,肾阳虚衰不能温煦脾阳,过食生冷或外感寒湿邪气后,使脾阳更伤,脾气虚弱,飧泻日久,后天水谷精气无以补养先天,脾阳受损日久伤及肾阳,脾阳衰微,不能收纳水谷,运化水湿,分清降浊之能失司,故见频发稀便,腹中冷痛,畏寒,倦怠乏力,舌脉亦为佐证。参苓白术散出自宋代《太平惠民和剂局方》,为治疗脾虚湿盛泄泻的经典名方,由四君子汤加白扁豆、山药、缩砂仁、桔梗、莲子、薏苡仁、大枣组成。四神丸出自明代医家薛己的《内科摘要》,为治疗肾泻的经典方剂,由肉豆蔻、补骨脂、五味子、吴茱萸四药组成。附子理中汤方出于《三因极一病证方论》卷二,由附子、人参、干姜、甘草、白术各等分,组方本意源出理中汤方,其意纯阳之药,迅扫独阴,以回复脾肾之阳,乃得收功再造。老年人的虚证泄泻不能单从脾胃或肾阳论治,脾气脾阳肾阳虚损的病机变化常互为因果,胶着共存,辨治需相互兼顾,故本案中将益气健脾、渗湿止泻的参苓白术散与温补脾阳的附子理中汤、温肾涩肠止泻的四神丸合用,则脾得肾之助而健运如常,肾无脾之累而温煦如故,其效益增。

14. 偏头痛(头痛,肝经风热案)

郭某,男,58 岁,2017 年 11 月 16 日初诊。主诉:发作性头痛 30 余年。30 年来发作性两颞部搏动样疼痛,不可耐受,痛甚恶心呕吐,曾服氨基比林咖啡因片每日 1 次,每次 2 片,头痛可控,吹冷风及冷水塌敷后稍适,平素性格急躁易怒,纳食、睡眠、二便如常,舌黯红,苔薄黄,脉弦滑。西医诊断:偏头痛;中医诊断:头痛,肝经风热证。治以清利头目,疏风泄热,方选谷青汤加减。处方:谷精草 10 克,菊花 12 克,桑叶 10 克,蝉蜕 10 克,薄荷 12 克,黄芩 10 克,川芎 12 克,天麻 12 克,木贼 10 克,蔓荆子 10 克。7 剂,水煎服,日 1 剂,分两次温服。

2017 年 12 月 18 日二诊:服药期间头痛未作,氨基比林咖啡因片减为间断服用,约 3 天服用 1 次,纳眠可,大便稍干,小便正常,舌黯红,苔黄厚干,脉弦细。继守原方加决明子 15 克,15 剂,水煎服,日 1 剂,分两次温服。

按:《临证指南医案·头痛》按:"头为诸阳之会,与厥阴肝脉会于巅,诸阴寒邪不能上逆,为阳气窒塞,浊邪得以上据,厥阴风火乃能逆上作痛,故头痛一证,皆由清阳不升,风火乘虚上入所致。"本患者头痛吹冷风、冷水塌敷后稍适,平素性格急躁易怒,舌黯红,苔薄黄,脉弦滑,诸症均支持肝经风热为患,故服谷青汤一诊即效。二诊时考虑一诊药证相合,故守方加减。因患者大便干,舌黯红,苔黄厚干,故加决明子泄热通便,清利头目,病机切合,疗效颇佳。

15. 偏头痛(头痛,清阳不升、卫外不固案)

徐某,男,12 岁,2018 年 1 月 6 日初诊。主诉:头痛 1 月。患者外祖母、母亲有偏头痛病史,其头痛呈发作性,位于前额及头顶,搏动样痛,轻时可忍受,甚则恶心欲吐,晨起时明显,午后减轻,遇风受寒时易发或加重,纳食、睡眠、二便如常,舌淡红,苔薄白,脉弦细。西医诊断:偏头痛;中医诊断:头痛病。具体证型依据患者遇寒易发或加重,初辨为风寒头痛,予川芎茶调散加减化裁,服药后头痛程度较前减轻,发作次数减少,但仍有发作,后又先后改用散偏汤、谷青汤等治疗,头痛有所减轻,但均未完全控制。再诊时详细询问病情,患者补诉头痛卧位减轻,直立易作,平素易感,考虑头痛与清阳不升、卫外不固有关,治疗改为补气升阳,祛风固表,予升阳益胃汤加味,方药如下:黄芪 15 克,党参 12 克,茯苓 12 克,炒白术 12 克,陈皮 10 克,清半夏 10 克,黄连 10 克,白芍 10 克,泽泻 12 克,柴胡 10 克,羌活 6 克,独活 6 克,防风 6 克,白芷 10 克,蔓荆子 10 克,炙甘草 6 克。7 剂,日 1 剂,分两次服。

2018 年 2 月 27 日再诊,诉头痛 3 周未作,亦未再外感。药已中病,守方继服 7 剂,巩固疗效。

按:本患者西医诊断依据家族史、临床表现,偏头痛诊断比较明确。中医证型诊断,初诊依据患者遇寒易发或加重,辨为风寒头痛,但患者服用川芎茶调散加味汤剂后,头痛虽有所减轻,但仍时有发作,说明辨证、处方不够准确。后又数易处方,疗效均不太理想,提示审证时未抓住根本病机。直至患者补诉头痛卧位减轻,直立易作,平素易感,始想到系由清阳不升、卫外不固所致。本证型与风寒头痛虽都有遇寒发作或加重的特点,但头痛卧位减轻,直立易作,畏寒易感,却是清阳不升、卫外不固证的主要症状,本证型的病机为清阳不升,清窍失养,卫外不固,寒邪留滞。故治疗当补中气,升清阳,祛寒邪,实腠理,方选升阳益胃汤切合病机,加白芷、蔓荆子是考虑患者头痛位于前额、颠顶,二药分别入阳明、厥阴二经,祛风通络,兼有引经作用。因辨证准确,方药对证,故一诊疗效即与前方迥异。本病案再次提示加强问诊技巧培养,提高问诊水平,在中医诊疗中具有十分重要的作用。

16. 后循环缺血(眩晕,痰浊中阻案)

辛某,男,51岁,以发作性头晕1周为主诉,于2017年11月7日入院。1周前患者无明显诱因出现头晕,呈阵发性,伴周身乏力,视物模糊,颈项僵硬,偶有复视,无视物旋转、恶心呕吐、头痛、意识及肢体活动障碍,未予治疗。上述症状逐渐加重,遂来我院,门诊以眩晕为诊断收入。入院时:时发头晕,周身乏力,视物模糊,偶有复视,形体肥胖,颈项僵硬,口干、口渴,纳食一般,多寐,小便频数,1小时1次,大便溏,舌质淡,苔白厚腻,脉弦滑,餐后2小时血糖14.6mmol/L。既往有糖尿病、高血压病史。西医诊断:后循环缺血,2型糖尿病;中医诊断:眩晕,痰浊中阻证;消渴。中医治以健脾燥湿,通阳化气为大法,方用温胆汤合五苓散加减。药用:陈皮12克,清半夏12克,茯苓30克,炒白术20克,桂枝12克,泽泻20克,炒枳壳12克,竹茹10克,葛根30克,山药30克,炒苍术15克,草果15克,全蝎10克,烫水蛭10克,地龙30克,炙甘草10克。4剂,水煎服,日1剂。

患者诉服药第4天时头晕已止,口干、口渴之症大减,小便次数较前明显减少,唯大便仍不成形。嘱原方加干姜10克、大腹皮20克,7剂,水煎服,日1剂。共治疗12天,症状全消出院。

按:传统认为消渴病乃阴虚为本,燥热为标,我院名医吕靖忠认为:消渴早期脾胃湿热多见,证之临床,信而有据。本患形体肥胖,形盛气虚,口干渴,小便频数,舌苔厚腻,脾胃湿热症状典型。脾失健运,水湿内停,津液不得输布可见口干、口渴,小便频数,大便溏薄。《内经》云:"清阳出上窍,浊阴出下窍",周身阳气被痰湿所阻,通行不利,脑窍得不到清阳精微物质的充养故头晕;湿性黏滞,湿邪阻滞气机可见乏力;舌质淡,苔白厚腻,脉弦滑,皆痰湿阻滞,气机不利之象。《金匮》言:"病痰饮者,当以温药和之""心下有支饮,其人苦冒眩,泽泻汤主之""心下有痰饮,胸胁支满,目眩,苓桂术甘汤主之";《伤寒论》亦言:"太阳病,发汗后,大汗出……若脉浮,小便不利,微热消渴者,五苓散主之";而后世叶桂曾言:"通阳不在温,而在利小便",此言一发正合五苓散之要旨,故本案选用温胆汤合五苓散加减,以奏健脾和胃、通阳化气、燥湿化痰之效,痰湿得化,阳气得通,津液得以正常输布,正所谓"大气一转,其气乃散"。病证相应,取效甚速。患者初次服药后大便仍溏,再方时加用干姜、大腹皮,意在增强温阳健脾、行气利水之功。至于方中加入全蝎、水蛭、地龙之属,意在痰湿阻滞日久多兼瘀血,故少佐活血、化瘀、通络之品,以助血行。

17. 良性发作性位置性眩晕(眩晕,痰热内扰案)

李某,女,46岁,以眩晕20天为主诉于2017年6月13日就诊。20天前患者无明显诱因出现眩晕,视物旋转,恶心呕吐,右侧卧位眩晕症状减轻,四处就医,疗效不佳,现头懵不清,时发眩晕,视物旋转,恶心欲吐,左耳轰鸣,头困口苦,多寐,纳眠差,二便调,舌淡红,苔白腻,脉弦滑。既往有脑出血病史。西医诊断:良性发作性位置性眩晕;中医诊断:眩晕,痰热内扰证。治以清热化痰,和胃定眩,方由黄连温胆汤加味化裁。处方:黄连10克、陈皮15克、清半夏10克、茯苓30克、炒白术30克、泽泻30克、麸炒枳实15克、竹茹15克、石菖蒲15克、郁金15克、天麻15克、炒僵蚕15克、炒蔓荆子15克、荷叶30克、胆南星10克、煅磁石30克、炙甘草10克。7剂,水煎服,日1剂,早晚分服。

6月20日二诊:头晕症状减轻,多寐消失,恶心、口苦明显好转,仍胃脘痞满,左耳轰鸣,甚则感头晕不清,纳食可,二便调,舌淡黯,苔白厚腻,脉沉细。药已中病,守方继进7剂收功。

按:本患者以"头晕、视物旋转"为主诉就诊,故属中医眩晕病范畴,伴恶心欲吐、头困、头沉,显系痰浊为患,口苦,脉弦滑,痰已化热,上扰心犯脑,故耳鸣而眠差。治当清热化痰,和胃定眩,故以黄连温胆汤加味化裁,另加石菖蒲、郁金、蔓荆子、荷叶、胆南星是为加强化痰开窍、祛湿升清之功,加磁石以补肾息鸣,镇静安神,药证相合,故收显效。

18. 后循环缺血(眩晕,清阳不升案)

鲍某,男,81岁,初诊日期2017年6月8日,主诉:头晕10余天。10余天前患者无明显诱因出现头晕,伴有头懵,如戴帽感,无视物旋转,无耳鸣、听力下降,无颈项强酸、双手麻木等,平卧减轻,劳累后加重,伴胸部隐痛,胸闷,饮食、睡眠、二便如常,舌黯红,苔黄腻,脉细滑。辅助检查:彩超提示左侧颈内动脉闭塞。西医诊断:后循环缺血;中医诊断:眩晕病,清气不升证。治疗予升阳益胃汤化裁,以补气升阳,具体药物:黄芪30克、党参30克、茯苓15克、炒白术30克、炒白芍15克、黄连10克、陈皮15克、清半夏10克、泽泻15克、柴胡12克、羌活10克、独活10克、防风10克、升麻10克、葛根30克、炙甘草15克、生姜3片、大枣5枚。7剂,每日1剂,水煎服,分早晚2次服用。

2017年6月15日二诊:患者服药后,头晕明显减轻,周身有力,精神佳,饮食、睡眠正常,二便调,舌黯红,苔薄黄,脉弦细滑。继续给予上方,7剂,煎服法同前。

2017年6月22日三诊：患者头晕基本消失，诉记忆力稍差，余未诉不适。舌黯红，苔薄黄腻，脉弦细滑。在原方的基础上加用补骨脂30克，余同前，7剂，水煎服。

按：《灵枢·口问》篇云"上气不足，脑为之不满，耳为之苦鸣，头为之苦倾，目为之眩。"本患头晕，头懵如戴帽感，平卧减轻，劳累加重，显系中气虚弱，清阳不升，湿浊上蒙为患，故予升阳益胃汤补气升阳，祛风除湿，加葛根、升麻是为增强升举清阳之力，方药对证，故二诊后眩晕即基本消失。三诊时因患者诉记忆力差，脑为髓海，为肾所主，故加补骨脂以补肾健脑。

19. 高血压（眩晕，肝阳上亢案）

朱某，男，40岁，2017年9月23日初诊。主诉：发作性头晕、头痛半年。患者平素性格急躁易怒，近半年来出现发作性头晕、头痛，恼怒劳累时易作，测血压波动较大，最高达180/120mmHg，服替米沙坦片控制，血压仍波动较大，服药则血压过低，替米沙坦片20mg，隔日1次，刚服药后，血压尚可，一天以后血压仍高，并感周身乏力，时发心前区不适，耳鸣，口苦，眠差，纳食、二便正常，舌黯红，苔黄干，脉弦滑。西医诊断：高血压病；中医诊断：眩晕病，肝阳上亢证。治以平肝潜阳，息风止痛，方选天麻钩藤饮加减。药用：天麻10克，钩藤30克，煅石决明30克，煅珍珠母30克，龙骨30克，牡蛎30克，焦栀子10克，杜仲15克，黄芩10克，桑寄生15克，牛膝15克，首乌藤15克，益母草15克，茯神15克，瓜蒌15克。15剂，水煎服，日1剂，分两次温服。

2017年10月16日二诊：服汤药，停服降压药物，血压仍正常，劳累后血压偶有升高，伴头晕，头重脚轻，纳食差，睡眠正常，大便溏薄，舌黯红，苔黄厚干，脉弦细滑。原方继服，日1剂，分两次温服。

2017年11月16日三诊：中药每日1次，或有漏服，服药期间血压控制良好，测血压多在120/80mmHg，现已停西药10天，偶有耳鸣，饮食、睡眠正常，大便溏薄，日1次，舌黯红，苔黄厚腻，脉沉细。治疗在原方基础上去煅珍珠母，加煅磁石30克、胆南星6克，继续用药2周，随访患者血压维持正常，头晕、耳鸣消失。

按：本患者平素性格急躁，属中医肝阳偏亢之人，年过四旬，阴气自半，遇情绪刺激、过度劳累后，则阳亢化风，上扰清窍，而出现头晕、头痛。治疗当平肝潜阳，息风止痛，方选天麻钩藤饮加味化裁，加珍珠母、龙骨、牡蛎，旨在加强平肝息风之功，加瓜蒌以宽胸理气。二诊之后，头晕、头痛基本消失，偶有耳鸣，舌苔黄腻,故易珍珠母为磁石以重镇安神,聪耳息鸣,加胆南星以化痰祛风。中医中药在高血压早期通过辨证治疗起到全身调节作用,部分患者通过服用中药血压可以在不用西药的情况下维持正常,本患即是通过服中药不但血压正常,且头晕、头痛诸症亦消,显示出良好的整体调节作用。惟本患平素性格急躁,中医属肝阳偏旺之人,故本次治疗血压虽降至正常,平时生活仍需调畅情志,低盐低脂饮食,加强锻炼,以防病情复发。

20. 脑梗死(中风,肝阳上亢案)

栗某,男,65岁,2017年10月28日初诊。主诉:左侧肢体麻木无力9天。9天前患者出现左侧肢体麻木无力,头晕头懵,8天前出现口眼㖞斜,以脑梗死为诊断住院治疗。现头懵减轻,左侧肢体麻木无力,行走不稳,口眼㖞斜,耳鸣,纳食睡眠可,小便正常,大便干结,舌质红,苔黄厚干,脉弦滑。既往有脑梗死、高血压、糖尿病病史。西医诊断:脑梗死;中医诊断:中风,肝阳上亢证。治以平肝息风,补益肝肾,方选天麻钩藤饮加减。处方:天麻10克,钩藤30克,煅石决明30克,珍珠母30克,龙骨30克,牡蛎30克,煅磁石30克,炒栀子10克,盐杜仲30克,桑寄生30克,川牛膝30克,黄芩10克,何首乌30克,茯苓30克,益母草30克,葛根12克,炒僵蚕12克。

11月21日二诊:服药半月,头懵、肢体麻木基本消失,肌力恢复正常,行走可,口眼稍左㖞,耳鸣减轻,大便仍稍干,排便较前顺畅,舌黯红,苔白腻,脉弦滑。守上方加胆南星6克。

按:《临证指南医案·中风》按:"今叶氏发明内风,乃身中阳气之变动。肝为风脏,因精血衰耗,水不涵木,木少滋荣,故肝阳偏亢,内风时起,治以滋液息风,濡养营络,补阴潜阳。"本患者体型健壮,面色发红,结合临床症状、舌脉辨证属中风肝阳上亢证,治以平肝息风,补阴潜阳,方用天麻钩藤饮加减。临方加珍珠母、龙骨、牡蛎、煅磁石增强平肝息风、重镇潜阳之效;加炒僵蚕以息风止痉,祛风通络;加何首乌以滋补肝肾,润肠通便。药证相合,故一诊即效,二诊时加胆南星主要考虑该药味苦入肝胆经,功能清热化痰,息风止痉。

21. 小脑梗死(中风,脾胃气虚、兼湿热证案)

刘某,男,65岁,因发作性眩晕3个月,伴发左上肢活动不利1周,于2015年8月28日入院。患者3个月前无明显诱因出现发作性眩晕,头重脚轻,伴视物旋转,恶心呕吐,吐出少量胃内容物,于当地医院住院治疗,诊为"脑梗死",治疗后(具体治疗方案不详)症状好转,仍遗有头晕、头重脚轻,呈阵发性发作。1周前患者因起居不慎,症状又发兼见左上肢活动不利,故来入院。入院病情:阵发性头晕,头重脚轻,劳累易诱发加重,左上肢活动不利,纳眠、二便可,舌质红,苔白腻,脉弦数。神经系统查体:左上肢肌力Ⅳ级,昂白征(+)。头颅磁共振示:左侧小脑半球腔隙性梗死;双侧小脑半球异常信号影,考虑脑梗死可能性大。西医诊断:小脑梗死,中医诊断:中风,脾胃气虚兼湿热证。予改善脑循环、增加脑血流量、抗眩晕等治疗5天,左上肢活动自如,但余症不减。中药汤剂治以益气升阳、清热除湿,方选升阳益胃汤加减。方药组成:黄芪30克,党参15克,炒白术15克,茯苓30克,泽泻30克,陈皮12克,清半夏10克,黄连10克,白芍15克,柴胡10克,升麻10克,葛根30克,羌活10克,独活10克,防风10克,炙甘草15克,7剂,水煎服,每日1剂,分2次温服。1剂服完,自觉头重脚轻感消除,头晕好转。3天后,患者头晕已不明显,要求出院继续服中药巩固疗效,效不更方,续服上方7剂,随访2个月未再发作。

按:本患者开始主要表现为阵发性眩晕,视物旋转,头重脚轻,1周前再发时伴肢体无力,结合磁共振,诊断为中风,治疗先予改善脑循环、增加脑血流量、抗眩晕等治疗,肢体活动恢复如常,但眩晕症状缓解不明显。根据患者眩晕为劳累诱发或加重,结合舌脉,辨证属脾胃气虚兼湿热证。《周慎斋遗书·头晕》云"头为诸阳之首,病患头晕,清阳不升也",故选李杲《内外伤辨惑论》中升阳益胃汤加减以升阳健脾、清热祛湿,宗《脾胃论》所述"湿寒之胜,当助风以平之",因"风能胜湿",故方中选用少量羌活、独活、升麻、柴胡、防风,缘于诸风药之味薄气轻而升散之力强,功可升清阳而除湿邪;黄连、茯苓、泽泻、清半夏、陈皮清热除湿,重用茯苓、泽泻以导湿热从小便排出;党参、白术、黄芪、炙甘草补气健脾益胃;《本草正义》曰:"葛根,气味皆薄,最能升发脾胃清阳之气",故方中重用葛根以升发清阳,白芍养血敛阴以防诸风药升散太过。诸药合用,药证相符,效如桴鼓。

22. 丘脑梗死(中风,肝阳上亢案)

徐某,男,35岁,2017年3月11日初诊。主诉:左侧面部、肢体麻木1月余。1月前出现左侧面部、肢体麻木,无头晕恶心,肢体肌力正常,测血压190/100mmHg,查头颅磁共振平扫示:右侧丘脑梗死,经在外院住院治疗(具体药物不详),病情好转出院,遗有左侧面部、肢体麻木,平素性格急躁易怒,纳眠可,多梦,打鼾,舌黯红,苔薄白,脉沉细。既往有高血压、甲亢病史。西医诊断:丘脑梗死,高血压病;中医诊断:中风,肝阳上亢证。治以平肝潜阳、息风通络,方选天麻钩藤饮加减。药用:天麻15克,钩藤30克,煅石决明30克,龙骨30克,牡蛎 30 克,炒栀子 10 克,杜仲 30 克,桑寄生 30 克,川牛膝 30 克,茯苓 30 克,川芎 15 克,僵蚕 15 克,夏枯草 30 克,首乌藤 30 克,黄芩 10 克,珍珠母 30 克,炙甘草 10 克。7 剂,水煎服,日 1 剂,分两次温服。

2017 年 3 月 18 日二诊:服药后,面部、肢体麻木程度减半,晨起明显,遇冷加重,仍时发急躁,纳眠可,二便如常,舌淡红,苔黄腻,脉弦细。患者服上方后,病情好转,治疗在原方基础上加豨莶草 15 克、胆南星 6 克、威灵仙 12 克,7 剂,水煎服,日 1 剂,分两次温服。

服药 1 周后,患者左侧面部、肢体麻木基本消失。

按:丘脑是皮质下感觉中枢,脑出血、脑梗死造成丘脑损伤所出现的躯体麻木、疼痛等感觉障碍,临床治疗起来非常困难。本患平素性格急躁易怒,起病突然,表现为面部、肢体麻木,考虑系肝阳化风,夹痰夹瘀,阻滞经络所致,故以天麻钩藤饮平肝潜阳,息风通络。案中所用天麻钩藤饮系张学文教授临床所常用处方,张师在原方基础上加用珍珠母、龙骨、牡蛎、夏枯草、僵蚕等药,息风潜阳,化痰通络之力较原方有进一步增强,张师称之为变通天麻钩藤饮,对肝阳上亢之中风、头痛、眩晕效果良好。本患服之,一诊即效;二诊时头面、肢体麻木减半,遇冷加重,故加胆南星、威灵仙、豨莶草以加强祛风化痰、通经活络之效;其中豨莶草亦是张学文教授治疗麻木常用之药,方药对证,故麻木顽症经 2 周治疗基本消失。

23. 血管性痴呆(中风痴呆,肾精不足案)

江某,男,68 岁,2017 年 10 月 16 日初诊。主诉:进行性智能减退 3 年。3 年来进行性智能减退,面容呆滞,健忘,曾发生迷路,计算力尚可,生活基本自理,双下肢酸困无力,行走拖地,纳食可,多寐,小便频数,夜尿 4~5 次,舌质红,苔薄白,脉沉细。既往有脑梗死、高血压病史。西医诊断:血管性痴呆,中医诊断:中风痴呆,肾精不足证。治以益肾填精,醒脑开窍,方选地黄饮子加减。处方:熟地黄 15 克,酒萸肉 12 克,石斛 12 克,麦冬 10 克,醋五味子 5 克,石菖蒲 12 克,远志 12 克,酒苁蓉 15 克,薄荷 6 克,淡附片 5 克,桂枝 10 克,茯苓 12 克,盐巴戟天 15 克。

11 月 21 日二诊:服药 20 天,感头脑较前清晰,多寐较前明显减少,行走轻快,记忆力好转,夜尿明显减少,每晚 1~2 次,舌黯红,苔薄白,脉沉滑。药已中病,守上方加丹参 30 克继服。

按:患者以健忘、迷路等智能减退为主要临床表现,就诊时面容呆滞,故属中医痴呆病。本患者年近古稀,下肢酸困,行走拖地,小便频数,脉沉细,肾精不足之征明显。多寐考虑原因有二:一则髓海不足,清窍失养;一则痰浊蒙窍,阳不出阴。治疗方选地黄饮子加减,一则补肾填精,一则有石菖蒲、远志化痰开窍。药证相合,切中病机,故一诊即病减大半。二诊时加丹参主要考虑该药入心肝经,功能清心开窍,意在加强开窍醒脑之力。

24. 延髓背外侧综合征(中风,风痰上扰案)

丁某,男,62岁,2017年10月30日入院。主诉:眩晕、饮水呛咳9天。患者入院9天前活动中突发眩晕,右侧面部麻木,左侧肢体麻木无力,声音嘶哑,在当地住院,诊为延髓背外侧梗死,经静脉注射、针灸等治疗,眩晕等症状消失,仍有声音嘶哑,吞咽困难,饮水呛咳,转来我院。入院时言语鼻音,鼻饲饮食,频发呃逆,纳眠、二便如常。查体:右侧面部无汗,鼻唇沟变浅,右侧软腭低垂,咽反射减弱,左侧肢体肌力Ⅴ级,巴宾斯基征(+),舌质红,苔黄腻,脉弦滑。西医诊断:延髓背外侧综合征,中医诊断:中风,风痰上扰证。治以化痰息风,和胃降逆,方选黄连温胆汤加味。药用:黄连10克,陈皮12克,清半夏10克,胆南星10克,茯苓15克,麸炒白术15克,泽泻15克,麸炒枳实15克,竹茹15克,石菖蒲15克,蜜远志15克,丹参30克,醋郁金15克,川芎15克,天麻15克,麸炒苍术30克,炒白芥子10克,炙甘草6克。并予以改善循环,营养神经等治疗,针刺百会、太冲等穴,用泻法以化痰开窍。治疗3天后吞咽困难、饮水呛咳、肢体麻木无力明显减轻。汤剂加水蛭10克,乌梢蛇20克。1周后吞咽困难、饮水呛咳基本消失,拔出胃管。继续治疗3天,面部、肢体麻木完全消失,痊愈出院。

按:患者病起突然,症状多发,以眩晕为主,伴见肢体麻木无力,故当属中医中风。风痰为患,阻滞脉络则患侧面部、肢体麻木;阻滞舌窍则出现饮水呛咳、吞咽困难;胃气上逆则频发呃逆。另据舌脉,均为痰热之象,所以方选黄连温胆汤加味。方中黄连、半夏清热化痰、降逆止呕;天麻平肝息风;白术、茯苓运脾燥湿;陈皮、枳实、郁金理气化痰。加泽泻、胆南星、石菖蒲、远志、竹茹以加强化痰开窍之功,配以水蛭、乌梢蛇活血通络。共奏息风化痰,和胃降逆,通络开窍之效。

25. 多发性脑梗死(中风,肾精亏虚、痰蒙清窍案)

赵某,男,46岁,2017年12月19日初诊。主诉:左侧肢体活动不利,智能下降5月余。患者既往有高血压病史,5月前晨起感周身乏力,在当地医院住院诊治,诊为脑梗死,经静脉注射、口服药物治疗,左侧肢体较前好转,肌力仍差,笨拙,头脑不清,反应迟钝,智能下降,外出迷路,近期记忆力差,家属叮嘱外出购物,出门即忘,纳眠可,大便正常,夜尿多,每晚 2~3 次,舌质淡,苔白厚,脉弦细。颅脑磁共振示:胼胝体膝、体部右份,丘脑、右侧额叶新鲜脑梗死。磁共振血管成像示:右侧椎动脉重度狭窄或闭塞,左侧大脑中动脉 A1 段重度狭窄。西医诊断:多发性脑梗死,血管性痴呆;中医诊断:中风,肾精亏虚、痰蒙清窍证,中风痴呆。治以补肾填精、醒脑开窍,方选金匮肾气丸加味化裁。处方:熟地黄 30 克,山茱萸 12 克,山药 30 克,茯苓 15 克,牡丹皮 15 克,泽泻 15 克,桂枝 10 克,桑寄生 30 克,盐杜仲 30 克,制附子 6 克,石菖蒲 12 克,制远志 10 克,丹参 15 克,醋郁金 10 克,天竺黄 10 克。15 剂,水煎服,日 1 剂。

2018 年 1 月 4 日二诊:服药半月病减五成,左侧肢体肌力基本恢复正常,活动自如,头脑清晰,记忆力明显好转,定向力正常,未再迷路,夜尿减少,每晚约 1 次,纳眠可,大便正常,舌淡红,苔薄白,脉弦细滑。一诊大效,药已中病,效不更方,继服 15 剂。

后患者通过电话告知,病已痊愈,嘱患者坚持服用降压及防止中风复发的药物,以巩固疗效,防止病情反复。

按:脑为髓海,由肾所主,肾精不足,髓海失养;肾阳不足,脾失健运则痰浊内生;清窍失养,痰浊上蒙故头脑不清,迟钝健忘;痰瘀阻络则肢体不利,肾虚气化不利则夜尿频数,病机关键在于肾精不足,故以金匮肾气汤补肾填精,加桑寄生、盐杜仲旨在加强补肾之功,加石菖蒲、远志、丹参、郁金、天竺黄以化痰开窍,药证相合,故获良效。

26. 脑梗死(中风兼喘证,肾精亏虚案)

王某,男,78 岁,2017 年 11 月 2 日初诊。主诉:双下肢无力伴气喘 3 个月。患者既往有慢性阻塞性肺疾病、脑梗死、高血压病病史。10 年前患脑梗死,遗有右侧肢体活动不利,言语不清。近 3 月双下肢无力,胸闷、气喘逐渐加重,动则喘甚,咳吐白痰,易外感,纳食差,失眠,小便频,大便可,舌嫩红,苔薄白,脉沉细滑。西医诊断:脑梗死,慢性阻塞性肺疾病。中医诊断:中风,肾精亏虚证;喘证。治以填精益肾、纳气平喘,方选地黄饮子加减。处方:熟地黄 15 克,酒萸肉 12 克,石斛 12 克,麦冬 10 克,醋五味子 5 克,石菖蒲 12 克,制远志 12 克,酒苁蓉 12 克,薄荷 6 克,胆南星 6 克,淡附片 5 克,桂枝 6 克,茯苓 12 克,盐巴戟天 12 克。

11 月 11 日二诊:服药 1 周,胸闷气喘明显减轻,下肢无力缓解不明显,纳食增加,痰量减少,睡眠改善,舌脉同前。守上方加牛膝 15 克,盐补骨脂 15 克,续服 7 剂。

11月18日三诊:偏瘫侧肢体麻木、睡眠、二便较前明显改善,仍有痰,胸闷气喘较前减轻,纳食可,舌脉同前。处方:黄芪30克,红花10克,当归10克,川芎10克,赤芍10克,丹参12克,地龙12克,桑枝15克,牛膝12克,炒桃仁10克,清半夏10克,胆南星6克,炙甘草6克。

服药15剂后,家属来诊诉偏瘫侧麻木基本消失。

按:本患者治疗分两个阶段。首先,中风基本病机为肝肾亏虚,本患者兼有慢性阻塞性肺疾病病史,临床以双下肢无力为主要表现,兼胸闷气短,动则喘甚,肾虚不能纳气的临床表现更为突出,故治疗以地黄饮子加味填精益肾,纳气平喘,中风、喘证二病同治。二诊胸闷、气喘明显减轻,仍双下肢无力,故加牛膝、补骨脂以加强补肾强骨作用。第二阶段,患者双下肢无力、胸闷、气喘缓解后,主要表现为偏瘫侧肢体麻木,气虚血瘀成为主要矛盾,故治疗改选补阳还五汤以补气活血,另加半夏、胆南星兼治胸闷、咳痰。整个治疗过程,法随证转,谨守病机,故能获效。

27. 神经性耳鸣(耳鸣,肝阳上亢案)

翟某,女,44岁,门诊病例,2017年11月27日初诊。主诉:耳鸣1月余。既往有失眠、高血压病史。平素性情急躁,1月前过度劳累后出现左耳轰鸣,耳闷,伴头晕、头胀,血压明显升高,达180/100mmHg,现服硝苯地平缓释片每次20mg,每天两次,血压下降不明显。晨起口苦,心烦急躁,失眠多梦,纳食、二便如常,舌质淡,苔薄白腻,脉弦。西医诊断:神经性耳鸣,中医诊断:耳鸣,辨证为肝阳上亢。治以平肝息风,潜阳安神,方选天麻钩藤饮加减。药用:天麻10克,钩藤30克,煅石决明30克,珍珠母30克,龙骨30克,牡蛎30克,煅磁石30克,炒栀子10克,盐杜仲30克,桑寄生30克,川牛膝30克,黄芩10克,首乌藤30克,茯神30克,益母草30克,夏枯草30克,15剂,水煎服,日1剂,分两次温服。二诊服药后耳鸣、失眠消失,头胀、头晕偶有发作,服药期间血压控制可,停用降压药2天,测血压仍然正常,纳食、二便如常,舌质淡,苔薄白,脉沉细,守原方巩固治疗,煎服法同上。

按:头痛、眩晕、失眠是天麻钩藤饮三大主治病证,本患者具备头晕、失眠二症。平素性情急躁,肝阳偏旺,烦劳过度,风阳上扰则头晕、耳鸣;肝阳扰神则夜寐不安,病机关键在于肝阳上亢。本处使用的是张学文教授常用的加味天麻钩藤饮,即在原方基础上另加珍珠母、生龙骨、生牡蛎、煅磁石、夏枯草等药,则平肝息风之力进一步增强。因切中病机,故一诊耳鸣、失眠等症即消。本病例服用本方后血压恢复正常,经多年临床观察,对于头痛、眩晕等病人,辨证为肝阳上亢者,若系高血压病初期患者,服用本方后,不但头痛、眩晕等症消失,部分患者血压可以降为正常。

28. 神经性耳鸣(耳鸣,髓海空虚、阴虚火旺案)

李某,女,70岁,2017年1月17日初诊。主诉:脑鸣1月余。患者就诊前因劳累过度,脑鸣发作,夜间较甚,自感于左颞、枕部明显,呈蝉鸣样,曾至某医院住院治疗(具体药物不详),疗效欠佳而来诊,就诊时头部蝉鸣,时有心急心烦,纳可,眠差,二便正常,舌质红,苔薄白,脉弦细滑。既往有高血压、脑梗死、肝肾囊肿病史。西医诊断:神经性耳鸣,脑梗死;中医诊断:耳鸣,髓海空虚、阴虚火旺证。治以培补肝肾,滋阴降火,方选耳聋左慈丸合通气散加减。药用:熟地黄15克,酒萸肉12克,山药15克,茯苓12克,牡丹皮12克,泽泻12克,煅磁石30克,五味子5克,补骨脂15克,北柴胡10克,香附10克,川芎10克,葛根15克,炙甘草6克,水煎服,日1剂,分两次温服。

2017年2月23日二诊:服药1月余,脑鸣症减八成,仍心急心烦,失眠,每晚服用阿普唑仑2~3片,可睡2~3小时,纳食差,口干,大便干结,舌黯红,苔薄白干,脉细数。患者服上方后脑鸣大减,转治不寐为主,辨证属阴血不足,虚火扰心,治以清心泻火,养阴生津,方选清宫汤加减。药用:莲子心10克,玄参15克,连翘10克,麦冬10克,淡竹叶12克,黄连10克,生地黄15克,百合15克,白芍12克,焦栀子10克,淡豆豉10克,黄芩10克。水煎服,日1剂,分两次温服。

患者服药后失眠好转,每晚可睡4~5小时。

按:《内经》云:"年四十而阴气自半",本患年至古稀,故耳鸣,考虑肝肾阴虚,另伴心急心烦,眠差,有虚火上扰表现,而以虚火上扰清窍为主,故以耳聋左慈丸合五味子滋阴降火,香附、川芎、葛根以理气活血,生津养窍。脑鸣主观性较强,其症非常顽固,本患虽经1月治疗,但脑鸣症状减轻八成已属不易。二诊虽仍考虑虚火为患,但重心已转至心阴不足,虚火内扰,故治用清宫汤,该方原治温病误治,液伤邪陷,心包受邪所致之发热、神昏谵语等症,但本患系高龄患者,年已七旬,肝肾之阴渐亏,心阴暗耗,久而化火,心火上扰,则见失眠、口干心烦诸症。年龄体质因素致部分老年患者易出现心阴不足,虚火内扰型失眠,张磊老师认为此病机与清宫汤证相同,治疗紧抓虚火上扰病机,法随证转,故获良效。

29. 神经性耳鸣(耳鸣,肝经风热、阴虚火旺分治案)

王某,女,54岁,2017年2月6日初诊。主诉:脑鸣、双耳听力下降2月。

患者 2 月前感冒,经治痊愈后遗有脑鸣,双耳听力下降,纳眠、小便可,大便干,情绪可,舌淡黯,苔薄白,脉弦细滑。西医诊断:神经性耳鸣,中医诊断:耳鸣,肝经风热证。治以疏散风热,清利头目,方选谷青汤加减。药用:谷精草 15 克,桑叶 12 克,菊花 12 克,薄荷 15 克,黄芩 6 克,川芎 12 克,天麻 12 克,僵蚕 12 克,蔓荆子 12 克,炒决明子 30 克,夏枯草 15 克,煅磁石 30 克,蝉蜕 6 克,炙甘草 12 克。6 剂,水煎服,日 1 剂,分两次温服。

2017 年 2 月 13 日二诊:服药后,脑鸣减轻五成,听力有所恢复,右耳蝉鸣,纳食、睡眠、二便如常,舌淡红,苔薄白,脉弦细滑。患者服上方后病情好转,治疗在原方基础上加白芍 10 克以养血敛阴平肝,6 剂,水煎服,日 1 剂,分两次温服。

2017 年 2 月 20 日三诊:右耳蝉鸣再减三成,偶有头晕,大便干,时有烘热汗出,情绪尚可,无急躁易怒症状,纳眠可,小便正常,舌淡黯,苔薄白,脉弦细。患者服上方后脑鸣好转,风热渐清,头晕便干,时有烘热汗出,肝肾亏虚,阴虚火旺之证渐至主要地位,治疗转为补益肝肾,滋阴降火,通利耳窍,方选耳聋左慈丸合通气散加减,药用:熟地黄 15 克,酒萸肉 12 克,山药 15 克,茯苓 12 克,牡丹皮 15 克,泽泻 12 克,煅磁石 30 克,醋五味子 5 克,补骨脂 15 克,北柴胡 10 克,香附 10 克,川芎 10 克,葛根 15 克,炙甘草 6 克,煅龙骨 30 克,煅牡蛎 30 克,蝉蜕 6 克。水煎服,日 1 剂,分两次温服。

2017 年 3 月 4 日四诊:头晕、脑鸣、烘热汗出消失,耳鸣于安静环境时偶现,大便干,纳眠可,舌淡黯,苔薄白,脉沉细。

患者继服上方后诸症消失,疗效颇佳。

按:脑鸣、耳鸣多为自觉症状,主观性强,症状顽固,治疗困难。耳居高位,耳鸣在急性期由外感所致者,多为风热,谷青汤是张磊老师集几十年临床经验创制的经验方,药物组成清轻升散,善清头面清窍风热。本患首诊时,脑鸣、耳鸣继发于外感之后,辨证属肝经风热为患,故以谷青汤化裁治疗。三周之后,风热渐清,故脑鸣、耳鸣诸症大减,此时患者之耳鸣、头晕、烘热汗出,考虑系肝肾亏虚,虚火上扰所致,故治疗转为补益肝肾,滋阴降火,方由耳聋左慈丸合通气散加减。治疗分两阶段,前期清,重在外邪,后期滋,重在阴虚,一清一滋紧扣病机,故获良效。

30. 抑郁症(郁证,肝气郁结案)

司某,男,58 岁,2018 年 1 月 8 日初诊,主诉:情绪低落、入睡困难 4 个月。患者平素心胸狭隘,4 月前因子女婚姻出现问题,情绪刺激后,出现记忆力减退,对事情不感兴趣,周身乏力,不欲言语,周身不适如虫行皮中,晨起较重,情绪低落,有自杀倾向,纳食可,睡眠差,大便正常,小便无力,口干苦,舌黯红,苔薄白,脉沉细。西医诊断:抑郁症,中医诊断:郁证,肝气郁结型。治以疏肝解郁,理气健脾,方选柴胡疏肝散加减。药用:柴胡10克,枳壳12克,白芍12克,陈皮12克,清半夏10克,茯神15克,炒白术12克,当归10克,川芎10克,香附10克,首乌藤30克,龙骨30克,牡蛎30克,合欢皮15克,生地黄15克,百合15克,炙甘草15克。14剂,水煎服,日1剂。

2018年1月29日二诊:患者服药一周后病减八成,诸般症状几近消失,周身不适、口苦、小便无力感消失,服药2周,因药物服完,自行停药,3天前病情稍有反复,现心情平淡,晨起口涩,纳食增加,二便调,舌黯红,苔白厚干,脉弦细。药已中病,守方续服,巩固疗效,逐渐减药。

按: 本患者平素心胸狭隘,具有郁证易患性格特征,发病有明显情绪刺激病史,临床表现以情绪低落为核心症状,故郁证诊断比较明确。虽然兼有周身乏力,不欲言语,周身不适如虫行皮中,睡眠差,小便无力,口干苦诸多症状,但结合情绪刺激发病这一诱因,故考虑诸多症状均由肝气不疏所致。所以治以疏肝解郁、理气健脾,方由柴胡疏肝散加味。因辨证准确,方药对证,故服药一周病减八成,诸般症状几近消失。只是因为停药过快,病情出现小幅反复,提示郁证治疗要渐缓停药,同时要调节情绪,以防病情复发。

31. 慢性疲劳综合征(内伤发热,脾胃虚弱、湿邪中阻案)

杨某,女,34岁,2015年11月14日初诊。主诉:间断性低热3月余。1年前置入宫内节育环,其后月经量大。近1年来工作繁忙,常感劳累,3个月前工作中突发胸闷、气短后,致眼黑跌倒,意识丧失数秒后恢复,其后开始出现低热,反复发作,主要为午后发热,体温最高达37.5℃左右,可自行消退,发热时四肢酸困,骨节疼痛,恶心欲吐,曾于当地医院就诊治疗,行检查未发现异常。就诊时症见:神疲乏力,面色萎黄,低热,口苦,纳眠差,二便调,舌淡红,苔白腻,脉弦细。西医诊断:慢性疲劳综合征,中医诊断:内伤发热,辨证属脾胃虚弱,湿邪中阻。治以益气升阳,健脾化湿,方选升阳益胃汤加减。方药组成:党参15克,茯苓12克,黄芪20克,炒白术20克,陈皮10克,清半夏10克,黄连10克,白芍15克,泽泻12克,柴胡10克,羌活12克,独活12克,防风12克,炙甘草15克,生姜10克,大枣10克。6剂,水煎服,日1剂,分两次温服。二诊服药后未再发热,精神可,周身较前有力,面色较前改善,四肢酸困、骨节疼痛等诸症好转,守上方继服6剂,煎服法同前。三诊时16天已未再发热,余症状已基本消失,为巩固疗效,续服上方15剂而愈,随访3月未再复发。

按:本患者失血、过劳之后,出现发作性低热,可自行消退,检查无异常发现,故中医当属内伤发热。失血过劳诱发,除发热外,伴见神疲乏力,面色萎黄,纳差,一派脾气虚弱症状,故辨证当属脾胃虚弱,湿邪内阻。因伴湿邪为患,故见四肢酸困,骨节疼痛等症,治疗当补脾胃,升清阳,祛湿邪,升阳益胃汤上述功能悉具,加升麻是为加强本方升举中阳之力,因方证相合,故一诊即效,服药一月余病告痊愈。

32. 自主神经功能紊乱(虚劳,阴阳两虚案)

宋某,女,40岁,2017年12月12日初诊。主诉:畏寒、肢体发凉半年。半年前夏月在低温房间内受凉后,逐渐出现畏寒,手脚四肢发凉,稍遇冷风,即感冷气透骨,异常不适,容易上火,就诊时左下口角多发疱疹,喜饮温水,白天时感头困,精神差,纳食可,睡眠差,二便、月经如常,舌淡红,有裂纹,少苔,脉沉细。西医诊断:自主神经功能紊乱,中医诊断:虚劳,阴阳两虚证。治以滋阴温阳,方选桂附知柏地黄汤加减。处方:熟地黄30克,酒萸肉12克,山药30克,知母12克,黄柏10克,茯苓15克,牡丹皮15克,泽泻12克,桂枝10克,制附子6克,桑寄生30克,杜仲30克,牛膝30克。7剂,水煎服,日1剂,分两次温服。服药1周后随访,病减六成,疗效显著。

按:肾为先天之本,内寓真阴真阳,阴阳互根互用,故阴虚及阳,阳损及阴,终致阴阳两虚。本患既有畏寒肢冷、不耐风寒等肾阳亏虚症状,又有容易上火,口角发疹,舌有裂纹、少苔等肾阴不足症状,故属阴阳两虚证。《素问·生气通天论》云"阳气者,精则养神,柔则养筋。"白天时感头困,精神差,亦属肾阳不足,神失所养的表现。此类病证治疗,单温阳易助火伤阴,纯滋阴则易伤阳气,故方选桂附地黄丸另合知柏加减,滋阴温阳,使阴生阳长,恢复阴阳平衡,方药对证,故获良效。

33. 腰椎病、颈椎病(痹证,湿热下注案)

姜某,男,51岁,2016年11月29日初诊。主诉:双下肢无力、双手麻木3月余。3月前无明显诱因出现双下肢无力,随后出现双手中指、环指、无名指麻木,晨轻暮重,饮食、睡眠、二便正常,舌黯红,苔黄厚腻,脉沉细。西医诊断:腰椎病,颈椎病;中医诊断:痹证,辨证属湿热下注。治以清热利湿,舒筋活络,方选四妙丸加味。药用:炒苍术30克,川牛膝30克,黄柏10克,薏苡仁30克,当归15克,益母草30克,木瓜30克,豨莶草30克,防己15克,萆薢15克,白芍 15 克,炙甘草 15 克。6 剂,颗粒剂冲服,日 1 剂。配以甲钴胺胶囊、灯盏生脉胶囊口服。2016 年 12 月 5 日二诊:服药 1 周后,双下肢无力、双手麻木减轻,行走较前有力,右足行走时偶有踩棉花感,纳可,眠佳,大便急迫,控制力差,舌黯红,苔黄厚腻,脉沉细。守上方加葛根 15 克,6 剂,颗粒剂冲服,日 1 剂。服药后,诸症全消,随访 4 个月,病情未见复发。

按:本患首先表现为双下肢无力,继则双手麻木,故应属中医痿证,除双下肢无力、双手麻木外,舌质黯红,舌苔黄腻,辨证属湿热下注,治疗当清热利湿,舒筋活络,方选四妙丸加味。方中苍术、黄柏、薏苡仁祛湿健脾;川牛膝、当归、白芍、益母草活血通经;川牛膝兼引药下行;豨莶草、防己、萆薢、木瓜祛湿通络;炙甘草调和诸药。一诊获效后,二诊加葛根是考虑患者大便急迫,也是因为脾虚湿盛所致,加葛根以升阳止泻,兼可舒筋活络。

34. 颈椎病(痹证,气血亏虚案)

苗某,女,36 岁,以左侧肢体麻木疼痛 6 年为主诉就诊。患者 6 年前产后受凉出现左侧肢体麻木疼痛,遇冷尤甚,颈项僵硬,腰部发凉,左下肢时肿,纳眠可,二便调,舌质淡,苔薄白,脉沉细。治以调和营卫,益气养血,方用桂枝新加汤加减。药用:桂枝 15 克,白芍 15 克,党参 12 克,葛根 15 克,独活 10 克,麻黄 10 克,炙甘草 12 克,生姜 5 片,大枣 10 枚。7 剂,水煎服,日 1 剂。服药 7 天诸症皆减,近期因劳累过度,晨起胸闷、胸痛、背疼,左肩不适,纳差,眠可,二便调,月经淋漓不净,舌质淡,苔薄白,脉弦细。治以益气助阳,和血行痹,方用黄芪桂枝五物汤加减。药用:黄芪 30 克,桂枝 15 克,桑枝 30 克,白芍 15 克,当归 10 克,川芎 10 克,鸡血藤 30 克,豨莶草 30 克,威灵仙 12 克,天麻 10 克,僵蚕 10 克,白芥子 10 克,生姜 5 片,大枣 10 枚。10 剂,水煎服,日 1 剂。服药后患者来电告之曰:肢体麻木疼痛消失,已无不适。

按:《金匮》言:"新产血虚,多汗出,喜中风",而患者产后气血亏虚,腠理疏松,卫外不固,复感风寒之邪,致使营卫滞涩,气血不畅。气血不能濡养肢体筋脉故身疼痛,脉沉为在里,细为阴血不足,故用桂枝新加汤,养阴和营,益气祛风而取效。二诊患者因劳累过度而现他症,此类似"劳复",过劳耗损机体阳气,平旦阳气微弱,不能振奋胸阳,故可见晨起胸闷、胸痛,阳气衰减,统摄津液功能降低,故可见月经淋漓不净之"漏不止"之证。《素问·痹论》:"痹或痛,或不痛,或不仁……有寒,故痛也,其不痛不仁者,病久入深,荣卫之行涩,经络时疏,故不通,皮肤不营,故为不仁也"。故用黄芪桂枝五物汤加减,益气助阳,和血行痹以善后,少佐当归、川芎、鸡血藤、僵蚕等补血活血、祛风通络之品以增其效。

35. 痛风（痹证，湿热下注案）

胡某，男，35岁，2018年2月1日初诊，以"右足踇趾红肿疼痛1周"为主诉就诊。1周前患者暴饮暴食后出现右足踇趾红肿疼痛，口服秋水仙碱疼痛缓解，继而腹泻。刻下症见：右足踇趾红肿疼痛，负重、屈曲尤甚，测血尿酸：541μmol/L，纳眠可，二便调，舌质红，苔薄黄，脉弦滑。西医诊断：痛风，中医诊断：痹证，湿热下注型。治疗予当归拈痛汤加味化裁，药物如下：茵陈20克，苦参10克，当归10克，炒苍术15克，炒白术15克，知母15克，猪苓12克，泽泻12克，黄柏10克，黄芩10克，土茯苓30克，羌活6克，炒神曲10克，威灵仙12克，川牛膝10克，薏苡仁30克，炙甘草6克。7剂，水煎服，日1剂。

2018年2月10日二诊：服药后病减八成，右足踇趾红肿消失，用力时偶感轻微疼痛，纳眠可，二便调，舌黯红，苔薄白，脉弦滑。效不更方，守上方续服7剂。

按： 痛风一病，我院名医李发枝教授认为该病多属湿热下注为患，治疗当清热利湿，临床常以东垣当归拈痛汤加味化裁。李师认为该方不仅可以有效缓解患者关节红肿热痛症状，而且对于未发为痛风之高尿酸血症，亦有良好降低血尿酸作用。经本患者验证，该方对痛风性关节炎确有良效，且可快速、显著降低血尿酸，岂尿酸即湿热乎？

36. 原发性侧索硬化症（痉证，湿热下注案）

何某，男，39岁，入院时间：2017年11月21日。主诉：双下肢强直、活动困难半年余。患者入院半年前无明显诱因出现右下肢小腿肿胀感，僵硬不适，4月前右下肢僵硬加重，并出现右膝屈曲困难，行走费力，查腰椎CT示："$L_{2\text{-}3}$、$L_{3\text{-}4}$椎间盘突出"，予中西药物治疗，症状逐渐加重。入院1月前，出现左下肢小腿部僵硬不适，性质同右下肢，较之为轻，遂至某大学附属医院住院治疗，疑诊为"腰椎病"，予营养神经等治疗，病无好转，遂转来我科。既往患乙肝，肝硬化失代偿期。入院查体：四肢肌力Ⅴ级，走路呈剪刀步态，双下肢肌张力铅管样增高，双侧膝腱反射、跟腱反射亢进，髌、踝阵挛（+），双侧巴宾斯基征（+），四肢并胸锁乳突肌肌电图提示：神经源性损害。舌质红，苔黄腻，脉弦滑。西医诊断：运动神经元病，原发性侧索硬化症；中医诊断：痉证，湿热下注型。治疗予以清热利湿，活血通络为大法，方由四妙丸加味，方药如下：炒苍术30克，川牛膝30克，黄柏10克，薏苡仁30克，当归12克，益母草30克，木瓜30克，豨莶草30克，防己15克，萆薢15克，白芍15克，炙甘草10克。并给予改善循环、营养神经等药物治疗,一周后,下肢强直较前减轻,可下床缓慢行走,守方继服2周,双下肢屈伸较前明显好转,肌张力明显减低,行走较为自如,出院守方继服。随访至 2018 年 1 月 9 日,病情稳定。

按:原发性侧索硬化为运动神经元病中的少见类型,本病发病病因不清,对于本病之肢体强直,西医缺乏特异性治疗药物,而运动神经元病临床主要表现为肌肉萎缩,肢体无力,中医多参照痿证辨证治疗。本患主要表现为双下肢的强直,屈伸不利,笔者认为当属中医的痉证,依据辨证求因的原则,患者病在下肢,小腿有肿胀感,舌质红,苔黄腻,辨证属湿热下注,方选四妙丸化裁。服药不到 2 月,如此疑难病例,病情获显著改善,实出乎意料。该病案也提醒我们,在进行临床诊疗时,不要受西医病因不清、治疗无药的思维限制,坚持进行中医思维,辨证准确,选方合理,自可取效。

37. 放射性脊髓病(痿证,湿热下注案)

李某,女,69 岁,2016 年 11 月 25 日入院。主诉:双下肢痿软、疼痛 5 月余。5 月前患者因子宫内膜癌术后行放射治疗,其后出现右下肢疼痛,在当地诊为坐骨神经痛,经物理治疗,无明显效果。3 月前出现左下肢疼痛,呈放电样,夜间加重,并出现双下肢肌肉萎缩,于某医院疼痛科住院,诊断为神经痛,予改善循环、营养神经、止痛等治疗,效果欠佳,转来我院。入院时表情抑郁,双下肢发作性疼痛,每天口服加巴喷丁胶囊疼痛仍不能控制,双下肢无力,肌肉萎缩,肌张力减低,双足呈下垂位,肌力约Ⅲ级,舌淡红,苔黄腻,脉细滑。肌电图示:双下肢神经源性损害。西医诊断:放射性脊髓病;中医诊断:痿证,湿热下注型。治以清热燥湿,通络止痛,方由四妙丸加味化裁。方药:麸炒苍术 30 克,川牛膝 30 克,黄柏 10 克,薏苡仁 30 克,当归 15 克,益母草 30 克,木瓜 30 克,豨莶草 30 克,防己 15 克,萆薢 15 克,白芍 15 克,炙甘草 12 克。西医予止痛、抗抑郁、改善循环、营养神经辅助治疗,2 周后减停抗抑郁、止痛药物,疼痛消失,情绪基本正常,夜间可以安静睡眠,双下肢肌力明显好转,可以独立行走,出院后继续服药,1 月后肌力基本恢复。

按:放射性脊髓病临床较为少见,中医依据双下肢痿软、瘦削,故属痿证范畴。另据患者舌苔黄腻,辨证为湿热下注。至于患者双下肢剧烈疼痛,考虑亦是由于湿热下注,阻滞经络,不通则痛。治疗予四妙丸清热燥湿,加防己、萆薢、豨莶草、当归、益母草意在加强化湿通络之力。该病西医发病机制不清,治疗主要是对症治疗,效果较差。本患者曾往多处大型医院西医治疗,效果欠佳,而以中药将病情基本控制,效果实出意外,也提示运用中医中药进行疾病治疗时,要运用中医的理论和思维方法,选方用药,效果才好。

38. 急性脊髓炎(痿证,湿热下注案)

刘某,女,8岁,2015年8月30日入院。主诉:双下肢无力、二便障碍12天。患者入院前12天,下腰时突感腰背部酸痛不适,自贴膏药治疗,当晚出现双下肢酸痛不适,继而麻木、无力,二便排解困难,在某医院住院治疗,查胸腰髓磁共振,提示 $T_7 \sim L_1$ 水平脊髓异常信号,诊为"急性脊髓炎"。予甲强龙冲击治疗及营养神经剂等,共11天,自觉双下肢较前有力,转来我院。入院时查体:双下肢肌力Ⅱ⁺,脐以下平面痛、温觉减退,双侧膝腱反射亢进,双侧巴宾斯基征(+),留置导尿,大便4天未排。舌质黯,苔薄黄,脉弦紧。西医诊断:急性脊髓炎,中医诊断:痿证,湿热下注型。治以清热利湿,化瘀通络,方选四妙丸加味化裁。药物组成:炒苍术30克,炒薏苡仁30克,黄柏10克,怀牛膝30克,川牛膝15克,生地黄15克,熟地黄30克,当归10克,白芍12克,木瓜30克,豨莶草30克,威灵仙12克,萆薢15克,桑寄生30克,杜仲30克,续断30克,陈皮12克,炙甘草10克。7剂,水煎服,日1剂,分早晚2次服用。并予改善循环、营养神经及针灸等治疗。1周后,二便功能逐渐恢复,拔除尿管,双下肢肌力较前明显改善,可短距离扶物行走。继续治疗3周后出院,出院时双下肢肌力Ⅴ级,肌张力正常,双侧脐平面以下痛觉恢复,温度觉稍差,双侧腱反射正常,巴宾斯基征(±)。

按:本患者西医急性脊髓炎诊断明确,中医依据患者主要表现为双下肢痿软无力,故属痿证范畴,辨证依据双下肢痿软无力,舌黯红,苔黄,属湿热下注。《成方便读》载:"二妙丸治湿热盛于下焦而成痿证者。加怀牛膝为三妙丸,牛膝补肝肾强筋骨,领苍术、黄柏入下焦而祛湿热也;再加苡仁,为四妙丸,因《内经》有云:'治痿独取阳明''阳明者主润宗筋,宗筋主束筋骨而利机关也。'苡仁独入阳明,祛湿热而利筋络,故加味合而用之,治痿之妙药也。"故治疗宗四妙丸之意,另加桑寄生、杜仲、当归、白芍等以加强补益肝肾作用,加防己、木瓜、豨莶草等以加强祛湿通络作用,药证合拍,故收良效。

39. 特发性震颤(颤证,阴虚风动案)

患者刘某,女,66岁,2017年2月21日来诊。主诉:右手颤动1年余。平素性格内向,心胸狭隘,1年前无明显诱因出现右手颤动,静止时发作,伴右前臂酸困沉重感,右手拇指麻木不适,颈项僵硬,自服抗帕金森药物效果不明显。腰膝酸软,情绪低落,时烦躁感难以自制,纳食可,失眠,入睡困难,大便4~5日一行,舌淡红,苔少,脉沉细数。查体:肌张力正常,行走自然无障碍,面部表情丰富,路标征阴性。西医诊断:特发性震颤,中医诊断:颤证,辨为阴虚风动型。治以滋阴镇肝,息风定颤,方选定振丸化裁。药物如下:生地黄 15 克,熟地黄 15 克,当归 12 克,川芎 10 克,生白芍 15 克,防风 10 克,白芷 10 克,炒蜂房 10 克,天麻 10 克,炒僵蚕 12 克,煅珍珠母 30 克,生龙骨 30 克,生牡蛎 30 克,炙甘草 10 克。6 剂,水煎服,日 2 次。二诊患者诉手颤抖明显减轻,右手指麻木感消失,情绪较前明显好转,纳眠可,二便正常,舌淡红,苔薄白,脉沉细。守上方 10 剂。后电话随访,手颤症状消失,情绪良好,右手麻木、右前臂酸沉感基本消失。

按:本案系西医的特发性震颤,以肢体震颤为唯一运动障碍表现,无肢体无力及肌张力增高,伴有烦躁、情绪低落等情志障碍,中医辨为颤证,阴虚风动型。年老体虚,肝肾失养,肝肾乙癸同源,水不涵木,阴血亏损,则筋脉失养,复加情志不遂,肝郁化火,虚阳扰动,导致肢体拘急颤动。在本案中具体表现为肢体颤摇,腰膝酸软,心烦失眠,大便秘结,舌苔少,脉细数。以滋阴息风为治本之总纲,以生熟地黄为君,《本经逢原》言生地黄"阴虚火旺之症,宜生地黄滋阴退阳";《本草从新》言熟地黄"滋肾水,封填骨髓,利血脉……一切肝肾阴亏,虚损百病,为壮水之主药"。取二地培育真阴,肝肾同补,则肝阴得复,虚阳自潜;以当归、川芎、白芍入肝经养血活血,助肝肾阴血得复,以为臣药;生龙骨、生牡蛎、珍珠母镇肝潜阳;防风、白芷、天麻、僵蚕以祛风定痉,共为佐使;炙甘草调和诸药。药证和合,标本兼顾,方收良效。

40. 鞘膜积液(水疝,气滞水停案)

董某,男,4 岁 10 个月,2015 年 6 月 20 日初诊。家长代诉:左侧阴囊肿大 2 年余。初病时未引起家长注意,2 年来阴囊肿大进行性加重,曾于当地医院就诊,诊断为鞘膜积液,泌尿外科建议先尝试服用中药治疗,无效则手术治疗。遂寻求中医诊治,来诊时症见左侧阴囊肿如鸡蛋大小,晨起肿稍减轻,余无不适,舌淡红,苔薄白,脉弦滑。西医诊断:鞘膜积液,中医诊断:水疝,证属气滞水停。治以疏肝理气,温阳利水。自拟方:荔枝核 10 克,橘核 10 克,川楝子 6 克,桂枝 6 克,茯苓 15 克,车前草 15 克,炙甘草 6 克。6 剂,每日 1 剂,分两次温服。复诊:上方服尽,左侧阴囊肿势较前明显减轻,余无不适,上方加牡蛎 15 克、小茴香 6 克,续服 40 余剂,阴囊肿大完全消失,随访 3 个月未见复发。

按:本案初诊时曾先后服用五苓散、金匮肾气丸化裁汤剂,收效不显。后想到侍诊毛德西教授时,毛老师喜用经络辨证方法,本患儿阴囊肿大,《儒门事亲》指出:"诸疝皆归肝经""惟厥阴主筋,故为疝者,必本之厥阴"。因此,治疗转为疏肝理气,温阳利水为法,方剂以毛老师常用药对荔枝核、橘核为基础方,以疏肝理气、软坚散结,另加桂枝、川楝子、车前草等以温阳、疏肝、利水,不想一服即收立竿见影之效。二诊另加牡蛎、小茴香以软坚散结,疏肝利水,前后共服药40余天,水肿全消,使患儿免于手术之苦。

第五章　中药静脉制剂的辨证使用

中药静脉制剂是将单味或复方中药按照现代生产工艺、质量标准运用提取、合成等方法制成的静脉给药剂型,它大大地方便了患者用药,丰富了中药的给药途径,提高了中医抢救急危重症的应急能力,是中医向标准化、规范化、现代化迈出的重要步伐。虽然目前中药静脉制剂尚存在输液反应等安全问题,以及研发时处方是否符合中医基本理论等争议,但不可否认的是,它是中医向剂型现代化迈进的积极探索,提高了中医抢救急危重症的参与程度。另外一个需要注意的问题是中药静脉制剂的使用问题,以常见的心脑血管疾病所使用的活血化瘀类中药为例,若以药理作用看,基本都是降低血黏度,抗血小板聚集,改善血流变等作用,但按照中医基本理论,同样为活血化瘀类中药的川芎和丹参,在性味、归经、主治功效等方面会有很大区别。我所跟随的多位老师都认为既然是中药制剂,就应该依据处方组成,按照中医理论,辨证使用,像张学文教授、郑绍周教授、李鲤教授就多次在讲座时或论文中或在专著中专门论述,中药静脉制剂应该按照中医对患者辨病辨证的结果,参照药物配方、主治功效,依据中医理论辨证使用,而药理研究结果对我们只是一个参考。多年来,在多位老师的影响指导下,我们河南中医药大学第一附属医院脑病医院在使用中药静脉制剂时,基本坚持以中医理论为指导,辨证使用,目前已经基本形成较为固定的临床规范,经多年临床观察,确可提高临床疗效。兹将这方面在多位老师指导下的运用体会介绍如下,供同道参考。

1. 灯盏细辛注射液

灯盏细辛注射液为灯盏细辛经提取酚酸类成分制成的灭菌水溶液,主要含野黄芩苷和总咖啡酸酯。原药为菊科植物灯盏细辛(短葶飞蓬)的全草,又名灯盏花(《云南中草药》)、东菊(《云南中草药选》)等。性味:甘温(《云南中草药》);辛,微温(《云南中草药选》);辛、微苦,温(《简明中医词典》)。功用主治:散寒解表,活血舒筋,止痛,消积。治感冒,头痛鼻塞,风湿痹痛,瘫痪,急性胃炎,小儿疳积,跌打损伤等。《广西药植名录》:治小儿头疮。《云南中草药》:发表散寒,健脾消积,消炎止痛。《云南中草药选》:散寒解表,止痛,舒筋活络。

治牙痛,急性胃炎,高热,跌打损伤,风湿痛,胸痛,疟疾,小儿麻痹后遗症,脑炎后遗症之瘫痪,血吸虫病等。而该药说明书介绍其功能主治为:活血祛瘀、通络止痛。用于瘀血阻滞,中风偏瘫,肢体麻木,口眼㖞斜,言语謇涩及胸痹心痛;缺血性中风、冠心病心绞痛见上述证候者。受药研发时适应病种、证型的限制,说明书主治病种较原生药使用地区明显减少,药物性味也未提及,多位老师结合其性味辛温,功能散寒解表,活血舒筋,化食消积,故对于风寒外袭之口僻,痰湿蒙窍之中风昏迷、肢体瘫痪,寒湿阻滞之风湿痹痛,痰浊闭阻之胸痹心痛均有良好疗效。

(1)面神经炎　王某,女,25岁。2012年4月6日入院,主诉:口眼㖞斜2天。2天前受风后感右侧面部不适,逐渐出现闭眼不全,口角左㖞,鼓腮漏气,饮水外溢,遂来入院。查体:右侧抬眉无力,闭眼露白1~2mm,鼻唇沟变浅,提唇力弱,鼓腮漏气,舌淡黯,舌体胖大,苔白厚多津,脉沉细。诊为口僻病,风寒外袭证,予灯盏细辛注射液40ml加液体静脉注射日1次,另予少量激素抗炎,甲钴胺营养神经,中药汤剂治以祛风散寒、化痰通络,并配合针灸治疗,前后共7天,症状完全消失出院。

(2)椎-基底动脉供血不足　叶某,女,46岁,2010年11月12日入院。主诉:发作性眩晕2年,再发加重1天。患者长期伏案工作,平时感颈项僵硬,肩背酸困。2年前出现发作性眩晕,视物旋转,恶心呕吐,头部活动时易诱发或加重,曾在多家医院住院治疗,查颈椎磁共振:颈椎反弓,椎间盘突出。经颅多普勒示:双侧椎动脉、基底动脉流速增快。经使用镇静、改善循环药物,病情可逐渐缓解,但反复发作。近期因工作劳累,1天前再次发作,症状基本同前且较重。入院后查体:昂埋头试验(+),昂白征(+),磁共振、经颅多普勒检查基本同前。患者不敢睁眼,时时欲吐,脘腹痞满,首重如裹,舌质黯,苔白厚腻,脉弦滑。西医诊断:椎-基底动脉供血不足;中医诊断:眩晕病,痰浊中阻证。予灯盏细辛注射液40ml加液体静脉注射以化痰降浊,另予葛根素注射液、西药扩张血管药物改善循环,中药汤剂以半夏白术天麻汤合桂枝加葛根汤息风化痰,舒筋通络,另辅以电脑中频颈部理疗,2天后症状基本缓解,10天后出院,后陪友人来门诊看病,诉此次治疗后已5年未反复。

(3)血管性痴呆　梁某,男,83岁,2014年11月20日入院。主诉:双下肢无力,进行性智能减退3年。患者有糖尿病、高血压病史18年,10年前患心肌梗死,5年前因右侧肢体无力住院,诊为脑梗死,经治疗病情完全缓解后出院。3年前因双下肢无力,记忆力减退,反应迟钝,二便时有失禁再次入院。查颅脑磁共振:脑桥、双侧基底节多发腔隙性梗死。诊为血管性痴呆、多发性脑梗死,予控制血糖、血压、调脂、抗血小板、改善微循环、促智等治疗,病情稍有缓解。3年来病情逐渐加重,现进展为双下肢行走拖地,生活能力下降,遂再次入院。查体:记忆力、计算力明显下降,双下肢肌力 V⁻ 级,双侧巴宾斯基征(+),舌淡黯,苔白腻,脉弦滑。西医诊断:血管性痴呆;多发性脑梗死;冠心病,心肌梗死;2型糖尿病;高血压病;中医诊断:中风痴呆,痰浊蒙窍。基础治疗同前,并静脉注射灯盏细辛注射液、奥拉西坦注射液,中药汤剂治以化痰逐瘀,醒脑开窍,方由导痰汤化裁,并辅以改善脑循环、艾灸关元等治疗,共治疗21天,病情明显缓解,出院时行走较轻快,言语流利,记忆力、计算力明显好转,二便基本控制,出院后,门诊定期随访,病情较为稳定。

(4)坐骨神经痛 范某,女,69岁,2012年12月28日入院。主诉:右下肢疼痛3天。患者原为纱厂工人,素有腰椎病、颈椎病病史,时感颈项僵硬,腰骶酸困疼痛,不能久站久行。入院3天前劳累后,出现右下肢麻木、疼痛,自臀部至小腿放射样痛,伴沉困感,晨轻暮重,受冷尤甚。入院查体:右侧臀横纹、腘横纹压痛明显,直腿抬高试验阳性,腰椎磁共振示:$L_{4\sim5}$、$L_5\sim S_1$椎间盘右后突出。舌淡黯,苔白厚,脉弦细。西医诊断:坐骨神经痛,中医诊断:痹证,寒湿痹阻。予灯盏细辛注射液40ml加液体静脉注射,以化湿通络,β-七叶苷钠针、布洛芬片消炎止痛,B族维生素营养神经,辅以针灸、电脑中频腰部理疗,中药汤剂治以强腰壮膝,化痰通络,方由独活寄生汤化裁。一周后,疼痛基本缓解,可以下床走路,2周后,疼痛完全消失出院。3年后,因血压升高来门诊就医,诉右下肢疼痛未再反复。

此外,对于中风昏迷,肢体偏瘫、疼痛,冠心病心绞痛,头痛,三叉神经痛等属痰湿、痰浊为患,临床舌象表现为淡或淡黯,舌体胖大,有齿痕,苔白腻或白厚者,临床运用灯盏细辛针静滴也均有较好效果。

2. 醒脑静及清开灵注射液

醒脑静注射液处方由麝香、冰片、栀子、郁金等组成,是在传统名方安宫牛黄丸基础上加减,利用现代制药工艺制成的中药注射剂。具有清热解毒,凉血活血,开窍醒脑等作用,临床用于气血逆乱,脑脉瘀阻所致中风昏迷,偏瘫口喝;外伤头痛,神志昏迷;酒毒攻心,头痛呕恶,昏迷抽搐,脑栓塞,脑出血急性期,颅脑外伤,急性酒精中毒见上述症状者。安宫牛黄丸系温病名方,乃"三宝"之首,具有清热开窍,豁痰解毒作用,主治温热病热邪内陷心包,痰热壅闭心窍而见高热烦躁、神昏谵语,以及中风昏迷、小儿惊厥属邪热内闭者。临床上凡见发热、神昏、舌红、苔黄属痰热为患者，辨证使用多可获效。

清开灵注射液亦是在安宫牛黄丸基础上加减化裁，并运用现代工艺制成的静脉制剂，主要成分为：胆酸、珍珠母（粉）、猪去氧胆酸、栀子、水牛角（粉）、板蓝根、黄芩苷、金银花等。其药物说明书适应证言其可清热解毒，化痰通络，醒脑开窍。用于热病神昏，中风偏瘫，神志不清，亦可用于急慢性肝炎、乙型肝炎、上呼吸道感染、肺炎、高热，以及脑血栓形成、脑出血见上述证候者。二者处方来源相同，功效近似，醒脑静中含麝香、冰片，故醒脑开窍作用强于清开灵，二者均可用于痰热为患的神昏、失语、饮水呛咳诸症。

（1）脑出血　郭某，男，52 岁，因言语不利，右侧肢体无力 1 小时于 2001 年 5 月 5 日入院。入院 1 小时前活动中突感右侧肢体麻木、无力，站立不稳，家属发现其口角㖞斜，言语不清，遂来入院。查体：右侧鼻唇沟变浅，伸舌右偏，不全运动性失语，右侧肢体肌力Ⅲ级，右巴宾斯基征（+），舌质红，苔黄腻，脉弦滑。颅脑 CT 示：左侧基底节出血。入院后，予醒脑静针 20ml 加液体静脉注射日 2 次，另予脱水、降低颅内压、营养支持治疗，中药汤剂以黄连温胆汤加减，另辅以针灸治疗日 1 次。入院第 3 天患者出现嗜睡，右侧肢体肌力减为Ⅱ⁻级，继续治疗一周后，意识完全正常，肢体肌力逐渐恢复，至入院 25 日，患者肌力完全恢复，言语自觉稍费力，病告痊愈出院。

（2）丘脑梗死　李某，男，47 岁，因多寐、反应迟钝 3 天于 2017 年 4 月 17 日入院。既往曾发生 2 次脑梗死，患高血压病多年。3 天前家属发现其反应迟钝，少言寡语，睡眠增多，每天睡眠超过 10 个小时，怠惰嗜卧，时时欲寐，遂来入院。急查颅脑磁共振、磁共振弥散加权成像序列提示：急性右侧丘脑梗死。舌质红，苔黄厚腻，脉弦滑。予醒脑静针 30ml 加液体静脉注射日 1 次，另予降压、抗血小板、调脂、改善循环，及神经营养剂，并予中药汤剂及针灸治疗，一周后，睡眠明显减少，精神好转，2 周后，病情基本完全恢复出院。

（3）乙型脑炎　高某，女，在校学生，23 岁，因智能下降 2 月于 2006 年 9 月 20 日入院。患者入院 2 个月前受凉后出现发热、抽搐，意识丧失 6 小时，在当地医院行腰穿，颅脑 CT、磁共振检查等，诊为乙型脑炎，经抗病毒、脱水、营养脑细胞等治疗，病情好转，但遗留有智能障碍，转来我院。入院时查体不能完全配合，记忆力严重下降，不能计算，问答欠切题，时发急躁，纳食少，睡眠多，时时欲寐，二便如常，舌质红，苔黄腻，脉弦细滑。治疗予醒脑静针 30ml 加液体静脉注射日 1 次，另予改善循环、营养神经等治疗，中药汤剂治以化痰醒脑开窍，方由黄连温胆汤加减，并配合针灸等治疗。2 周后，情绪基本可以完全控制,睡眠减少,4 周时,自知力完全恢复,记忆力、计算力稍好转,6 周时,除记忆力较病前仍差外,余症基本恢复,病情显著好转出院。

（4）一氧化碳中毒　李某,女,72 岁,2003 年 1 月 15 日入院。主诉:头痛头晕、恶心呕吐 1 小时。患者房间中有煤炉,门窗密闭,晚 11 点左右准备睡眠时,感头痛,头晕,周身乏力,恶心呕吐,急唤家人,打开门窗,并将其移至通风处,仍诉头痛头晕,频繁呕吐,故来入院。入院时见烦躁不安,查体欠配合,问答欠切题,诉头痛,头晕,周身乏力,双侧巴宾斯基征(+),舌质红,苔黄腻,脉弦滑数。立即予以吸氧,高压氧治疗日 1 次,液体予清开灵针 40ml 入液体静脉注射日 1 次,甘露醇脱水降低颅内压,细胞色素 C 改善脑代谢,并针灸及中药汤剂治疗。1 天后头痛头晕缓解,仍感乏力、欲呕,2 周后症状完全消失,4 周时诸症全消出院,一年后随访未见迟发性脑病。

3. 黄芪注射液

黄芪注射液主要为中药黄芪提取制成,功能益气养元,扶正祛邪,养心通脉,健脾利湿。用于心气虚损、血脉瘀阻之病毒性心肌炎、心功能不全及脾虚湿困之肝炎。治疗细胞免疫功能低下的慢性肝炎和慢性活动性肝炎,效果良好,也可用于白细胞减少症及血小板减少性紫癜以及慢性肾炎、肾病综合征和糖尿病肾病等。其原药黄芪性甘微温,归肺、脾经,功能补气升阳,益卫固表,托毒生肌,利水消肿。临床凡肺脾气虚所致病证均可辨证使用。

（1）习惯性感冒　王某,女,52 岁,2002 年 6 月 14 日初诊。主诉:恶寒身痛 2 月余。患者平素畏寒易感,2 月前受凉后出现咳嗽,流清涕,恶寒,身痛,在社区门诊静脉注射、口服药物治疗半月,咳嗽、流涕等症消失,仍恶寒,周身关节酸痛,遇寒加重,虽近夏季,仍戴帽,穿毛衣前来就诊,舌质淡,苔白润,脉沉细。西医诊断为习惯性感冒,中医诊断为阳虚感冒。治以温阳解表,方由再造散加减化裁,并嘱于社区门诊每日黄芪注射液 20ml 加液体静脉注射日 1 次。1 周后恶寒身痛等症基本消失,继续用药 1 周诸症全消,体质较前明显增强,衣着基本转为常人。

（2）特发性水肿　李某,女,39 岁,2004 年 4 月 5 日初诊。发作性眼睑、四肢浮肿 4 年。患者 4 年前过度劳累后出现双侧上睑、双手、双足踝以下浮肿,曾在多家医院诊疗,未见明显器质性异常,按特发性水肿服用利尿类药物,使用数天,水肿消失,停药数日,或稍感劳累后,水肿再发。平素自感乏力,腰骶酸困,畏寒肢冷,纳食、睡眠、二便如常,舌质淡,苔薄白,脉沉细。西医诊断为特发性水肿,中医诊断为浮肿,肺脾肾虚、气虚水停。治以温阳利水,方由济生肾气汤加减,另嘱在社区门诊每日以黄芪注射液 20ml 加液体静脉注射日 1 次。3 天后眼睑浮肿明显减轻,1 周后全身水肿消失,自觉精神较前明显好转,2 周后停药。以后浮肿很少发作,或劳累后出现轻度浮肿,不需服药,休息后可自行消失。

(3) 脑梗死　王某,男,45 岁,2009 年 12 月 7 日初诊。左侧肢体活动不遂 1 月。患者 1 月前因左侧肢体无力至市某医院住院,肢体无力逐渐加重,至完全软瘫,查颅脑 CT:右侧基底节梗死,经静脉注射、口服药物 4 周,肢体肌力恢复至上肢上抬平胸,可独立行走,下肢拖地,伸舌左偏,口角流涎,患肢浮肿,形体肥胖,舌体胖大,舌淡黯,苔白润,脉沉细。西医诊断:脑梗死;高血压病;中医诊断:中风,气虚血瘀证。治疗除降压、抗血小板、调脂外,中医治以益气活血,方由补阳还五汤加减,并嘱在社区门诊每日静脉注射芪注射液 30ml,日 1 次,另营养脑细胞等药物,2 周后患肢功能明显好转,上肢上举过头,下肢基本正常,浮肿消失,继续加减用药 2 周,除左手指稍欠灵活外,余症基本接近正常。

4. 参麦注射液、生脉注射液、参附注射液

参麦注射液主要药物组成为红参、麦冬,功能主治为益气固脱,养阴生津,生脉。用于气阴两虚型之休克、冠心病、病毒性心肌炎、慢性肺心病、粒细胞减少症。能提高肿瘤病人的免疫功能,与化疗药物合用时,有一定的增效作用,并能减少化疗药物所引起的毒副反应。生脉注射液的主要药物为红参、麦冬、五味子,功能主治为益气养阴,复脉固脱。用于气阴两亏,脉虚欲脱的心悸、气短、四肢厥冷、汗出、脉微欲绝及心肌梗死、心源性休克、感染性休克等具有上述证候者。参附注射液主要药物为红参、附片,功能回阳救逆,益气固脱。主要用于阳气暴脱的厥脱症(感染性休克、失血性休克、失液性休克等);也可用于阳虚(气虚)所致的惊悸、怔忡、喘咳、胃疼、泄泻、痹证等。参麦注射液和生脉注射液处方均来源于李东垣《内外伤辨惑论》的生脉散,原方由人参、麦冬、五味子组成,功能益气生津,敛阴止汗,主治暑热汗多、耗气伤液及久咳肺虚、气阴两伤所致诸证。两方之中参麦注射液由红参、麦冬组成,生脉注射液由红参、麦冬、五味子组成,较参麦注射液多五味子一味,故敛肺止汗养阴之功略强。参附注射液处方来源于参附汤,原方由人参、熟附子、生姜、大枣组成,功能回阳、益气、固脱。治元气大伤,阳气暴脱,症见手足厥冷,汗出,呼吸微弱,脉微等。参附注射液取红参、附子两味主药,益气回阳作用强于参麦与生脉注射液。

（1）低颅压性头痛　于某,女,36 岁,以发作性头痛 3 月为主诉于 2017 年 3 月 10 日入院。患者 3 月前过度劳累后出现发作性头痛,以前额、后枕部明显,隐隐钝痛,平卧减轻,劳累、久站后发作或加重,曾在某医院住院行腰椎穿刺,诊为低颅压头痛,静脉注射生理盐水每日约 1000ml,一周后好转出院。半月后,头痛又作,症状如前,转来我院。入院见身体消瘦,面色不华,少气乏力,自诉头痛隐隐,测血压 95/60mmHg,纳食差,睡眠、二便如常,舌红少苔,脉沉细。西医诊断:低颅压头痛;中医诊断:头痛,气阴两虚证。治疗予生脉注射液 60ml 加液体静脉注射日 1 次,并羟乙基淀粉针静脉注射扩容,中药汤剂予升阳益胃汤合生脉散加减。一周后精神较前好转,头痛、乏力等症明显减轻,测血压升至 110/70mmHg,原方案随症加减治疗 3 周,头痛未再发作,乏力、纳差诸症消失,血压稳定在 120/75mmHg 左右,精神大为好转出院。

（2）病毒性心肌炎　邢某,女,31 岁,因发作性心悸、气短 1 年,加重 3 天于 2001 年 6 月 19 日入院。患者平素体弱易感,1 年前出现发作性心悸、气短,劳累时易作,查心电图提示频发房性、室性期前收缩,服辅酶 Q10、生脉饮等,病情仍时作时止,近期工作过于劳累,3 天来心悸、气短加重,静坐时心悸亦频繁发作故来入院。入院时见精神萎靡,少气乏力,面色不华,时感心悸,纳食差,睡眠可,二便调,舌质红,少苔,脉细数不调。心电图示:频发室性期前收缩。西医诊断:病毒性心肌炎;中医诊断:心悸,气阴两虚证。治疗予生脉注射液 40ml 加液体静脉注射日 1 次,并极化液营养心肌,中药汤剂以四参安心汤加味化裁。一周后心悸、气短较前好转,心脏期前收缩较前明显减少,继以本方案加减治疗 3 周,心悸等症消失。24 小时动态心电图示:24 小时室性期前收缩 128 个,病情明显好转出院。

（3）血管迷走性晕厥　刘某,女,37 岁,2003 年 10 月 24 日入院。主诉:发作性意识丧失 2 年。患者于 2 年前不明原因出现发作性意识丧失,多于行走时发生,意识丧失前感心中不适,继则全身乏力,意识丧失,跌倒,多次跌伤,意识丧失时间持续数秒即可恢复,不伴肢体抽搐、二便失禁,平均每月发作 1 次,夏天次数略多于冬季。为明确诊断特来入院。入院时见体态偏瘦,精神较差,自诉常感乏力,面色不华,纳食可,睡眠、二便如常,月经后期,量少色淡,舌淡红,苔薄白,脉沉细。入院后查动态血压、动态心电图、心脏彩超、胸部 CT、脑电图均未见异常,直立倾斜试验阳性,提示血管迷走性晕厥血管型。西医诊断:血管性晕厥;中医诊断:厥证,清阳不升。治疗予生脉注射液 60ml 加液体静脉注射日 1 次,低分子右旋糖酐 250ml 静脉注射日 1 次,中药汤剂以升阳益胃汤加减,并每日艾灸关元等穴位,共治疗 28 天,精神较前明显好转,自觉有力,面色红润,继服中药汤剂出院。出院后 2 年内晕厥未再发生,仅时感头晕、乏力,站立休息数秒即可缓解。

（4）脑出血（脱证）　王某,女,72 岁,因突发意识障碍伴恶心呕吐 1 小时于 2000 年 1 月 19 日入院。患者于入院前 1 小时活动中,家人突然发现其倒地,言语不能,初尚有眼神示意,数分钟后呼之不应,呕吐胃内容物,小便失禁,急来入院,测血压 200/120mmHg,中至重度昏迷,重度疼痛刺激有轻微反应,右侧肢体软瘫,急查颅脑 CT 示:左侧基底节出血,出血量约为 70ml,少量破入脑室,侧脑室、丘脑受压变形。急行微创颅内血肿清除术,排出瘀血约 40ml,予心电监护,持续吸氧,液体予醒脑静、甘露醇及抗炎、水电平衡治疗。患者入院 6 小时后,突然出现呼吸时有暂停,血压下降,逐渐至 95/55mmHg,周身汗出,脉搏细数,急予气管插管,辅助呼吸,液体予参附针 60ml 加液体持续静脉注射,1 天后,呼吸平稳,血压稳定在 120/75mmHg 左右,逐渐脱机,减少参附用量,加用醒脑开窍中药汤剂,方由黄连温胆汤加减,前后共治疗 8 周,至出院时,可独立行走,言语稍欠流利,右手可持物。

（5）多发性脑梗死（肾精亏虚）　张某,男,85 岁,2017 年 3 月 18 日入院。主诉:双下肢无力 5 年,加重 1 周。患者患高血压病多年,10 年来反复发生多次脑梗死,近 5 年规律服用降压、抗血小板、调脂药物,脑梗死未再发生,但逐渐出现双下肢无力,行走拖地,腰酸腰痛,畏寒,夜尿多,每晚小便 6~7 次,舌淡黯,苔白厚,脉沉细。西医诊断:多发性脑梗死;高血压病。中医诊断:缺血性中风,肾精亏虚证。治疗予参附针 40ml 加液体静脉注射日 1 次,另予改善循环、营养神经等治疗。中药汤剂以右归丸加减化裁,并艾灸关元等穴位。1 周后,下肢无力、腰酸畏寒症状减轻,夜尿减为每晚 4~5 次,继续加减治疗 2 周,至出院时,夜尿减至每晚 2~3 次,可独立行走数百米,腰酸腰痛偶作,精神明显好转。

5. 参芪扶正注射液

参芪扶正注射液其主要药物组成为党参、黄芪,功能主治为益气扶正,用于肺脾气虚引起的神疲乏力,少气懒言,自汗眩晕;肺癌、胃癌见上述证候者的辅助治疗。本药辨证的关键在于肺脾气虚,除上述病证外,笔者尚根据上述功用尝试于其他疾病的治疗,效果尚好。

（1）血管性痴呆　李某,女,75 岁,因"双下肢无力,小便失禁 1 月余"于 2000 年 12 月 20 日入院。患者有高血压病史 10 余年,未规律用药,10 年来先后 3 次发生脑梗死,经过治疗病情均基本缓解,1 月前家属发现其反应迟钝,小便失禁,再次入住某院,颅脑 CT 提示:双侧基底节多发腔隙性梗死,共治疗 1 月,反应迟钝稍好,仍饮水时呛,双下肢无力,站立不稳,小便失禁,转来我院。入院时见呆钝面容,口涎时出,计算力差,家属代诉饮水时呛,小便失禁,不欲站立、行走,舌淡黯,苔白厚,脉沉细。西医诊断:血管性痴呆,多发性脑梗死,高血压病。中医诊断:中风痴呆,脾肾两虚证。《丹溪心法·中风》载"遗尿属气虚,以参芪补之。"故予参芪扶正注射液 250ml 日 1 次静脉注射,用药 10 天后,精神明显好转,流涎、呛咳显著减少,小便时知道示意,搀扶下可行走数十米,3 周后,小便基本自主,可独立行走,智能明显恢复,流涎、呛咳诸症消失。

（2）重症肌无力　李某,女,42 岁,因右侧上睑下垂 2 年,再发 1 月于 2012 年 9 月 20 日入院。患者 2 年前因右侧上睑下垂、视物成双在某医院诊为重症肌无力、胸腺瘤,行胸腺瘤切除术,并口服溴吡斯的明、泼尼松,病情完全控制出院。出院后继服上述 2 种药物,1 年后减为溴吡斯的明维持,病情尚稳定,1 月前过度劳累后,右上睑下垂再发,并视物成双,加用泼尼松后,病情仍无缓解故来本院。入院时见精神差,神疲乏力,右侧上睑下垂,眼球中间位,各向运动减弱,饮食、睡眠、二便如常,舌质淡,苔白多津,脉沉细。西医诊断:眼型重症肌无力;中医诊断:睑废,中气不足证。曾有文献报道,邓铁涛教授善用补中益气汤重用黄芪治疗本病效果显著,与本院胸外科一西医老师交流时,他讲平时就给病人开重剂黄芪、党参两味药煎服,疗效很好。受其启示,予患者参芪扶正注射液 250ml 静脉注射日 1 次,中药汤剂予补中益气汤加味,重用黄芪,2 天后患者症状明显好转,上睑已可抬起,视物成双消失,继续用药 2 周停激素、溴吡斯的明,病情无反复,精神明显好转出院。

（3）慢性疲劳综合征　李某,女,47 岁,以周身乏力 8 月余为主诉于 2015 年 11 月 12 日首诊。患者平素心理压力较大,近 8 月因工作任务重,长时间加班,出现周身乏力,四肢倦怠,工作效率低下,注意力不集中,精神差,时时欲寐,入睡困难,经休息上述症状不得缓解,面色虚浮,精神委顿,纳差能消,大便溏薄,月经后期量少,舌质淡,苔白厚,脉沉细。西医诊断:慢性疲劳综合征;中医诊断:虚劳,肺脾气虚证。中药汤剂以升阳益胃汤加味化裁,并嘱于社区门诊静脉注射参芪扶正注射液 250ml,日 1 次,1 周后,神疲乏力诸症大减,再用药 1 周,诸症基本完全消失,遂停药,并嘱平时注意劳逸结合。

6. 血塞通注射液（血栓通注射液等）

本品为中药三七的主要成分三七总皂苷制剂,原药为五加科多年生草本植物三七的根,性味甘、微苦,温,归肝胃经,功能化瘀止血,活血定痛。其药物说明书介绍其功能主治为活血祛瘀,通脉活络。用于中风偏瘫,瘀血阻络证;动脉粥样硬化性脑梗死、脑栓塞、视网膜中央静脉阻塞见瘀血阻络证者。药理研究表明,三七具有明显的延缓衰老作用,临床用于老年体虚患者,有滋补强壮作用。

(1)外伤性硬膜下血肿 王某,男,47岁,因头晕头痛2周,加重伴恶心呕吐1天于2012年12月24日入院。患者2周前跌倒后,右额颞部出现一血肿,约4cm×4cm大小,并感头钝痛、头晕,微感恶心。1周后头皮血肿逐渐消失,头晕、头痛逐渐加重,1天前出现恶心呕吐,急来入院,查颅脑CT:提示右侧额、顶叶见新月样混杂密度影,侧脑室体明显受压,中线结构左侧移位。西医诊断:硬膜下出血;中医诊断:头痛,瘀血阻窍证。急予微创血肿清除术,排出瘀血约50ml,另予血塞通注射液500mg加液体静脉注射日1次,甘露醇脱水降低颅内压,并营养支持治疗,中药汤剂以通窍活血汤加味化裁。3天后复查颅脑CT,提示硬膜下积液显著减少,中线结构恢复正常,未见新鲜出血。头晕、头痛等症明显减轻,一周后拔除引流管,2周时临床症状消失,复查CT,硬膜下积液基本消失,痊愈出院。

(2)冠心病心绞痛 刘某,男,72岁,因活动时胸闷痛3年,加重3天于2001年1月26日入院。患者既往有高血压、糖尿病史多年,规律服用降糖、降压药物,血压、血糖控制尚好。3年前开始出现活动时左胸闷痛,呼吸闷窒,每次持续数分钟,休息数分钟后可自行缓解。逐渐发展为休息不易缓解,口服"阿司匹林""他汀""硝酸异山梨酯""酒石酸美托洛尔"等药后,疼痛发作减少,程度减轻。近3天来,因天气寒冷,患者自觉胸闷、胸痛明显加重,稍动即作,并自觉四肢发凉,腰背酸困疼痛,纳食、睡眠可,夜尿多,每晚4~5次,舌淡黯,苔薄白,脉弦细。治疗除上述口服药物,另予血塞通注射液500mg加液体静脉注射日1次,并硝酸甘油、极化液改善循环,营养心肌,中药汤剂以血府逐瘀汤加味化裁。一周后,胸闷、胸痛明显好转,可在室内慢步活动,腰酸肢冷等症亦显著减轻,夜尿减少。继续用药2周,胸闷、胸痛未再发作,活动时偶感短气,精神明显好转出院。

(3)急性腰扭伤 王某,男,38岁,因右侧腰部疼痛、活动受限3小时于1999年12月17日入院。患者于入院前3小时抬举重物时,转动身体过猛,突感右侧腰部剧痛,急中止活动,左侧平卧休息。左侧平卧固定位尚好,站、坐、立位,活动腰部即感右侧腰部剧痛,遂来入院。入院时见急性痛苦面容,左侧被动卧位,腰部活动受限,L$_5$~S$_1$右侧棘突旁压痛明显,腰部CT:未见明显异常。治疗予血塞通注射液 500mg 加液体静脉注射日 1 次,并神经妥乐平、布洛芬等消炎镇痛,营养神经,针灸后溪对合谷透刺,中药汤剂以复元活血汤为基础方加减。1 周后,腰痛明显减轻,已可下床缓慢活动,继续治疗 1 周,疼痛基本完全消失,活动自如出院。

7. 刺五加注射液

刺五加为五加科植物刺五加的根及茎,分布于河北、山西及东北地区。辛,微苦,温。入脾、肾、心经。功能补肾强腰,益气安神,活血通络。治肾虚体弱,腰膝酸软,小儿行迟,脾虚乏力,失眠多梦,健忘,胸痹疼痛,风寒湿痹,跌打肿痛等。其作用与人参相似,故有学者认为可作为人参的代用品。本品能增加机体对有害刺激的非特异性抵抗力,如抗疲劳、减轻寒冷、灼热、X 线照射等对机体的损伤。其注射剂所含主要成分为总黄酮,功能主治为平补肝肾,益精壮骨。用于肝肾不足所致的短暂性脑缺血发作、脑动脉硬化、脑血栓形成、脑栓塞等。亦用于冠心病、心绞痛合并神经衰弱和更年期综合征等。笔者曾见多位老师依据该药性味、归经、主治功能,用治于中风、眩晕、坐骨神经痛等多种病证,使用要点是辨证属肝肾不足,依证使用临床多可取得良好效果,笔者在临床中也常常据此辨证使用,临床效果确属满意。

(1) 血管性痴呆　陈某,男,82 岁,2001 年 7 月 14 日入院。主诉:双下肢无力,小便失禁,反应迟钝半年。患者有高血压病史多年,血压控制不良,入院前 3 年内先后 3 次患脑梗死,经住院治疗,病情基本缓解。半年前出现双下肢无力,行走拖地,小便控制力差,时有失禁,病情逐渐加重,渐至几乎不能独立行走,小便时时失禁,并出现反应迟钝,大便时有失禁,故来入院。查体:理解力、记忆力下降,双下肢肌力 V$^-$ 级,双侧巴宾斯基征(+)。颅脑 CT:双侧基底节多发腔隙性梗死。舌黯红少苔,脉沉细。西医诊断:血管性痴呆;中医诊断:中风痴呆,辨证为肝肾亏虚。治疗予以控制血压、抗血小板药物口服,并静脉注射刺五加注射液 40ml 每日 1 次,滋补肝肾,胞二磷胆碱注射液营养脑细胞,中药汤剂以地黄饮子加味,共治疗 21 日,记忆力基本恢复,行走基本恢复至病前状态,大便自主,小便偶有失禁,病情基本痊愈出院。

(2) 格林 - 巴利综合征　刘某,男,76 岁,2012 年 11 月 29 日入院。主诉:双下肢无力 1 月。1 月前患者上呼吸道感染后出现双下肢腓肠肌痛,双下肢无力,迅速加重,3 天后进展为四肢完全瘫痪并呼吸困难,在某医院查肌电图、腰椎穿刺,诊为急性格林 - 巴利综合征,予血浆置换治疗,并营养神经、改善循环等,共 27 天,病情明显减轻,为求进一步治疗,入住我科。现双下肢无力,勉强可以扶车行走,查体:双下肢肌力Ⅳ级,肌张力减低,腱反射减弱,病理征(−)。舌质淡,苔白稍腻,脉沉细。西医诊断:急性格林-巴利综合征;中医诊断:痿证,肝肾亏虚型。治疗予 B 族维生素、神经节苷脂营养神经,静脉注射刺五加注射液 60ml 每天 1 次,并配合针灸、理疗及口服中药汤剂。1 周后,患者双下肢无力逐渐好转,2 周时已可独立行走,步态仍较蹒跚,4 周时肌力基本恢复,轻瘫试验(−),步态完全正常,仅自感双下肢稍乏力,嘱出院后适当锻炼,带药出院。

(3) 坐骨神经痛 王某,女,63 岁,退休教师,2013 年 10 月 25 日入院。主诉:右下肢疼痛 3 天。1 周前过度劳累,3 天前出现右下肢酸痛,伴麻木感,腰骶酸困,右下肢无力,晨起尚好,久坐、行走后症状加重,剧烈咳嗽时,疼痛自臀部向下肢放射。入院查体,右下肢轻瘫试验阳性,抬举患肢,患侧腰部、腘窝牵拉疼痛,腰椎 MRI 检查示:L_{2-3}、L_{3-4}、L_{4-5}、$L_5 \sim S_1$ 椎间盘突出。舌黯红,苔薄白,脉弦细。西医诊断:坐骨神经痛;中医诊断:痹证,肝肾亏虚型。治疗予维生素 B_1 片、甲钴胺片、卡马西平片口服,营养神经,镇静止痛,静脉注射刺五加注射液 40ml,每日 1 次,β-七叶皂苷钠针每次 10mg,补益肝肾,通络止痛,并予以针灸、电脑中频等物理治疗。中药汤剂由独活寄生汤化裁,3 天后,疼痛诸症逐渐减轻,3 周后症状完全消失,带药出院。

(4) 慢性疲劳综合征 王某,女,45 岁,2003 年 4 月 13 日入院。主诉:多寐、周身酸困乏力半年。患者近 2 年工作压力过大,过度操劳,长期熬夜,半年前开始出现周身酸困乏力,极度疲劳感,工作效率低下,注意力难以集中,记忆力减退,多寐,每天睡眠近 10 小时,仍感困倦欲寐,双下肢酸困,稍作活动困倦症状加重,纳食、二便可,月经后期量少,舌淡红,苔薄白,脉沉细。西医诊断:慢性疲劳综合征;中医诊断:虚劳,肝肾亏虚型。治疗主要予以静脉注射刺五加注射液 60ml,每日 1 次,并配合口服中药滋补肝肾、补益气血药物,嘱适度放松休息,2 周后周身困倦症状明显好转,4 周时精神基本恢复正常,疲劳感完全消失,带药出院。嘱出院后注意劳逸结合,减轻心理压力,避免过度劳累,多次门诊复诊诉上述疲劳感未再发生。

8. 脉络宁注射液

脉络宁注射液处方由牛膝、玄参、石斛、金银花等药物组成,功能清热养阴,活血化瘀,主要用于血栓闭塞性脉管炎、脑血栓形成及后遗症、静脉血栓形成等病,此为药物使用说明书使用指导,诸位老师使用经验为:本药主要用于阴虚血瘀所致病证,伴有热毒征象,以下肢病变为主要临床表现者尤为适合,现结合老师并本人经验简要举例说明如下。

（1）红斑性肢痛症　刘某,男,35 岁,2004 年 7 月 18 日入院。主诉:发作性双下肢红肿疼痛 3 年,再发 1 天。患者 3 年前不明原因出现发作性双下肢红肿热痛,膝以下明显,疼痛呈灼热状,伴双下肢剧烈血管搏动感,常于夏季工作时发作,冷敷后疼痛、灼热感减轻。1 天前工作中再次发作,急来入院。入院查体:双下肢膝以下肿胀、潮红、触之肤温增高,口渴,便干,入睡困难,舌红少苔,脉弦细数。各项辅助检查无明显异常。西医诊断:红斑性肢痛症;中医诊断:痹证,阴虚血瘀型。治疗予布洛芬缓释片口服止痛,静脉注射脉络宁注射液 40ml 加液体日 1 次,中药汤剂治以凉血散瘀,解毒通络,方由桃红四物汤合五味消毒饮加味,2 天后红、肿、热、痛诸症明显减轻,2 周后痊愈出院。数年后陪其他病人门诊就诊,诉以后未再反复。

（2）丘脑梗死　邱某,男,63 岁,2003 年 12 月 7 日入院。主诉:右侧肢体灼热、疼痛半月。患者有高血压病史多年,规律服用药物,血压控制尚可。半月前外出旅行中,突感右侧肢体无力,遂至当地医院住院,查颅脑 CT 提示:左侧丘脑梗死,经 2 周治疗,肢体无力症状基本恢复,但遗有右侧肢体麻木,触碰灼热疼痛,转来我科住院。入院查体:右侧肢体触碰后,灼热、疼痛难忍,右巴宾斯基征(+),颅脑磁共振:左侧丘脑梗死。入院以来纳食、睡眠、二便如常,舌黯红,苔薄黄,脉弦细。西医诊断:丘脑梗死;中医诊断:中风,阴虚血瘀证。治疗予脉络宁注射液 40ml 加液体静脉注射日 1 次,以养阴化瘀通络,另予阿司匹林、氟伐他汀、神经生长因子调脂、改善循环、营养神经,中药汤剂治以滋阴活血,化瘀通络,方由双合汤加味,并予针灸、点刺放血等治疗。2 周后,症状明显好转,3 周时出院,门诊调理。1 月后,肢体灼热、疼痛基本消失,仅感肢端轻微麻木。

（3）闭塞性周围动脉粥样硬化症　王某,女,75 岁,就诊时间 2015 年 2 月 15 日。主诉:发作性双侧腓肠肌疼痛 1 月。患者有高血压、冠心病、脑梗死病史多年,平时规律服用降压、抗血小板、调脂药物,活动基本不受限制,生活自理,血压正常稳定。1 月前亲人去世,逐渐出现双侧腓肠肌疼痛,上 2 楼或行走 200~300 米即可诱发,休息数分钟疼痛缓解,活动增加,症状重复出现。既往检查,颅脑磁共振示:多发腔隙性梗死。心脏双源 CT 冠脉成像:多发血管中至重度狭窄。双下肢动脉血管成像:多支动脉多发混合斑块形成,中重度狭窄。触诊双侧足背动脉搏动减弱。自诉口干、乏力,纳食、睡眠如常,大便秘结,舌红少苔,脉弦滑。西医诊断:闭塞性周围动脉粥样硬化症;中医诊断:痹证,阴虚血瘀型。治疗嘱在社区诊所静脉注射脉络宁注射液 40ml 每日 1 次加液体,中药汤剂予养阴化瘀,方由生脉饮合桃红四物汤化裁,并嘱服阿司匹林、氯吡格雷抗血小板,瑞舒伐他汀强化降脂。2 周后,疼痛发作较前减轻,4 周后,慢步行走 1 公里前来就诊亦少有发作,后改为口服药物巩固疗效,门诊随访近 2 年,疼痛发作基本停止。

　　(4)不安腿综合征　梁某,男,72 岁,就诊时间 2014 年 8 月 4 日。主诉:发作性双下肢不适 3 月。患者原有高血压病史多年,3 年前曾患脑梗死,经治疗病情痊愈,平素规律服用降压、抗血小板、调脂药物,血压、血脂控制良好。3 月前出现发作性双下肢不适,膝以下明显,难以名状,晚上、睡眠中易作,常致睡中醒来,敲打、下床行走后即可缓解,但睡眠平卧后,双下肢不适常反复发作,严重影响睡眠。心烦急躁,纳食差,大便干,舌紫红少苔,脉细数。西医诊断:不安腿综合征;中医诊断:痹证,阴虚血瘀型。治疗予滋阴活血、养心安神,中药以血府逐瘀汤为主方并加木瓜、麦冬、五味子、牡蛎等药,并嘱患者于社区门诊静脉注射脉络宁注射液 40ml 加入液体中,日 1 次。1 周后,患者复诊诉:双下肢不适发作较前明显减少,程度大减,已基本不影响睡眠。药已中病,守方继进。守原方案继续用药 1 周,电话随访,双下肢不适感基本缓解,睡眠明显改善。

9. 大株红景天注射液

　　大株红景天注射液系采用现代工艺制成,其有效成分有红景天苷、红景天酚、红景天素、黄酮类等。其原药大株红景天,又称为藏地红景天、圣地红景天等,为景天科植物全瓣红景天,以根和根茎入药。《神农本草经》中被列为药中上品,"主养命以应天,无毒,多服久服不伤人",有"轻身益气、不老延年"之功效。《本草纲目》称"本草上品",主要有扶正固本、补气养血、清热润肺之功效。在藏医经典《四部医典》中记载其"清热、滋补元气、利气养血、能补肾、主周身乏力"。《中药大辞典》载其:性寒,味甘涩。治咯血,肺炎咳嗽,妇女白带。外用治跌打损伤,烫火伤。《中华本草》:寒,甘,涩,归肺经,主气虚体弱、病后畏寒、气短乏力、肺热咳嗽、咯血、白带腹泻、跌打损伤、烫火伤。在广泛的临床应用中,总结其功效为扶正固本、益气活血、通脉止痛、清热解毒,主治气虚血瘀、胸痹心痛、中风偏瘫和倦怠气喘等证。现代药理研究表明,大株红景天可有效提高超氧化物歧化酶,降低体内自由基对细胞的氧化损害,改善脂质代谢、血液流变学指标,降低血液黏度,抑制血栓形成,同时具有抗衰老、抗疲劳、抗缺氧、抗肿瘤及增强免疫的作用。

经长期临床应用大株红景天的实践经验总结,应用本药的主要病机为正气亏虚、血脉瘀阻。可广泛应用于脑梗死、冠心病心绞痛、急性冠脉综合征、慢性肺源性心脏病、糖尿病周围神经病变、动脉硬化闭塞症、慢性疲劳综合征等,病变符合气虚血瘀病机者。症见:神疲乏力,少气懒言,面色无华,兼见肢体麻木,胸胁刺痛,胸闷,咳喘,心悸不宁,或见头目昏沉,半身不遂,口舌喝斜,肢体痿废失用,舌淡,苔薄白或少苔,脉沉细弱或细涩。

（1）脑梗死　患者刘某,男,74岁,主因"左侧肢体麻木1周"为主诉入院。患者有高血压、冠心病病史多年,1周前无明显诱因出现左手麻木,未曾诊疗,1周来麻木症状逐渐加重,至我院门诊就治,以脑梗死为诊断收入我科。入院症见:神志清,精神差,左手麻木,双下肢无力,短气乏力,神疲倦怠,纳差,入睡困难,二便调,舌质黯红,见少量瘀点,苔薄黄,脉沉细稍滑。神经系统查体:双下肢肌力Ⅳ级,肌张力降低,左侧巴宾斯基征弱阳性。颅脑磁共振平扫提示:右侧丘脑梗死。西医诊断:丘脑梗死,高血压病3极(高危),冠状动脉粥样硬化性心脏病;中医诊断:中风,气虚血瘀证。给予大株红景天注射液10ml加液体静脉注射以益气化瘀通脉,同时联合羟乙基淀粉针扩充血容量,改善大脑灌注。中药予补阳还五汤加减以补气、活血、通络。用药5天,患者症状明显缓解,12天后,患者双下肢无力症状基本好转,左上肢麻木症状明显减轻,前臂麻木症状消失,遗有肩关节附近轻微麻木感。病情明显好转出院。

（2）运动神经元病　张某,女,49岁,以进行性言语困难伴舌体麻木3年,加重半年为主诉入院。3年前无明显诱因舌尖部发麻,症状持续,渐进加重,逐渐出现言语费力,口齿模糊不清,至北京某大学附属医院未能确诊。1年前舌体麻木伴有烧灼感并逐渐发展至舌前2/3,遇冷加重。2016年8月曾在我院住院治疗,当时查四肢及胸锁乳突肌肌电图提示:四肢肌肉神经源性损害。诊断为运动神经元病,肌萎缩侧索硬化症,经治好转出院。近半年来渐感言语费力,吐字不清,左侧上、下肢无力,门诊以运动神经元病收治入院。入院症见:言语不清,伴有鼻音,舌体麻木不适,偶有饮水呛咳,自感左侧上下肢乏力,纳眠可,二便正常,舌淡红,苔薄白,脉沉细涩。神经系统查体示:轻度构音障碍,左侧霍夫曼征、巴宾斯基征阳性。西医诊断:运动神经元病,肌萎缩侧索硬化症;中医诊断:痿证,阴阳两虚兼血瘀证。患者久病气衰,病及肝肾,阴阳两虚,结合舌脉兼有血瘀之象,符合气虚兼有血瘀证机,给予患者人株红景天针10ml加液体静脉注射,并甲钴胺针、四己糖神经节苷脂注射液营养神经治疗,中药治疗给予患者地黄饮子加减,同时配合针灸治疗。1周后症状显著控制,逐渐好转,住院14天,至出院时患者言语不利症状明显好转,鼻音消失,言语含混明显改善,语言表达清晰,接近常人。自诉左侧肢体乏力症状较入院时大幅改善,好转出院。

（3）冠心病、椎 - 基底动脉供血不足　刘某,男,67岁,以发作性胸闷伴头晕、乏力1周为主诉入院。患者既往有冠心病、高血压、脑梗死病史多年。1周前无明显诱因出现胸部闷痛,气短乏力,伴头晕,活动、饱餐后加重,休息后缓解,门诊以"冠心病　不稳定型心绞痛"收入。患者胸部闷痛,胁肋不适,乏力气短,体倦懒言,纳眠差,二便正常,舌紫黯,有瘀斑瘀点,苔白,脉沉细涩。入院查心电图提示 ST-T 段改变,既往曾查心脏双源 CT 冠脉成像,提示冠状动脉前降支中、重度狭窄,右冠状动脉中度狭窄。头颅磁共振提示左侧额叶、右侧顶叶、双侧侧脑室旁、右侧基底节区腔隙性梗死。彩超提示:双侧颈部动脉粥样硬化伴多发斑块形成,右侧颈内动脉起始处狭窄,左侧颈内动脉闭塞。西医诊断:冠心病　不稳定型心绞痛;椎 - 基底动脉供血不足;脑梗死。中医诊断:胸痹,气虚血瘀证;眩晕。西医给予扩冠、改善脑循环、抗血小板、降脂稳斑及控制血压等基础治疗。中医给予大株红景天针10ml加液体静脉注射以益气活血通脉,中药汤剂给予血府逐瘀汤合生脉饮加减以益气养阴,理气化瘀。共治疗19天,胸闷、头晕症状消失,乏力症状明显改善,患者诸症好转出院。门诊定期随访,病情稳定,胸闷、乏力、头晕症状未再发作。

（4）慢性疲劳综合征　李某,男,64岁,主因头晕、乏力伴失眠4年余,加重1周为主诉入院。患者4年前因长期劳累逐渐出现发作性头晕,周身乏力,时有周身酸困、疼痛,失眠,入睡困难,眠浅易醒。1周前头晕再发加重,头昏沉,头部紧箍感,劳累加重,乏力感甚,休息不能缓解,周身酸痛,情绪低落,门诊以慢性疲劳综合征收入院。既往有高脂血症、高血压病史。入院查头颅磁共振平扫未见明显梗死及缺血灶。入院时见:头晕目眩,动则加剧,平卧位可明显缓解,面色萎黄,神疲体倦,懒言声低,时见自汗,纳呆,眠差,舌淡苔薄白,脉沉细。西医诊断:慢性疲劳综合征;中医诊断:虚劳,气血亏虚证。给予患者大株红景天注射液益气活血,并改善脑循环及脑代谢。中药汤剂方选升阳益胃汤加减,住院1周,诸症明显好转,继续用药1周,症状基本消失出院。

10. 疏血通注射液

疏血通注射液由水蛭和地龙经先进工艺精制而成。功效主治为:活血化瘀,通经活络,用于瘀血阻络所致的缺血性中风中经络急性期,症见半身不遂,口舌㖞斜,语言謇涩,适用于急性期脑梗死。方中水蛭为水蛭科动物蚂蟥或柳叶蚂蟥的干燥体,其性味:咸、苦、平,有小毒,归肝经,善走血分。功效主治:破血,逐瘀,通经。治蓄血,癥瘕,积聚,妇女经闭,跌仆损伤,目痛云翳。《神农本草经》论述其:"主逐恶血;瘀血月闭;破血瘕积聚;无子;利水道"。张锡纯盛赞此药"但破淤血而不伤新血,纯系水之精华生成,于气分丝毫无损,而血瘀默然于无形,真良药也"。现代药理研究,水蛭中含有水蛭素,水蛭素有抗凝血作用,防止血液凝固,因此有抗血栓形成的作用;同时水蛭素具有溶栓、抗血小板凝聚和溶解凝血酶导致的血栓的作用;在体外和体内均有活化纤溶系统的作用;水蛭素能抑制凝血酶同血小板结合,促进凝血酶与血小板解离,抑制血小板受凝血酶刺激的释放和由凝血酶诱导的反应。地龙为巨蚓科动物参环毛蚓、通俗环毛蚓或栉盲环毛蚓的干燥体,其味咸,性寒,归肝、脾、膀胱经。咸以入血、性寒清热,善走窜搜风,能够通经络,利小便,清热定惊,平肝息风。《中华本草》载其主:热病发热狂躁,惊痫抽搐,肝阳头痛,中风偏瘫,风湿痹痛,肺热喘咳,小便不通。现代药理研究,地龙同样具有溶栓和抗凝作用,经过萃取,制备出含多种纤溶酶和纤溶酶原激活物的制剂,具有良好的溶解血栓作用,可使兔血浆组织型纤溶酶原激活物 rt-PA 活力增加,血小板聚集性显著降低,全血黏度和血浆黏度降低,红细胞刚性指数降低,提示其通过促进纤溶、抑制血小板聚集、增强红细胞膜稳定性等发挥作用。该药说明书阐述其适用于急性期脑梗死,笔者经过多年临床应用观察,疏血通注射液的使用可不必拘泥于卒中病的病程,临床中无论急性期、亚急性期、恢复期,只要符合瘀血阻络证型,病因以血瘀为主,均可使用。另外冠心病不稳定型心绞痛、糖尿病周围神经病变、椎 - 基底动脉供血不足等,凡辨证属瘀血阻络,均可大胆使用。在目前中药注射剂中,动物类药源者很少,复方制剂更少,从处方组成可知,本药在中药注射剂中,活血化瘀作用是比较强的。

（1）椎 - 基底动脉供血不足,双侧大脑中动脉重度狭窄　王某,女,65 岁,主因,头晕伴左上肢及舌尖部麻木 4 天,加重 1 天,为主诉入院。既往有高血压、颈椎病、高脂血症、慢性萎缩性胃炎病史。入院 4 天前患者无明显诱因出现头晕、口苦,无视物旋转,恶心呕吐,耳鸣耳聋,伴左上肢、舌尖部麻木,双下肢无力,无言语不利,无吞咽困难,无饮水呛咳。门诊以椎 - 基底动脉供血不足为诊断收入院,入院后除上述诸症外,患者自诉记忆力明显减退,失眠,入睡困难,舌质紫黯,苔白厚,舌下脉络迂曲,脉弦细涩。神经系统专科查体未见明显阳性体征。入院后查颅脑磁共振提示:未见新鲜梗死灶,磁共振血管成像示:双侧大脑中动脉重度狭窄,双侧颈内动脉狭窄。西医诊断:椎 - 基底动脉供血不足;颈椎病;高血压病3级(极高危);高脂血症;慢性萎缩性胃炎。中医诊断:眩晕病,瘀血阻窍证。入院初给予降脂稳斑、抗血小板聚集、改善脑代谢、改善循环的西医治疗,患者头晕有轻度缓解,但麻木症状改善不明显,后在原治疗基础上,给予患者疏血通注射液6ml加液体静脉注射治疗,同时中药汤剂给予黄连温胆汤加水蛭、丹参、乌梢蛇以活血化瘀,搜风通络治疗。1周后,患者头晕症状进一步好转,肢体麻木症状明显改善,舌尖麻木大幅减轻。2周后,左上肢麻木症状消失,病情显著好转出院。

(2)急性脑梗死 张某,男,53岁,以突发左下肢活动不利2小时为主诉入院。患者入院前2小时由邻居发现其静坐不动,反应迟钝,不能自行活动,遂拨打120,急诊以脑梗死为诊断入院。患者既往5年前有脑梗死病史,本次发病前遗有左侧肢体活动不利,记忆力、定向力减退,糖尿病病史4年,平素血糖控制不佳。入院后患者病情逐渐加重,表现为:精神差,反应迟钝,表情淡漠,言语缓慢,动作呆板,查体指令难以配合。神经系统检查:神志清,计算力、记忆力、理解力、定向力、语言功能明显减退,左上肢肌力Ⅴ⁻级,左下肢肌力Ⅲ⁻级,双侧巴宾斯基征阳性。头颅磁共振检查,磁共振弥散加权成像序列提示:左侧侧脑室旁、胼胝体体、压部右份、右侧顶叶及左侧额叶多发新鲜梗死。患者急性脑梗死发作,中医症见:半身不遂,言语不利,神志昏蒙,面色黧黑,舌质紫黯伴见瘀斑瘀点,舌下脉络怒张,苔黄厚腻,脉弦滑,辨证属痰瘀阻络证。内生痰湿,血滞成瘀,痰瘀互结,阻滞脉络,则肢体无力,蒙蔽清窍,则神志昏蒙。辨证使用中成药,给予患者疏血通注射液6ml加液体静脉注射活血化瘀,配合中药汤剂黄连温胆汤加减以燥湿化痰,通络开窍,结合西药扩充血容量、改善脑循环和抗血小板聚集、降脂稳斑、控制血糖等基础治疗。入院第5天患者病情逐渐稳定,入院第8天诸症状较前逐渐好转,言语较前稍流利,与人沟通增多,情感表现基本趋于正常。

(3)糖尿病周围神经病 李某,男,65岁,因四肢麻木、疼痛2年,加重1周入院。患者既往有糖尿病史17年,未规律服药及控制饮食、体育锻炼。2年前开始出现四肢末端麻木、发凉,下肢自趾端至踝下,上肢自指端至腕前,初为发作性,受凉时明显,逐渐发展为持续性,上肢进展至肘前,下肢至膝下,麻木不适,并出现发作性针刺样疼痛感。2年前开始服用"二甲双胍""格列齐特"等药控制血糖,并饮食控制,体育锻炼,血糖控制在空腹8mmol/L,餐后2小时12mmol/L以下,但四肢麻木、疼痛仍逐渐加重,入院前1周,四肢疼痛持续发作,不能入睡,遂来入院。入院见舌体紫黯,舌边多发瘀斑,脉弦细。神经系统检查:四肢腱反射减弱;肌电图示:四肢感觉神经传导速度减慢;血管彩超:双下肢动脉多发混合斑。西医诊断:糖尿病周围神经病;2 型糖尿病。中医诊断:痹证,痰瘀阻络证;消渴病。治疗继续控制血糖,西医予甲钴胺、神经节苷脂静滴营养神经外,中药静脉注射疏血通注射液 6ml 加液体,每日 1 次。汤剂予黄芪桂枝五物汤加味化裁,并予针灸、药浴治疗。1 周后,四肢疼痛逐渐减轻,2周时疼痛基本缓解仍感麻木,4 周时麻木明显减轻,偶有发作,范围明显缩小,并感双下肢轻度乏力,带药出院。嘱出院后体育锻炼,控制饮食,坚持服用降糖药物,严格控制血糖,并继续口服甲钴胺、维生素 B_1 等药。

11. 红花黄色素注射液

红花黄色素注射液主要成分为红花黄色素,是从红花的花瓣中提取出的天然黄色素,为查耳酮类化合物,其中羟基红花黄色素 A 含量最高达 85%。其原药红花为菊科一年生草本植物红花的干燥花,主要含红花黄色素、红花醌苷、红花苷等。别名:红蓝花(《金匮要略》)。其性味归经:《开宝本草》:"辛、温,无毒。"《汤液本草》:"辛而甘温苦。"《雷公炮制药性解》:"入心、肝二经。"《本草经解》:"入足厥阴肝经,手太阴肺经。"《本草再新》:"入肝、肾二经。"功能主治:《新修本草》:"治口噤不语,血结,产后诸疾。"《本草蒙筌》:"惟入血分,专治女科。""喉痹噎塞不通,捣汁咽。"《本草再新》:"利水消肿,安生胎,堕死胎。"该药说明书介绍其功能主治为:活血、化瘀、通脉。用于冠心病稳定型劳累性心绞痛。中医辨证为心血瘀阻证。症见胸痛、胸闷、心悸等。结合其性味辛温,归心肝肾经,功能活血化瘀,通经止痛,故对于阳虚血瘀之胸痹心痛,寒湿痹证,寒凝血脉之痛经,具有良好疗效。

(1)冠心病　孟某,女,67 岁,2016 年 9 月 6 日入院。主诉:间断胸部不适 20 余天,再发加重 1 天。20 天前受精神刺激后突感心前区不适,性质难以描述,持续数分钟后缓解。未予重视,后症状反复出现,性质同前,程度相仿,遇冷加重,休息后可自行缓解。1 天前无明显诱因再发,持续时间延长,遂来我院。既往有高血压病史,青霉素过敏史。入院心电图示:窦性心律,基本正常心电图。24 小时动态心电图示间断性 ST-T 段改变,心率变异指数降低。舌体胖大,舌质淡黯,苔白厚腻。西医诊断:冠心病,不稳定型心绞痛;高血压病。中医诊断:胸痹,阳虚血瘀证。治疗予以静脉注射红花黄色素注射液、环磷腺苷注射液、门冬氨酸钾镁注射液,并给予阿司匹林肠溶片、曲美他嗪片、美托洛尔片、阿托伐他汀钙片等口服。经治 7 天病情好转,不适感明显减轻,2 周后基本停止发作,病情缓解出院。

（2）坐骨神经痛　黄某,男,64 岁,2016 年 9 月 27 日入院。主诉:右下肢后部疼痛 3 年,加重 2 天。3 年前患者不慎摔倒后出现右臀部疼痛,自行涂擦红花油等药物症状好转,渐出现右下肢后部疼痛,疼痛初起尚可忍受,平素怕冷,阴雨天疼痛加重,后渐及小腿后部疼痛,弯腰、下蹲时,疼痛加重,常自服止痛药及外贴药膏,症状可缓解。2 天前疼痛加重,未经系统治疗,疼痛不能忍受,遂来入院。既往有高血压病史。入院后查体:右下肢肌力Ⅳ级、直腿抬高试验阳性。舌质淡红,苔白腻,脉沉涩。腰椎磁共振示:诸腰间盘变性;L$_{3-4}$、L$_{4-5}$ 腰间盘膨出,双髋磁共振未见明显异常。西医诊断:坐骨神经痛,腰椎间盘突出症。中医诊断:痹证,阳虚血瘀型。治疗予以静脉注射红花黄色素注射液以活血化瘀,甲钴胺注射液以营养神经,并给予金乌骨通胶囊、腰突消痛定胶囊口服,另辅以牵引、针灸治疗,经治 13 天症状显著好转出院。

（3）痛经　李某,女,29 岁,2005 年 8 月 21 日首诊。主诉:经期腰腹疼痛 10 年,加重 5 年。患者平素性格内向,易生闷气,月经自初潮即色黯有块,经期少腹剧痛难忍,腰骶酸痛坠胀,痛甚时冷汗淋漓,伴两乳憋胀,曾服西药止痛药物及中药汤剂、中成药治疗,用药时疼痛稍减,停药后疼痛如初。5 年前淋雨受凉后,疼痛进一步加重,痛甚时冷汗淋漓,恶心呕吐,患者深以为苦,每逢经期将至,即恐惧异常,靠服用止痛药物缓解症状。刻诊:舌黯红,苔白润,脉弦细。西医诊断:痛经;中医诊断:痛经,寒凝血滞。中药汤剂治以疏肝解郁,温经通络,方由柴胡疏肝散加味,并嘱经前一周在社区门诊静脉注射红花黄色素注射液,日 1 次,月经期至,停用针剂,平时服用中药汤剂。用药后,第一次月经颜色鲜红,血块明显减少,腰骶疼痛大减。3 个周期后,腰腹疼痛、乳房憋胀等症完全消失。

12. 丹红注射液

丹红注射液为丹参、红花的提取物,主要成分包括丹参酮、丹参酸、丹参酚酸及红花黄色素、儿茶酚等化学成分。丹参为唇形科多年生草本植物丹参的干燥根及根茎。主要含脂溶性成分丹参酮Ⅰ、Ⅱ$_A$、Ⅱ$_B$、异丹参酮等;水溶性成分丹参素,丹参酸甲、乙、丙,原儿茶酸。别名紫丹参(《现代实用中药》)。性味:《神农本草经》:"味苦,微寒,无毒。"《本草经疏》:"味苦,平,微温。"归经:《本草经疏》:"入手足少阴、足厥阴经。"《本草正》:"心、脾、肝、肾血分之药。"功效:《滇南本草》:"补心定志,安神宁心。治健忘怔仲,惊悸不寐。"《云南中草药选》:"活血散瘀,镇静止痛。治月经不调,痛经,风湿痹痛,子宫出血,吐血,乳腺炎,痈肿。"红花为菊科一年生草本植物红花的干燥花,主要含红花黄色素、红花醌苷、红花苷等。功能主治:活血通经,祛瘀止痛。治经闭,癥瘕,难产,死胎,产后恶露不行,瘀血作痛,痈肿,跌仆损伤等。丹参配红花,性味一凉一温,合用性味平和,增强了活血化瘀的作用,扩大了主治范围。该药说明书介绍其功能主治为:活血化瘀,通脉舒络。用于瘀血闭阻所致的胸痹及中风,症见:胸痛、胸闷、心悸、口眼㖞斜、言语謇涩、肢体麻木、活动不利等症;冠心病心绞痛、心肌梗死、瘀血型肺心病、缺血性脑病、脑血栓。结合其性味、归经,功能活血祛瘀,凉血消痈,清心安神,通经止痛,故对于心血瘀阻之胸痹心痛,风痰阻络、气虚血瘀之中风,风痰上扰之眩晕,瘀血闭阻之痹证,瘀阻脑络之痫证,风阳内动之颤证,痰瘀互阻之肺病,均有良好疗效。

（1）继发性癫痫　刘某,男,67 岁,2015 年 7 月 21 日入院。主诉:短暂性意识丧失、四肢抽搐 10 小时。10 小时前无明显诱因出现呼之不应,两目上视,牙关紧闭,四肢抽搐,症状持续约 3 分钟缓解,缓解后神疲、乏力,对发病过程不能回忆,遂来我院。既往有脑梗死、高血压、糖尿病病史。脑梗死后遗留有肢体运动障碍,左上肢肌力Ⅳ级,肌张力增高。舌质淡,苔白腻,脉弦滑有力。患者家属拒绝检查脑电图,颅脑磁共振检查磁共振弥散加权成像序列未见新鲜梗死灶,根据患者症状,符合癫痫全面强直 - 阵挛发作,结合患者既往脑梗死且面积较大,考虑继发性癫痫。西医诊断:继发性癫痫;脑梗死;高血压病;2 型糖尿病。中医诊断:痫证,瘀血阻络型。治疗予以静脉注射丹红注射液活血化瘀,清心开窍,长春西汀注射液改善脑循环,奥拉西坦注射液增强脑功能,中医汤剂治以涤痰息风,方选定痫丸加减。经治 2 周后癫痫未再发作,神疲、乏力等症状亦完全消失,病情完全控制后带药继续服用出院,随访 2 年癫痫未再发作。

（2）丘脑梗死　张某,女,64 岁,2016 年 4 月 3 日入院。主诉:左侧肢体麻木无力 1 天。1 天前无明显诱因出现左侧肢体麻木无力,行走偏斜,遂来入院。既往有高血压、深静脉血栓形成病史。神经系统查体:左侧肢体肌力Ⅳ级,轻瘫试验阳性,左侧巴宾斯基征、查多克征阳性,舌黯红,苔白腻,脉弦滑。头颅磁共振检查磁共振弥散加权成像序列示:右侧丘脑新鲜梗死灶。西医诊断:丘脑梗死;高血压病 3 级（极高危）;下肢深静脉血栓形成。中医诊断:中风,风痰阻络证。治疗予以静脉注射丹红注射液以活血化瘀,改善脑循环,羟乙基淀粉扩容治疗,醒脑静注射液清热解毒,开窍醒脑;口服阿司匹林片、瑞舒伐他汀片、尼麦角林片,并给予灸法、中药硬膏帖敷治疗,经治 12 天病情完全恢复后出院。

　　（3）冠心病　袁某,男,73 岁,2015 年 8 月 27 日入院。主诉:间断心慌、胸闷 5 年,加重 3 天。5 年前无明显诱因反复出现心慌、胸闷,休息 10 分钟左右可自行缓解,缓解后无特殊不适,症状反复发作,遂到我院就诊,诊断为:冠心病　稳定型心绞痛,给予硝酸甘油片口服及中药煎剂治疗,症状较前改善。5 年来症状反复发作,性质同前。3 天前情绪激动后再次出现心慌、胸闷,持续时间较前延长,发作频繁,遂来我院。既往有高血压病史。查体:血压:170/90mmHg,双下肢指陷性水肿。舌质黯,苔白腻,脉细数。心电图可见异常 Q 波及 ST-T 段改变。西医诊断:冠心病　稳定型心绞痛;高血压病 3 级(极高危)。中医诊断:胸痹,心血瘀阻证。治疗予以静脉注射丹红注射液以活血化瘀通脉,益气复脉注射液以改善冠脉循环,口服地高辛片、曲美他嗪片、厄贝沙坦片,并给予中药汤剂口服及艾灸等物理治疗,2 天后症状缓解。共治疗 16 天,病情明显好转后出院,定期随访,病情较为稳定。

　　（4）面神经炎　郭某,女,44 岁,2015 年 8 月 28 日入院。主诉:左眼闭目力弱,口角右㖞 3 天。3 天前受凉后出现左眼闭目力弱,口角右㖞,左侧耳后压痛,休息后症状无改善,遂来入院。神经系统检查:左侧额纹消失,左侧鼻唇沟变浅,示齿口角右偏,鼓腮漏气。舌质淡红,苔薄白,脉弦细。头颅磁共振检查示脑白质脱髓鞘。西医诊断:面神经炎,中医诊断:口僻,风寒外袭证。治疗予以静脉注射丹红注射液以活血化瘀、神经节苷脂注射液以营养神经,口服甲钴胺胶囊、维生素 B_1 片,并给予针刺、面部拔罐治疗。中药汤剂给予郑绍周教授治疗口僻之经验方风寒型加减以祛风散寒通络,治疗 10 天后症状基本消失出院。

　　此外,对于短暂性脑缺血发作、头痛、三叉神经痛、颅脑外伤、肢体疼痛等属瘀血阻络为患,舌象偏黯、舌下静脉迂曲者,临床运用丹红注射液多有良效。

13. 葛根素注射液

　　葛根素是从豆科葛属植物野葛的干燥根中提取分离的一种异黄酮类单体化合物,其化学名为 4,7- 二羟基 -8-β-D- 葡萄糖基异黄酮。原药为豆科植物野葛的干燥根,又名粉葛(《草木便方》等)。性味:《珍珠囊补遗药性赋》:“甘,平,寒。”《中国药典》:“甘、辛,凉。归脾、胃经。”功用主治:《中华本草》:“解肌退热,发表透疹,生津止渴,升阳止泻。主外感发热,头项强痛,麻疹初起,疹出不畅,温病口渴,消渴病,泄泻,痢疾,高血压,冠心病。”《中药大辞典》:“治伤寒、温热头痛项强,烦热消渴,泄泻,痢疾,癍疹不透,高血压,心绞痛,耳聋。”该药说明书介绍其功能主治为:适用于冠心病,各型心绞痛,心肌梗死,视网膜动、静脉阻塞,突发性耳聋的治疗。多位老师结合其性味甘平,功能解肌,生津,升阳。《伤寒论》言:"太阳病,项背强几几……桂枝加葛根汤主之"。《本草正义》:"葛根,气味皆薄,最能升发脾胃清阳之气。"故对于经脉失养之项痹,头痛,清阳不升之眩晕,阴津不足之消渴,经络不通之胸痹心痛均有良好疗效。

（1）颈椎病 朱某,男,35 岁,2013 年 7 月 12 日入院。主诉:持续性颈项部僵硬 2 周,加重伴左上肢麻木 1 天。患者平素伏案工作,2 周前患者无明显原因出现颈项部僵硬,颈肌拘强,呈持续性,经休息及按摩颈肩部,症状缓解,未予以重视及治疗,1 天前上述症状再发加重并伴有左上肢麻木,故来入院。入院后查体:神经根牵拉试验阳性,患者颈项部疼痛,颈肌拘强,有相应压痛点。舌质淡,苔薄白,脉浮弦。查颈椎磁共振:椎间盘突出,颅脑磁共振未见明显异常。西医诊断:颈椎病;中医诊断:项痹,经脉失养。治疗予葛根素注射液 200mg 加液体静脉注射养津柔筋,另予口服甲钴胺营养神经,中药汤剂以黄芪桂枝五物汤和血通痹,另辅以中药热盐包敷于颈部理疗及颈部推拿,综合治疗共 10 天,病情完全缓解出院。

（2）椎 - 基底动脉供血不足 杨某,女,48 岁,2012 年 5 月 10 日入院。主诉:发作性眩晕 3 年,再发加重 2 天。患者长期伏案工作,平时感颈项强硬,肩背酸痛。3 年前无明显诱因出现眩晕,视物旋转,伴恶心呕吐,呈发作性,改变体位尤以扭转头部时眩晕加重,平卧位稍减轻,曾多次在外院住院治疗。查颈椎磁共振:颈椎反弓,椎间盘突出。经颅多普勒示:双侧椎动脉流速减慢。经镇静、改善循环等治疗后,病情可逐渐缓解,但反复发作。2 天前因工作压力大再次发作,症状基本同前并加重,伴有视物不清。入院后行磁共振、经颅多普勒检查基本同前。患者眩晕,时时欲吐,乏力,颈肩部酸痛,舌质淡,苔薄白,脉沉细。西医诊断:椎 - 基底动脉供血不足;中医诊断:眩晕病,清阳不升证。治疗予葛根素注射液 200mg 加液体静脉注射解肌升阳,另予长春西汀注射液改善脑循环,中药汤剂以补中益气汤升举阳气,另辅以中频脉冲颈部理疗,1 周后症状基本缓解,12 天后出院,后因其他病来门诊,诉此次治疗后已 2 年未反复。

（3）突发性耳聋 吴某,女,37 岁,2011 年 10 月 8 日入院。主诉:耳聋、耳鸣 1 月。1 月前患者突然出现右侧耳聋、耳鸣,伴眩晕、恶心欲吐,自觉听力下降 90%,在当地医院治疗,效果不佳,听力恢复 30%~40%,故转来我院。入院时:右侧耳聋、耳鸣,眩晕时作,舌质淡,苔薄白,脉沉细。既往曾因行剖宫产大出血,多次行子宫肌瘤切除术。入院检查:纯音听阈测试示:右耳感音性神经性耳聋。西医诊断:突发性耳聋;中医诊断:暴聋,清阳不升证。治疗予葛根素注射液静脉注射升发清阳,另予以舒血宁注射液及西药扩张血管药物静脉注射改善循环,鼠神经生长因子营养神经。中药汤剂以益气聪明汤加减,综合治疗 2 周后听力明显改善,恢复至正常 80%~90% 出院。

（4）紧张性头痛　李某,男,18 岁,2006 年 10 月 11 日入院。主诉:持续性前额及后枕部疼痛 5 天,加重 1 天。5 天前患者因学习压力大出现头痛,位于前额及后枕部,头胀痛,头皮紧箍感,颈肩酸困,症状呈持续性,但程度不重,可以忍受,1 天前情绪激动后上述症状加重,伴头晕、恶心,影响日常生活,故来我科。患者头胀痛,伴头皮紧箍感,颈肩酸困,纳眠一般,二便调,舌质淡,苔薄白,脉弦。入院查头颅磁共振无明显异常,神经系统查体未见明显异常。西医诊断:紧张性头痛;中医诊断:头痛病,经脉失养证。治疗予葛根素注射液 200mg 加液体静脉注射解肌活络,另予西药改善脑循环,口服尼麦角林片、头痛宁胶囊及中药汤剂桂枝加葛根汤加味,脑电、中频脉冲理疗,综合治疗 10 天后,病情痊愈出院,嘱其畅情志,适度锻炼,劳逸结合。

14. 天麻素注射液

天麻素注射液是采用现代制药技术研制而成的单体制剂,其成分为名贵药材天麻的有效单体天麻素,化学名为 4- 羟甲基苯 -β-D- 吡喃葡萄糖苷半水合物。原药为兰科天麻属植物天麻 Gastrodia elata Blume 的干燥块茎,又名“赤箭”(《神农本草经》等)。性味归经:《本草纲目》:“辛、温。”《本草易读》:“甘、平、微温。入肝经。”功能与主治:《中华本草》:“息风止痉,平肝阳,祛风通络。主急慢惊风、抽搐拘挛、眩晕、头痛、半身不遂、肢麻、风湿痹痛。”《本草择要纲目》:“风痰眩晕头痛、疗小儿风痫惊悸、麻痹不仁。”该药说明书介绍其功能主治为:用于神经衰弱、神经衰弱综合征及血管神经性头痛等症(如偏头痛、三叉神经痛、枕骨大神经痛等),亦可用于脑外伤性综合征、眩晕症如梅尼埃病、药物性眩晕、外伤性眩晕、突发性耳聋、前庭神经元炎、椎 - 基底动脉供血不足等。按照其药理作用并结合其性味辛温,功能息风止痉,平肝阳,祛风通络,故对于风痰上扰之眩晕、头痛,风痰阻络之中风、肢体麻木,风痰阻络之痹证肢体麻木疼痛等均有良好疗效。

（1）良性发作性位置性眩晕　王某,女,40 岁,2015 年 7 月 15 日入院。主诉:发作性头晕 1 年,再发加重 1 天。患者 1 年前无明显诱因出现眩晕,视物旋转,伴恶心呕吐,症状发作与头颈部位置变化关系密切,右侧卧位易作,至诊所静脉注射治疗后症状可缓解,1 年来反复发作。1 天前无明显诱因眩晕症状再发加重,遂来我院。入院后查体:闭目难立征(+),头颅磁共振、磁共振血管成像未见明显异常。患者眩晕有发作性旋转感,伴恶心,头重如裹,纳差,舌淡红,苔白腻,脉弦滑。西医诊断:良性发作性位置性眩晕;中医诊断:眩晕病,风痰上扰证。予天麻素注射液加液体静脉注射息风化痰,长春西汀注射液扩张血管、改善循环治疗,中药汤剂予半夏白术天麻汤以祛风化痰,健脾和胃,另辅以脑电治疗改善脑循环,3天后症状改善,10天后痊愈出院。

(2)偏头痛　李某,女,37岁,2015年4月17日入院。主诉:发作性头痛2年,再发加重2天。患者2年前无明显诱因出现头痛,位于左侧颞部,表现为发作性搏动样疼痛,痛甚出现恶心呕吐,每次发作至社区诊所静脉注射治疗及休息,症状缓解,未予系统治疗,2天前头痛症状再发加重,社区诊所静脉注射效差,遂来我院就诊。入院后查体:神经系统查体未见明显异常,头颅磁共振血管成像未见明显异常。患者头痛昏蒙,恶心,纳差,舌黯红,苔白腻,脉弦滑。西医诊断:偏头痛;中医诊断:头痛病,痰浊上蒙证。予加液体静脉注射天麻素注射液息风止痛,灯盏细辛注射液化痰降浊;口服尼麦角林片及头痛宁胶囊,中药汤剂予半夏白术天麻汤以化痰降逆,经综合治疗半月后,病情完全缓解出院。后陪家人来门诊看病,诉2年来未再复发。

(3)丘脑梗死　蔡某,男,50岁,2016年10月20日入院。主诉:右下肢无力、麻木1周。既往有高血压、糖尿病史。1周前患者无明显诱因出现右下肢无力、麻木,遂至当地医院住院治疗,查头颅磁共振弥散加权成像:左侧丘脑新鲜梗死灶。经治疗后(具体不详)症状缓解不明显,遂来我院就诊。入院查头颅磁共振示:左侧丘脑梗死灶。神经系统查体:左下肢肌力Ⅳ级,轻瘫试验阳性,痛、温觉减退,余未见明显异常。患侧肢体麻木无力,舌黯红,苔白腻,脉弦滑。西医诊断:丘脑梗死;中医诊断:中风,风痰阻络证。除予以降压、降糖、抗血小板聚集、调脂等治疗,另加液体静脉注射天麻素注射液息风化痰,大株红景天注射液活血化瘀,四己糖神经节苷脂钠注射液营养神经。中药汤剂予半夏白术天麻汤合桃红四物汤以息风化痰、活血通络,另辅以针灸治疗。经综合治疗2周后,右下肢肌力完全恢复,麻木感明显好转出院。后门诊中药治疗1月,病情完全缓解。

(4)颈椎病　杨某,男,52岁,2016年5月3日入院。主诉:双上肢麻木5月,加重1天。5个月前患者无明显诱因出现双上肢麻木,肩背酸困,颈项强硬,至当地县中医院行颈椎X线、磁共振检查,提示颈椎间盘突出,给予颈椎牵引等治疗后症状改善,1天前因工作劳累症状加重,故来我院。患者双上肢麻木,颈肩酸困,舌质淡,苔白腻,脉弦滑。入院后查颈椎磁共振示:C_{3-4}、C_{4-5}椎间盘膨出;C$_{5-6}$椎间盘突出(中央型);C$_{6-7}$椎间盘突出(右后型)。西医诊断:颈椎病;中医诊断:痹证,风痰阻络型。治疗予天麻素注射液加液体静脉注射化痰息风,另予口服甲钴胺胶囊、维生素 B$_1$ 片营养神经,中药汤剂以桂枝加葛根汤加减舒筋活络,另辅以普通针刺及颈部推拿以疏通经络,综合治疗共 12 天,病情明显好转出院。

15. 川芎嗪注射液

川芎嗪是伞形科植物川芎根茎中的主要化学成分之一,化学名为四甲基吡嗪,为一种新型钙离子拮抗剂。原药为伞形科藁本属植物川芎的根茎,又名山鞠穷(《左传》)、川芎(《医学启源》等)。性味:《神农本草经》:"味辛,温。"《本草正》:"味辛微甘,气温。"归经:"肝、胆、心包经。"(《神农本草经》);"肝、胆经。"(《汤液本草》)。功用主治:活血行气开郁,祛风止痛,燥湿。治风冷头痛眩晕,胁痛腹痛,寒痹筋挛,经闭,难产,产后瘀阻腹痛,用于风湿痹痛,月经不调,癥瘕腹痛,胸胁刺痛,跌仆肿痛,头痛等。《神农本草经》:"治头痛、经闭痛经、风湿痹痛、产后瘀滞腹痛。"《本草纲目》:"燥湿,止泻痢,行气开郁。治头痛,眩晕,心悸,中风,癫痫,水肿,消渴,痹证等疾病。"该药说明书介绍其功能主治为:活血化瘀,通络止痛。用于缺血性脑血管病(如脑供血不足、脑血栓形成、脑栓塞)及其他缺血性血管疾病(如冠心病、脉管炎等)。结合其药理特性及其性味辛温,功能活血化瘀,祛风止痛,燥湿,故对于各种类型的头痛,风寒湿痹之痛痹、着痹、行痹,痰湿中阻之眩晕,风痰阻络之中风,肝郁气滞之胁痛,心血瘀阻之胸痹、真心痛均有良好疗效。

(1)头痛　田某,女,48 岁,2001 年 10 月 12 日入院。主诉:发作性头痛 3 年,再发加重 2 天。患者 3 年前开始出现发作性头痛,多位于两颞,呈搏动样,每于受凉、劳累及月经期发作或加重,痛甚伴恶心欲吐,初起休息后可以自行缓解,1~2 天停止,以后逐渐加重,持续时间延长,3~4 天不能缓解,需服止痛片 1~2 片,可以终止发作,曾服用氟桂利嗪、羊角片等药,病情无明显好转。2 天前受凉后,头痛再次发作,症状基本同前而程度较前加重,故来入院。入院时见急性痛苦面容,面色苍白,伴有汗出,近期纳食可,睡眠差,二便如常,月经色黯有块,舌淡红,苔薄白,脉弦紧。西医诊断:偏头痛;中医诊断:风寒头痛。治疗予川芎嗪注射液 80mg 加液体静脉注射 1 次,祛风散寒,通络止痛,中药汤剂以川芎茶调散为基础方加减,2 天后疼痛逐渐缓解,1 周后,疼痛完全停止,2 周时出院。随访半年,头痛未再发作,且月经已恢复正常。

(2)椎 - 基底动脉供血不足　王某,女,36 岁,2000 年 11 月 25 日入院。

主诉:眩晕伴恶心呕吐3小时。患者长期伏案工作,平素感颈项强硬,肩背酸困,3小时前工作中,转颈时,突感眩晕,视物旋转,伴恶心呕吐,急来入院。入院时诉眩晕时作,转颈加重,恶心欲吐,不伴耳鸣、听力障碍,言语、肢体运动正常,昂白征(+),舌淡红,苔白腻,脉弦细滑。西医诊断:椎-基底动脉供血不足;中医诊断:眩晕,痰瘀阻络证。治疗予川芎嗪注射液80mg加液体静脉注射日1次,并中药汤剂半夏白术汤以化痰逐瘀,舒脉通络,电脑中频颈部理疗日1次。2天后眩晕逐渐缓解,1周后停止发作,颈项强硬、肩背酸困逐渐减轻,2周时症状消失出院。嘱出院后避免伏案过久,每天做颈、腰椎操各1次。2年后门诊治疗他病,诉眩晕未再发作。

（3）动脉粥样硬化闭塞症　王某,女,80岁,2017年5月11日入院。双下肢发作性疼痛,活动受限4月。既往患糖尿病、高血压、冠心病多年,规律服药,病情控制尚好。4个月前出现双下肢腓肠肌发作性疼痛,行走500米即作,休息1~2分钟疼痛缓解,继续活动后重复上述症状,伴双下肢酸困无力,纳可,眠差,遂来我院。入院检查:双下肢足背动脉搏动减弱,舌质淡红,苔薄白,脉弦细滑。西医诊断:动脉粥样硬化闭塞症;中医诊断:痹证,瘀血阻络证。治疗予川芎嗪注射液80mg加液体静脉注射活血化瘀,行气通络,并给予抗血小板、调脂、营养神经等药物,中药汤剂方选桃红四物汤加减,活血化瘀,通络止痛,并辅以中医灸法温经通络。共治疗15天,症状明显好转,疼痛发作显著减少出院。

（4）肩周炎　梁某,女,50岁,2016年3月12日入院。右上肢疼痛2年,加重伴乏力1周。患者长期从事体力劳动,2年前无明显诱因出现右上肢疼痛,抬举受限,遇冷易作,给予中药硬膏及口服药物治疗(具体不详),效果欠佳。1周前因受寒上述症状再发加重,伴乏力,遂来我院。查体:右上肢抬举受限,余未见明显异常,舌质黯,苔白厚,脉沉细。西医诊断:肩周炎;中医诊断:痹证,寒湿闭阻型。治疗予川芎嗪注射液80mg加液体静脉注射活血化瘀,燥湿止痛,甲钴胺胶囊口服以营养神经,中药汤剂方选独活寄生汤加减以祛风湿,止痹痛,益气血,补肝肾,辅以电针及灸法温阳行气,疏经通络,调和气血,前后共10天,疼痛好转,活动基本正常出院。

此外,对于痹证之肢体麻木疼痛,中风偏瘫,月经不调,闭经痛经,胁肋刺痛,胸痹,痉证,产后瘀滞腹痛,属气滞、肝郁、血瘀为患,临床舌象表现为黯红或紫黯,舌体胖大,苔薄白或白腻者,运用川芎嗪静滴也有良好疗效。

16. 银杏叶注射液

银杏叶注射液是银杏叶提取物制成的无菌水溶液,主要成分是银杏黄酮醇苷和银杏内酯,其具有清除自由基、抑制细胞膜脂质过氧化、提高红细胞超氧化物歧化酶活性、抗脑缺血、扩张脑血管、促进脑血液循环、改善脑代谢、增加颈动脉血流量、防止血栓形成、抗血小板聚集、降低血黏度、增加红细胞变形能力、增加冠脉流量等药理作用。原药为银杏科植物银杏(白果树、公孙树)的干燥叶,又名白果叶(《品汇精要》)。性味:《中药志》:"甘苦涩,平。"《品汇精要》:"苦,甘,涩,性平,有小毒。"归经:《本草纲目》:"入肺、肾二经。"《品汇精要》:"心、肺、脾经。"功用主治:敛肺平喘,活血止痛。治肺虚咳喘,心痛胸闷,中风偏瘫,心绞痛;《品汇精要》:"活血化湿止泻,益心敛肺涩肠,治胸闷心痛,心悸,痰喘咳嗽,泻痢,白带,胸痹。"该药说明书介绍其功能主治为活血化瘀通络,用于瘀血阻络引起的胸痹心痛、中风、半身不遂、冠心病稳定型心绞痛、脑梗死见上述症候者。该药近年广泛用于冠心病、脑梗死、脑血管痉挛、脑外伤后遗症、老年痴呆、突发性耳聋、眩晕综合征等病的治疗。

(1)阿尔茨海默病 白某,女,79岁,2015年5月24日入院。主诉:进行性智能减退3年。患者既往体健,3年前家人发现其记忆力差,经常记不清吃的啥饭,未予重视。以后逐渐进展为不会算账,不能购物,记不清亲属名字,找不到厕所,穿衣扣错扣子,近期出现幻觉,家人劝止其行为时,急躁欲打人,故来入院。查体:检查尚配合,重度智能减退,近记忆明显减退,时间、地点定向障碍,记不清自己年龄,重复别人语言,静坐淡漠,纳食、睡眠可,小便时有失禁,舌淡红,苔白厚,脉沉细。颅脑磁共振示:海马、额叶萎缩,脑白质脱髓鞘。西医诊断:阿尔茨海默病;中医诊断:痴呆,肾精不足,痰瘀阻窍证。治疗予银杏叶注射液20ml加液体静脉注射改善循环,奥拉西坦注射液营养脑细胞,美金刚片改善智能,中药汤剂以右归丸为基础方加石菖蒲、郁金等醒脑开窍之品,并辅以脑循环仪,中药艾灸改善循环、培补脾肾。2周后,患者智能显著改善,幻觉消失,记忆力好转,可记忆三餐饮食,计算力可算至86-7=79,情绪稳定。继续用药2周,穿衣、进食、去卫生间均可独立完成,病情显著好转,带药继服出院。

(2)椎-基底动脉供血不足 张某,男,62岁,2017年4月14日入院。主诉:发作性头晕伴耳鸣2年,加重1天。患者既往有高血压病史10余年,平时规律服用降压药物,血压控制良好。2年前开始出现发作性头晕不适,自感行走时头重脚轻,右耳蝉鸣,劳累、熬夜后易发作或加重,转颈过快时,有短暂发作,未予特殊治疗。近期因过度劳累,上述症状再发,自觉头晕头胀,耳鸣呈持续性,心烦急躁,左侧面部时感麻木,故来入院,近期纳食可,睡眠多梦,舌黯红,苔薄黄,脉弦滑。颅脑磁共振:脑白质脱髓鞘。西医诊断:椎-基底动脉供血不足;中医诊断:眩晕,肝阳上亢证。治疗予银杏叶注射液20ml、天麻素注射液10ml加液体静脉注射以活血通脉、平肝潜阳。中药汤剂以天麻钩藤汤为基础方加味化裁并针灸、脑电理疗。1周后头晕、耳鸣明显减轻,面部麻木消失,心烦急躁、睡眠多梦显著改善。继续用药1周,头晕完全停止,耳鸣偶有发作,带药继服出院。

（3）脑出血　宋某,男,48岁,2016年12月5日入院。主诉:右侧肢体软瘫,言语不能1月余。1月前无明显诱因患者活动中突然出现意识障碍,呼叫无应答伴呕吐胃内容物,在当地医院急查颅脑CT示:左侧基底节区脑出血,出血量约70ml,行颅脑血肿清除术及去骨瓣减压术,共住院治疗32天,病情较前略减轻,现仍右侧肢体偏瘫,伴言语不能,小便失禁,遂来我院。查体:神志清,查体不能完全配合,不全混合性失语,左侧肢体肌力Ⅳ级,右侧肢体肌力0级,巴宾斯基征阳性。舌质淡红,苔白腻,脉沉细。西医诊断:脑出血;中医诊断:出血性中风,风痰阻络证。治疗予银杏叶注射液20ml加液体静脉注射扩张血管,改善微循环,醒脑静注射液30ml加液体静脉注射开窍醒脑,神经节苷脂注射液40mg加液体静脉注射促进神经修复,并给予他汀类药物稳定斑块以及改善脑循环,中药汤剂以清热化痰、醒脑开窍为治则,方选黄连温胆汤加减,辅以脑电、针刺舒筋活络,调和阴阳。共住院20天,可缓慢讲述简单言语,右侧肌力恢复至Ⅲ+级,可缓慢独立行走出院。

（4）突发性耳聋　陈某,男,65岁,2016年7月11日入院。主诉:左耳听力下降4天。患者平素性情急躁,4天前因与人争吵后出现左耳听力下降,伴耳鸣,呈轰鸣样,未治疗,现左耳听力下降加重,自述仅为正常时30%,交流受限,遂来我院。入院时诉左耳耳闷如塞,耳鸣如蝉,左耳周不适,伴头晕欲吐,心烦急躁,情绪低落,纳眠差,二便调,舌质红,苔黄厚腻,脉弦滑。西医诊断:突发性耳聋;中医诊断:耳聋,肝郁化火。治疗予银杏叶注射液20ml加液体静脉注射并长春西汀注射液扩张血管,改善微循环,并给予甲钴胺、鼠神经生长因子营养神经,氟哌噻吨美利曲辛调节情绪,中药汤剂治以疏肝理气,通窍聪耳,方选耳聋左慈丸合通气散化裁,并辅以针灸、高压氧治疗每日1次。3天后听力逐渐开始恢复,耳鸣减轻,头晕消失。1周后,听力恢复约60%,耳鸣明显减轻,情绪逐渐恢复正常。3周时,听力基本完全恢复,偶有轻度耳鸣,带药出院。

附：跟师心得论文

一、七师经验论文精选

张学文教授运用蜂房经验拾贝

金杰　陈海燕

1. **头痛**　张老认为树悬蜂房得风之性,善祛风止痛,其祛风之力胜于川芎,临床遇头痛之证每每选用。如尝治一梁姓患者,女,头痛年余,发则暴痛欲死,恶心呕吐。遍求良医,服药罔效。刻诊:面白乏力,欲吐,舌质淡,边尖红,苔薄白,脉濡数。乃血虚受风,治以养血祛风。药用:党参15克,麦冬12克,五味子10克,磁石30克(先煎),细辛3克,当归12克,白芍15克,菊花12克,蔓荆子15克,三七3克(冲),蜂房15克,川芎12克,甘草6克。3剂疼痛大减,二诊痛止如常。

2. **肿瘤**　《本草再新》载:蜂房"散痈肿恶毒"。现代药理研究亦证明其有抗肿瘤作用。张师曾言,蜂房有毒,用治癌症乃取其毒性,以毒攻毒。但因其有毒,又因癌症患者来诊时多正气已虚,故常须佐以扶正之品。张某,女,1994年9月20日初诊。咳嗽、吐白痰,夹有血丝血块,在某医院诊为绒癌肺转移,因病人体弱,化疗难以支持,故转来求中医治疗。刻下:病人面色㿠白,乏力,身发低热,纳差,舌质红,少苔,脉细数。证属毒瘀内聚,气阴两虚,治以化瘀解毒,益气养阴。处方:西洋参6克(另),沙参15克,天冬15克,白花蛇舌草30克,蜂房15克,乌梢蛇15克,川贝母10克(冲),知母12克,丹参15克。以后一直以化瘀解毒,益气养阴为大法,随症稍事加减,至1994年12月1日胸片提示肺部病灶已较前明显缩小,病人能独自来诊,配合化疗,现病情稳定。

3. **积聚**　尝随导师会诊一慢性粒细胞性白血病病人,女,39岁,患白血病3年。此次入院时原始粒细胞加早幼粒细胞为32%,又血红蛋白太低,恐化疗难以支持而转中医治疗。病人面色萎黄,脚手心发热,晚上睡觉脚手都须放在被外。左胁下痞块,下达髂前上棘连线,右极至前正中线右4cm,舌质红、无苔,舌下络脉迂曲紫黯,脉细数。证属气阴两虚,痰瘀内聚,治以益气养阴,化痰散瘀。除西医对症支持治疗、内服中药外,另用:莪术30克,浙贝15克,蜂房15克,三棱15克,牡蛎30克,鳖甲15克共为细末,醋调外敷左胁痞块处。前后共治疗53天,病人出院时原始粒细胞加早幼粒细胞为8%,一般情况较好。张师认为蜂房散结效果甚佳,临证见乳房结块,常在行气解郁、化痰散瘀的基础上加用蜂房,内服汤药,药渣煎汤外洗患处,常能缩短病程。

4. **痹证** 蜂房功能祛风除痹止痛,张师临床凡遇痹之顽症、疼痛剧烈者每每选用,其行痹止痛之效甚佳,非他药能及。常用当归、赤芍、川芎、桑寄生、杜仲、蜂房、乌梢蛇、独活为基础方,上肢痛甚加桑枝、桂枝;肩部痛甚用姜黄;痛在下肢选川牛膝、木瓜;腰部痛甚或兼有腰痛加川断、狗脊;痛在腰部以上,痛处走窜为风盛选加防风、威灵仙、羌活;痛在腰部以下,伴有肿痛重着为湿盛,酌用苍术、薏苡仁、萆薢;疼痛剧烈,痛处固定不移,得热则减,遇寒尤甚为寒盛,加用制附子、干姜、细辛等。

此外,蜂房尚有祛风杀虫之效。临床遇重症风疹瘙痒常以祛风之蜂房、乌梢蛇配伍养血凉血活血之当归、牡丹皮、赤芍,另加清热解毒、燥湿止痒之野菊花、黄柏、地肤子、苦参内服外洗,疗效甚佳。蜂房研末麻油调敷可治疥疮、头癣,煎汁漱口,疗风火牙痛。综上,蜂房功擅祛风止痛,攻毒散肿,杀虫止痒,价廉效彰,临床值得推广运用。然历代本草多载其有毒,故用量不宜太大,气血虚弱者宜慎用。张师临床一般内服汤剂10~15克,研末服2~5克,外洗可用至30克,遇气血虚弱患者配以益气养血扶正之品,以防其耗伤正气。

[河南中医,1996年,(2):38-39.]

张学文教授治疗三叉神经痛经验介绍

陈海燕 金杰

1. **清胃泻火法** 张某,女,41岁,1999年10月初诊。半年前因感冒后出现右侧咽部发作性剧痛,继之波及右侧面部,发则痛如刀割,某医院诊为舌咽神经痛、三叉神经痛,口服卡马西平治疗半年,但刷牙、洗脸时触及右侧面颊部仍时有疼痛,且右侧咽痛、咽红,面部痤疮较多,大便干结,舌红,苔黄而干,脉滑数有力。证属胃蕴积热,外邪诱发,循经上扰。治以清胃泻火,方以清胃散加减。处方:生石膏60克,知母、牡丹皮、生地黄各20克,黄连10克,当归、桔梗各15克,升麻、生甘草各12克。每天1剂,水煎服。服7剂后面部疼痛明显减轻,大便较前通畅。守方加减又服28剂,症状完全消失,且多年面部痤疮、大便秘结之疾亦消失。

按:面部为足阳明胃经走行之处,且胃为多气多血之腑,胃热循经上犯,故表现为面颊剧痛。张教授治疗本病以清胃散清胃泻火,并重用石膏佐以黄连、知母清肺胃之热,兼以润燥;桔梗、生甘草解毒利咽;牡丹皮、生地黄、当归清热凉血活血;升麻为引经药。药后大便通畅,肺胃热泻,咽痛、面痛、面部痤疮诸疾悉除。

2. **息风通络法** 朱某,男,60岁,2001年5月初诊。发作性右侧面痛5年余,在某医院诊为三叉神经痛,口服卡马西平治疗,但疼痛仍时有发作,现服药量不能减,减则发作剧增。诊见:右侧面部疼痛时作,尤以触及右鼻侧及口角旁易诱发,平素右侧面部有麻木感,口干,舌红,少苔,脉弦细数。证属肝肾阴虚,风阳上扰,脉络不通。治以平肝息风,通络止痛,方用平肝息风通络汤。处方:珍珠母(先煎)、牡蛎(先煎)、白芍、丹参各30克,蜈蚣2条,生甘草、山茱萸、枸杞子各15克。每天1剂,水煎服。服10剂后,面部疼痛发作频率、程度均明显减轻。继以原方加减共服45剂,疼痛完全缓解。

按:本例三叉神经痛发则剧痛,突发突止,伴面肌抽搐,符合风性善行数变之性。张教授认为,此系肝风上扰为患,治宜平肝息风,通络止痛,故选用自拟平肝息风通络汤加减。方中珍珠母、牡蛎、白芍平肝息风;白芍、甘草酸甘化阴,缓急止痛;丹参凉血养血通络;蜈蚣祛风通络,解痉止痛;患者尚见口干、舌红、少苔、脉细数等肝肾阴虚症状,故加山茱萸、枸杞子以滋补肝肾,养阴息风。合方标本兼治,故获良效。

3. **疏络清热法** 王某,女,39岁,2001年6月15日初诊。发作性左颞灼痛延及眉棱骨痛3年。平素恶风,遇风后左颞、眉棱骨痛易发作,多方求治,服药无效。诊见:左颞、眉棱骨灼痛,时作时止,口干,舌红,苔黄,脉滑数。追询病史,数年前曾患外感后遗留此症,遇风即发。证属郁热内伏,风邪外袭。治以疏络祛风,内清郁热,方用选奇汤加减。处方:羌活、防风、白芷各12克,黄芩、生甘草各10克。每天1剂,水煎服。服用7剂,疼痛基本缓解,继服7剂病愈。

按:三叉神经痛部分患者发作时,表现为颞侧连及眉棱骨发作性剧痛,受风寒后易复发。张教授认为,此型患者多为初受风寒未得全解,久郁化热,复受风邪侵袭，内外相兼而发病。治宜外疏风邪，内清郁热。选奇汤出自《兰室秘藏》，主治风热夹痰上壅，头痛眩晕，眉棱骨痛。方中以羌活、防风疏络祛风；加白芷入阳明经祛风止痛而止眉棱骨痛；颞侧属少阳经循行部位，故以黄芩清泻郁热。如此内清外疏，新感伏邪俱散，故病得痊愈。

[新中医，2005，37（9）：16．]

张学文治疗丘脑卒中后麻木的经验

金杰　张振强　陈海燕

1. **益气养血法**　《金匮要略》云："血痹阴阳俱微，寸口关上微，尺中小紧，外证身体不仁，如风痹状，黄芪桂枝五物汤主之。"张师认为丘脑卒中后患肢麻木者，其症状与"血痹"有相似之处，病机多属气血亏虚、肌肤失养，黄芪桂枝五物汤较合病机，但临床使用中尚需酌加养血通络之品，以进一步提高疗效。

例1．乔某，男，64岁，2000年7月15日初诊。患者左侧肢体麻木伴活动不利半年。半年前因左侧肢体活动不遂在某医院诊为右侧丘脑梗死，经住院治疗2月余，左侧下肢恢复至能独立行走，左手可持物品，但尚欠灵活，且留有严重麻木感，如虫行皮中。查体见面白体胖，时自汗出，患肢浮肿，舌淡黯，苔薄白，脉沉细。中医辨证属气血亏虚、痰瘀阻络。治拟益气养血，化痰通络。处方：黄芪60克，桂枝15克，白芍40克，炒白术40克，豨莶草30克，桑枝30克，鸡血藤30克，威灵仙15克，川牛膝30克，木瓜30克，水蛭15克，胆南星10克，白芥子10克，全蝎10克。用法：每日1剂，水煎分2次服。同时将黄芪注射液40ml、刺五加注射液40ml加入生理盐水250ml中静脉注射，每日1次；当归注射液4ml进行穴位封闭注射，选患侧血海、阳陵泉、足三里、三阴交等穴，每次选2穴，每日注射1次。1周后，麻木感明显减轻，继以前方加减共服1月余，麻木感基本消失，肢体功能亦基本恢复正常。

2. **化痰逐瘀法**　此法适用于麻木性感觉障碍而以顽木无知为主要症状者，其病因《张氏医通》中说："木则全属湿痰死血"。此型患者临床表现以肢体、面部顽木为主，病程相对较长，多伴舌质、患肢紫黯。张师认为其属顽痰死血阻滞经络为患，故治疗非虫类化痰逐瘀、藤类舒筋活络，不足以获得良效。

例2．宋某，男，58岁，2002年12月9日初诊。左侧肢体活动不利伴麻木

2年余。2年前因右侧丘脑出血后遗左侧肢体活动不利伴麻木,几至顽而无知,查体见患肢色紫黯,拘急痉挛,舌黯红,苔白厚,脉弦细。中医辨证属痰瘀阻络。治拟化痰逐瘀,通经活络。方选双合汤加减。处方:桃仁12克,红花15克,川芎15克,当归20克,地龙30克,水蛭15克,赤芍20克,半夏10克,胆南星6克,全蝎10克,陈皮15克,白芥子10克。用法:每日1剂,水煎分2次服。另外药渣加桂枝15克、川椒10克、艾叶15克、豨莶草30克,煎汤后先熏后洗患肢,每日2次,每次20分钟,并以疏血通注射液(主要成分为水蛭、地龙)6ml加入250ml生理盐水中,静脉注射,每日1次。2周后麻木感逐渐减轻,先变为轻度麻木,进而至麻木几近消失,不留意则几乎不觉,肢体亦较前灵活。

3. **凉血活血法** 此法适用于丘脑卒中后遗麻木且伴感觉过度而以烧灼样感为主者,患者除感患肢麻木外,轻触患肢可引起强烈的、难以忍受的烧灼样感。此型多见于近期卒中患者,因其除患肢烧灼难忍外,部分患者还伴口干口渴、舌红少津,故张师认为其系血分热盛所致,宜采取凉血活血法,临床常以桃红四物汤为主,并加凉血养阴类药物。

例3. 朱某,男,56岁,2005年1月13日初诊。患者右侧肢体麻木、力弱1个月。1月前因右侧肢体力弱,查CT示:左侧丘脑梗死。经治疗右侧肢体肌力基本恢复,但麻木感几无变化,且伴严重感觉过度,轻触患肢,稍后即感难以名状、难以忍受之烧灼样感,初予黄芪桂枝五物汤加味治疗1周,病情无变化,后易为桃红四物汤加味治疗。处方:桃仁15克,红花15克,生地黄20克,牡丹皮20克,赤芍20克,鸡血藤30克,当归20克,川芎15克,川牛膝30克,水蛭10克,丹参30克,地龙30克,胆南星6克,白芥子12克。用法:每日1剂,水煎分2次服。同时将红花注射液20ml加入生理盐水250ml中静脉注射,每日1次;患侧手足指(趾)尖放血,每日1次;同时口服西药卡马西平片,每日3次,每次1片。1周后麻木、感觉过度诸症明显减轻,逐渐减少卡马西平用量,于3周后停用卡马西平,麻木、烧灼样感逐渐消失。

4. **体会** 丘脑是感觉传导的皮质下中枢和中继站,受损后所出现的麻木、烧灼样感等感觉障碍,在临床治疗时比较困难,西药止痛剂往往无效,抗癫痫药物(卡马西平等)可有一定效果。根据其临床表现以"麻木""烧灼感"为主,故可归属于中医学"麻木"范畴,张师认为其病机主要为气血亏虚、肌肤失养与痰瘀阻络、经脉不通,其中麻多属气血亏虚,病浅易治,木多属痰瘀阻络,病深难疗,故《医学统旨》云:"麻为木之微,木为麻之甚"。基于以上病机,治拟补气养血以扶正,化痰逐瘀以祛邪。临床具体运用中,尚应结合麻甚木甚,病程长短、全身状况,以及正虚、邪实之轻重、兼夹症状不同等分别施治。因本病确属难治之证,在临床治疗中,张师除选用一般益气养血、活血化痰中药外,还喜用动物虫类、植物藤茎类中药以加强化痰逐瘀、通经活络之效果;除口服汤剂外,还可辨证采用中药静脉注射,药物外洗,穴位封闭与点刺放血诸法,必要时还可适当配合抗癫痫西药,以进一步提高疗效。

[江苏中医药,2006,27(5):18-19.]

国医大师张学文教授运用温病理论治疗脑病的经验

金杰 郭智宽

1. **清心开窍法治疗中风昏迷** 清心开窍法是中医温病治疗神志异常的常用开窍法之一,具有清泻心包邪热,醒神利窍的作用,适用于温病邪入心包所引起的神志异常症候。叶天士《温热论》曰"温邪上受,首先犯肺,逆传心包。"而关于心包病症实质,章虚谷在《医门棒喝》中认为"《内经》言:心为一身之大主而不受邪,受邪则神去而死。凡言邪之在心者,皆心包络受之,盖包络为心脏之衣也。"而关于邪陷心包症的临床表现吴鞠通在《温病条辨》中有"邪入心包,舌謇肢厥,牛黄丸主之,紫雪丹亦主之""神昏、谵语者,清宫汤主之,牛黄丸、紫雪丹、局方至宝丹亦主之",可见热陷心包常见症状有神昏、言謇、谵语、肢厥等,此时宜急以"三宝"清心开窍。张学文教授在诊治中风中观察到,大量中风患者,尤其是重症患者,虽非外感热邪,内陷心包,但在肝阳上亢、化风生热,痰热内陷心包这一病机作用下,出现身热躁扰、神昏不语等症状,与温病邪热内陷心包病机和临床表现有诸多相似之处,故治疗时可以互参,常用中药安宫牛黄丸等"三宝"口服,或以其静脉剂型醒脑静、清开灵注射液静脉注射,中药汤剂中酌加黄连、冰片、郁金、丹参等清热开窍之品,临床证明该疗法对于脑出血、大面积脑梗死,具有促醒、脑保护、加快肢体功能康复的作用,现已成为救治中风昏迷的常用方法之一。

2. **滋阴息风法治疗颤证** 《温病条辨·下焦篇》中指出"热邪深入下焦,脉沉数,舌干齿黑,手指但觉蠕动,急防痉厥,二甲复脉汤主之。"又指出'神倦瘈疭,脉气虚弱,舌绛苔少,时时欲脱者,大定风珠主之。"何秀山《重订通俗伤寒论》说"血虚生风者,非真风也,实因血不养筋,筋脉拘挛,伸缩不能自如,故手足瘛疭,类似风动,故名曰内虚暗风,通称肝风,湿热病末路多见此症者,以热伤血液故也。"温病后期热入下焦,耗伤真阴,至肝木失养,虚风内动证候,临床可见手足蠕动,甚则瘛疭,肢体强硬,此与肝肾阴虚,虚风内动所致的颤证,在病机和临床表现上又有诸多相似之处,张学文教授在治疗此证时常以三甲复脉汤或大定风珠加减。因颤证除肢体震颤外,肢体僵硬、强直亦是主要症状,故张学文教授治疗此类病症处方常由三类药物组成,一是酸甘养阴、滋补肝肾、滋阴息风之品,如白芍、熟地黄、何首乌、山茱萸等,二是介类之重镇潜阳之品,如珍珠母、石决明、生龙骨、生牡蛎等,三是平肝息风止痉之品,如天麻、钩藤、僵蚕等。在临床运用中,对于初期处方调整变化较多患者张学文教授先以汤剂加减治疗,待病情稳定,处方基本固定时,则以该方做成丸剂,服用方便,易于坚持。此方对于轻症患者部分单用即可控制症状,重症患者可减少西药用量及不良反应,增强临床效果。

3. 化痰开窍法治疗中风失语 化痰开窍法亦是温病治疗窍闭神昏症的常用方法之一,原为用芳香辟秽、化痰开窍之品宣通窍闭,适用于湿热郁蒸,酿生痰热,蒙蔽清窍的证候,症见神识昏蒙,时清时昧,时有谵语等。张学文教授在治疗中风时,发现除急性期伴有神志障碍外,患者神志清醒后,尚遗有神呆,反应迟钝,言语謇涩不利,舌淡黯、苔白腻等症,与中医痰阻机窍在病机、临床表现上有诸多相似,故治疗时或以化痰开窍法为主或在辨证基础上酌加化痰开窍之品。若辨证属痰热为主,可静脉注射醒脑静、清开灵注射液等;若属痰湿为患,则静脉注射灯盏花素注射液,中药汤剂或以黄连温胆汤或以涤痰汤加减,或在辨证的基础上酌加石菖蒲、郁金之类开窍之品,临床证明可显著促进患者语言的恢复。

4. 滋补肝肾、化痰逐瘀法治疗痴呆 温病后期,温邪深入下焦,耗伤肝肾之阴,另外病久不解,余热夹痰,痰留脉络,阻闭机窍尚可出现神志呆钝,默默不语,甚则痴呆。薛生白《湿热病篇》34条曰"湿热证,七八日……与饮食亦不却,默默不语……此邪入厥阴,主客浑受。宜仿吴又可三甲散",并自注认为系"心主阻遏,灵气不通"所致。"主客浑受"概指久病体虚,脉络凝瘀,清窍失聪。此与痴呆病之髓海不足,脑失所养,痰瘀阻窍,神识失聪之病机有相似之处,且临床表现除不伴邪热征象外,其他亦有诸多相似,故张学文教授遇此证常以治疗温病热入下焦耗伤真阴之滋补肝肾法与余邪未清、痰瘀阻络之化痰祛瘀法相合,拟益肾开窍汤治疗,方由山茱萸、熟地黄、当归、川芎、丹参、石菖蒲、郁金、僵蚕、天麻、枸杞子、菟丝子等药物组成,经临床使用证明,该方不论对血管性痴呆，还是老年性痴呆，中医辨证属肝肾虚损、痰瘀阻窍者，临床加减化裁使用均具有较好的临床疗效。

5. 结语 脑病为临床的多发病、难治病，国医大师张学文教授以其从医五十余年的临床经验与对中医温病学的长期精研，从中得出了大量运用温病学理论治疗脑病的经验。张学文教授认为温病学虽为治疗外感病所创理论，但其中的方药仍可通过辨证用于脑病的治疗，如张学文教授认为中风的发病关键是由于气血逆乱、瘀阻脑络所引起，中风急性期痰瘀交夹，盘踞脑窍而致神昏窍闭失语，此与温邪逆传心包所引起的症状相似，此时运用醒神开窍之"三宝"和其衍化的中药注射剂，可取得满意的疗效。从张老的经验可以看出，我们如果能将温病理论用之得当，遣方用药准确常常可以拓宽疑难重症疾病辨治思路，从而提高中医的临床疗效。

[中医学报，2011，26（3）：295-296.]

张发荣教授治疗糖尿病周围神经病的经验

金杰　陈海燕　张芳　吕召学

糖尿病周围神经病（DPN）是糖尿病的常见并发症之一，文献报道60%~90%的糖尿病患者有不同程度的周围神经损害。

（一）对病因病机的认识

西医学目前对糖尿病周围神经病的发病机制尚未完全阐明，一般认为与下列因素有关：血管障碍；代谢紊乱；神经营养因子减少。张发荣教授认为糖尿病周围神经病临床主要表现为麻木、疼痛，因此可归属于中医痹证范畴，其病因病机和消渴有诸多相同之处。

1. 阴虚燥热是糖尿病周围神经病的发病之本 消渴病或因饮食不节，过食肥甘，积热内蕴，化燥伤津，或因情志失调，气机郁结，进而化火，或因劳欲过度，损耗阴精，致阴虚火旺。以上病因均可致阴津耗伤，燥热偏盛，发为消渴。消渴病传统以"三多"症状的轻重分为上、中、下三消，有肺燥、胃热、肾虚之别。无论肺燥、胃热、肾虚均会对正常水液代谢产生影响，使肺失通调、脾不能散精化气、肾与膀胱失于气化，水液代谢失调，停积为痰。另外，消渴病阴虚内热、耗津灼液可致瘀血内阻，痰瘀又可相互转化，终致痰瘀交阻，络道闭塞，形成痹证，即糖尿病周围神经病。可见阴虚燥热是消渴与糖尿病周围神经病的共同根本病机。因阴虚燥热引发消渴，因消渴影响气血的运行，导致痰瘀形成，阻闭经脉，最终导致糖尿病周围神经病。因此，阴虚燥热是糖尿病周围神经病发病的基本病机。

2. 痰瘀阻络是糖尿病周围神经病发病的关键 张教授认为糖尿病周围神经病主要表现为麻木、疼痛，应属中医痹证范畴，其发病由邪阻经络、气血运行不畅所致，不过糖尿病周围神经病阻痹之邪非风寒湿热，而系痰瘀互结为患。痰瘀的形成如前所述。痰瘀既成则阻碍气血正常运行，四肢络脉位于四末，络脉细而气血运行较缓，故最易为痰瘀所阻。消渴为病，迁延难愈，病久易生痰生瘀，病久邪易入络。此外，从糖尿病周围神经病临床表现的主要症状为麻木、疼痛等到感觉障碍及舌质多黯、舌下脉络迂曲，均为痰瘀为患的佐证。

（二）中西结合、病证互参，诊断 DPN

中西医结合，辨证辨病相互补充，宏观与微观辨证互为参考是张老学术思想的一大特色。糖尿病周围神经病作为消渴的并发症，由于先贤论述较少，故张师认为更宜病证结合，中西合参。经过长期临床实践，他逐步摸索出一套较为切实可行的诊断及疗效评定标准。

1. 西医诊断标准 ①按照 1980 年世界卫生组织糖尿病诊断标准，确诊为糖尿病。②患肢麻木、疼痛、灼热、发凉、戴手袜套感、蚁行感等。③肌膜反射（膝腱反射和（或）跟腱反射等）减弱或消失。④肌电图异常：感觉和（或）运动神经传导速度 <40m/s，肌电位增加 20% 以上。满足以上条件①④及②③中之一项者即可诊断为糖尿病周围神经病。

2. 中医辨证分型 张教授在临床治疗糖尿病周围神经病时，根据患者表现又将其辨证分为三个证型：①阴虚燥热，痰瘀阻络型：主要表现为患肢疼痛，单侧或双侧，口渴多饮，善食易饥，尿频量多，大便干燥，舌质黯红，边有瘀斑，苔黄，脉滑实有力。②气阴两伤，痰瘀阻络型：主要表现为患肢疼痛或麻木，口渴多饮，小便量多，神疲乏力，舌质红，舌下脉络迂曲，少苔或苔薄黄，脉细数。③阴阳两虚，痰瘀阻络型：主要表现为肢端麻木或伴无力或伴其他感觉异常，小便频数，混浊如膏，四肢欠温，腰膝酸软，阳痿不举，舌体胖大，边有瘀斑、瘀点，苔白或腻，脉沉细。

（三）分期论治，标本兼顾

糖尿病周围神经病因病程较长，缠绵难愈，加之消渴为病，易伤津耗气，损伤阴阳，故在病程不同阶段，临床表现、病机特点都各不相同。张老师经过长期临床探索,认为糖尿病周围神经病根据其临床表现和病情特点,分为三期较为合理。初期,阴虚燥热、痰瘀阻滞,病机特点以肺燥胃热为主,阴伤燥热特点突出;中期,多为初期进一步发展而来,因阴虚燥热耗气伤津,故病人气阴两伤症状明显;晚期,多为病情反复迁延所致,病人多有阴阳两虚症状,全身状况较差,神经损害较重,除疼痛、麻木外,多数尚伴患肢无力,治疗效果不如初、中期。糖尿病及糖尿病周围神经病因病情迁延,病人需长期服药,汤剂虽临床取效迅速,加减变化灵活,但病人长期服用,煎煮多有不便,不利于病人坚持治疗。张老师根据多年经验,研制成了治疗糖尿病及糖尿病周围神经病的系列中成药。病人服药方便,易于长期坚持,临床疗效显著。针对糖尿病周围神经病痰瘀阻络是发病关键,张教授主持研制的通络糖泰颗粒,专门用于糖尿病周围神经病治疗,方由血竭、白芥子、延胡索、玄参等组成,具有化瘀豁痰、通络止痛之功效。同时针对不同病期之病情特点,分别于初期配合服用糖复康 3 号胶囊(方由血竭、黄连、赤芍、枸杞子等组成,具有滋阴清热功效);中期配合服用糖复康浓缩丸(方由太子参、三七、枣皮、桃仁、大黄等组成,具有益气养阴、活血通便之功效);后期配合服用糖肾康胶囊(方由黄芪、麦冬、枸杞子、菟丝子等组成,具有补肾壮阳、增强体质之功效)。这样标本兼顾,加减灵活,病人易于坚持。

(四)典型病例

张某,男,62 岁,干部,1996 年 10 月 20 日初诊。主诉:双上肢麻木,如戴手套感伴无力 2 月余。患者自感神疲乏力,口渴多饮,大便干燥,舌质红少苔,脉细数。空腹血糖 8.8mmol/L。右腓总神经感觉传导速度 35m/s,左尺神经运动传导速度 38m/s。西医诊断:糖尿病周围神经病;2 型糖尿病。中医辨证:气阴两虚,痰瘀阻络。治以滋阴清热,活血化瘀,豁痰通络。处方:生地黄、麦冬、山药各 30 克,太子参、知母、当归、白芍、丹参、半夏各 15 克,白芥子、桂枝、甘草各 10 克,三七 3 克(冲服),延胡索 12 克。水煎服,1 日 1 剂。另嘱糖尿病饮食,适当体育锻炼,控制体重。11 月 10 日复诊,服药 20 剂后,上肢疼痛麻木明显减轻,较前有力,精神好转,口渴缓解,舌质淡红,苔薄黄,脉和缓。测空腹血糖 7.11mmol/L。药已中病,效不更方,继以通络糖泰加糖复康浓缩丸巩固。1998 年 3 月 5 日再诊,症状完全消失,空腹血糖 6.59mmol/L,右腓总神经感觉传导速度 40m/s,左尺神经运动传导速度 47m/s。

[四川中医,2000,(6):1-2.]

郑绍周教授治疗头痛验案 3 则

金杰　赵铎　陈海燕

1. 气虚头痛　王某,男,40岁,1999年8月21日初诊。发作性头痛5年余,曾多方求治无效。头痛以前额为甚,连及眉棱,晨起较重,近午减轻,平素恶风、易感冒,感冒后头痛即发。诊见:前额闷痛,面色㿠白,短气自汗,舌质淡,苔薄白,脉虚软无力。华氏位X线片示:双侧额窦黏膜增生,纹理粗糙,提示慢性炎性改变。西医诊断:慢性鼻窦炎。中医诊断:气虚头痛。治以益气健脾祛风,开窍通络止痛。处方:黄芪30克,细辛3克,防风、苍耳子、辛夷、薄荷各10克,白术、僵蚕、川芎、皂角刺、蔓荆子各15克。水煎服,每天1剂。服药6剂,头痛渐减。继服30余剂,短气乏力诸症悉除,舌脉转为正常,复查华氏位X线片恢复正常,随访半年无复发。

按:邪气内伏,久则耗伤正气,导致卫外不固。伏邪招引,复加卫外不固,故病情反复发作,正气更虚,邪益痼结。鼻窍壅塞,脉络不通,则头痛时作,治疗当扶正祛邪兼顾。方中玉屏风散补脾实表;苍耳子散配合皂角刺解毒开窍,透邪外出;僵蚕、川芎、蔓荆子祛风通络止痛,痼疾缓取,坚持服药,邪渐去,正渐复,故病告痊愈。

2. 风痰头痛　吴某,女,36岁,1997年8月5日初诊。头痛3年余,发则颠顶剧痛,头晕目眩,干呕欲吐,痛甚则呕吐涎沫。曾查脑电图、经颅多普勒、头颅CT,诊断为脑血管痉挛。服用氟桂利嗪、尼莫地平、卡马西平等药,疗效不佳。诊见:颠顶部搏动样剧痛,面色苍白,恶心欲吐,舌淡、苔白腻,脉弦滑。西医诊断:血管性头痛。中医诊断:风痰头痛。治以疏肝祛风,化痰止痛。处方:党参、白术各20克,吴茱萸、生姜各10克,陈皮、半夏、天麻、茯苓、川芎、甘草各15克,钩藤、决明子、白芍各30克。水煎服,每天1剂,服药6剂,疼痛稍减,继进20剂,疼痛诸症基本控制,继以逍遥丸善后巩固疗效,1年后随访,病未反复。

按:《冷庐医话·头痛》篇云:"厥阴之脉,会于巅顶,故头痛在巅顶"。又《素问·至真要大论篇》云:"无痰则不作眩"。结合本患者头痛部位以巅顶为甚,伴见头晕目眩,苔白腻,脉弦滑,故本病责之肝风夹痰上扰清窍所致。其治疗遵《伤寒论》厥阴病篇"干呕吐涎沫,头痛,吴茱萸汤主之",以吴茱萸汤疏肝降浊,钩藤、决明子合半夏白术天麻汤平肝化痰,川芎祛风通络止痛,芍甘汤平肝缓急止痛,全方组合切中病机,故取良效。取效之后,继以逍遥丸疏肝健脾,脾健痰生无源,肝疏其气条达,痰浊不复上扰,故病告痊愈。

3. 肝经风热头痛 王某,男,37 岁,农民,1999 年 10 月 8 日初诊。发作性左侧偏头痛 5 年余。5 年前曾患内耳炎症性肉芽肿,先后在 2 家医院行手术治疗,术后疼痛一度缓解,后复发如初。诊见:头痛剧烈,以左耳根部为甚,左耳鸣叫如蝉,听力明显减退,心烦口苦,食欲不振,舌红、苔黄腻,脉弦数。西医诊断:左耳炎症性肉芽肿。中医诊断:肝经风热头痛。治以疏肝清热,祛风止痛。处方:龙胆草、栀子、柴胡、蝉蜕、川芎各 12 克,黄芩、薄荷、川楝子各 10 克,牡丹皮、赤芍各 20 克,夏枯草、车前草各 30 克。服药 6 剂,疼痛稍减,继服 6 剂,头痛间有发作。继以龙胆泻肝丸服用 2 月,疼痛完全停止,半年后随访,诉头痛未再发。

按:《医学心悟·耳》篇云:"足厥阴肝、足少阳胆经,皆络于耳"。故本病涉及脏腑主要责之肝胆;另《中藏经·论肝脏虚实寒热生死顺逆脉证之法》云:"肝……其气逆,则头痛耳聋"。再根据患者口苦心烦、舌红苔黄腻、脉弦数等症候,故本病主要系肝火循经上扰所致。其治以龙胆泻肝汤合夏枯草、川楝子直折肝胆火热,蝉蜕、薄荷疏风利窍;热郁日久,多有血瘀,故以川芎、牡丹皮、赤芍凉血活血散瘀。全方共奏疏肝清热、祛风止痛之功,故取良效。

[新中医,2001 年,33(3):12.]

郑绍周教授治疗面神经炎经验

金杰 陈海燕 赵铎

(一)治分三期,辨证选方

郑绍周教授认为面神经炎急性期、恢复期、后遗症期 3 期病因不同,病机有异,治疗亦应有所不同。

1. 急性期重解毒通络 郑师认为本病急性期(病程 2 周以内)系因脉络空虚,风邪入中所致。"高巅之上,唯风可到",故风邪为致病先导,除风邪之外多有兼夹,或夹风寒,或夹风热,尤以兼夹风热为多。此类患者除口眼㖞斜、言语不清等症状外,多兼耳后乳突压痛,恶风发热,肢体拘急,关节酸痛,舌质红,苔薄黄,脉浮缓。其病机,郑师解释为络脉空虚,风热内侵,毒瘀内聚,脉络不通,筋脉弛缓,故患侧口角下垂,活动不遂。治疗应以清热祛风、解毒通络为大法。常用处方:黄芪 30 克,刘寄奴 30 克,忍冬藤 30 克,鸡血藤 30 克,丹参 30 克,连翘 30 克,防风 10 克,川芎 12 克,甘草 10 克。方中黄芪配鸡血藤、丹参、防风、川芎有益气养血、祛风通络之效,兼寓祛风先活血,血行风自灭之意;忍冬藤、连翘配丹参、川芎则有解毒通络之功。本方经动物实验证实对面神经水肿具有较好的消退作用,临床应用效果较好。若患者兼见恶寒无汗,苔薄白,脉浮紧,辨证属风寒者,可在本方基础上酌加羌活、桂枝以协辛温通络之效。

2. 恢复期重化痰通络 郑师将本病病程 2 周至半年以内患者确定为恢复期患者,此期患者因风邪外袭,毒瘀未去,经络不通,气血津液循行不畅,留而为痰为瘀。痰瘀阻络为病机关键,治疗重在祛风化痰通络。常用处方:全蝎 10 克,僵蚕 15 克,白附子 10 克,黄芪 20 克,丹参 30 克,鸡血藤 30 克,川芎 15 克,水蛭 10 克,白芥子 10 克,胆南星 6 克,甘草 10 克。方中以牵正散加水蛭、丹参、川芎祛风化痰,化瘀通络,白芥子祛皮里膜外之痰,黄芪合鸡血藤有益气养血之功。

3. 后遗症期重滋补肝肾,养血通络 本病病程在半年以上,未全恢复者,则进入后遗症期。此期患者部分遗有面肌挛缩或抽搐,或面肌联合动作。郑师认为此即肝肾亏虚、血虚失养之证,故治疗重在滋养肝肾,养血通络。常用处方:熟地黄 12 克,山茱萸 10 克,枸杞子 12 克,当归 20 克,白芍 20 克,川芎 15 克,制何首乌 15 克,炒山药 30 克,天麻 12 克,鸡血藤 30 克。经临床证实,此方不但用于面神经炎,对各种神经损伤均有较好的修复作用。

(二)辨证使用,静脉制剂

郑师在治疗本病时,除内服汤剂外,还配以静脉制剂,并且按照分期论治辨证选药的原则,收到较好效果。急性期患者,神经水肿较重,可配合静脉注射 β- 七叶皂苷钠,此药有类激素样作用,对减轻神经水肿具有明显效果,且无激素不良反应,可显著缩短病程。恢复期患者,若辨证为痰热夹瘀,则静脉注射清开灵注射液配复方丹参注射液以清热化痰、活血通络;若为痰湿夹瘀则静脉注射灯盏花注射液配复方丹参注射液以祛痰通络;后遗症期患者,则静脉注射刺五加注射液配当归注射液以滋补肝肾,养血通络。经临床验证,静脉制剂配合汤剂可显著提高疗效。

(三)诸法兼用,提高疗效

郑教授认为本病应采用综合疗法以提高疗效,缩短病程。中药、针灸、理疗都是经临床验证行之有效的治疗方法,但若将这些方法综合应用,则对于提高疗效、缩短病程很有帮助。所以临床治疗时除药物外，尚配以针刺攒竹、睛明、迎香、颊车、地仓、下关、合谷、内庭等穴位，同时给予茎乳突部红外线照射，患侧面部按摩，诸法合用，对于改善循环，促进神经修复，防止面肌萎缩、挛缩具有很好的效果。

（四）病例介绍

王某，男，32岁，口角左㖞3天。3天前受凉后，出现右面部不适，右耳后酸痛，1天前开始出现右侧口角饮水外漏，伴恶风发热，汗出口渴，颈项拘急。查体：右眼闭合较左侧力弱，右鼻唇沟变浅，口角左㖞，鼓腮漏气，舌质红、苔薄黄，脉浮数。辨证为急性期风热外袭，毒瘀内聚。治以清热解毒，祛风通络。处方：忍冬藤30克，连翘30克，刘寄奴15克，防风10克，黄芪20克，鸡血藤20克，丹参30克，川芎15克，葛根30克，甘草10克。同时给予生理盐水250ml加入β-七叶皂苷钠20mg，生理盐水250ml加入复方丹参注射液20ml静脉注射，每日1次；针刺太阳、睛明、迎香、地仓、颊车、下关、合谷、内庭，每日1次；红外线照射，每天30分钟；患侧面部按摩，上、下午各1次，每次30分钟，1周后，病情明显减轻，口角基本不㖞，饮水不外流，2周后病告痊愈。

[中医杂志,2003,(7):499.]

李鲤教授从胃论治疑难病经验

金杰　郭智宽

1. **眩晕案**　李某，男，62岁，以发作性眩晕2年，再发加重2天为主诉，于2008年7月18日入院。2年来，眩晕反复发作，发则视物旋转，恶心呕吐，面色苍白。既往有高血压、腔隙性脑梗死病史。2天前睡眠中翻身时，上述症状再发，症状基本同前。查体：血压150/100mmHg，昂白征（+）。头颅磁共振、磁共振弥散加权成像示：双侧基底节区多发腔隙性梗死，未见新鲜梗死灶。舌淡黯边有齿痕，苔白稍腻，脉弦滑。中医辨为眩晕病，痰浊中阻证。西医诊断：①椎-基底动脉供血不足；②脑梗死；③高血压病。治疗西医予以改善循环，营养神经液体静脉注射。中医予以燥湿化痰，平肝息风，方由半夏白术天麻汤加减。处方：半夏10克，炒白术30克，天麻15克，茯苓30克，陈皮15克，泽泻30克，川芎15克，葛根30克，炙甘草12克。患者服药3剂后，眩晕缓解不明显,并感胃脘痞塞饱胀,纳差,恶心呕吐。请诊李师,嘱在上方基础上,酌加枳实 12 克、竹茹 12 克、焦山楂 15 克、生麦芽 15 克、神曲 15 克、木香 6 克、砂仁 6 克,继服 3 剂,症状明显缓解,1 周后出院。

按:《素问·至真要大论》曰:"诸风掉眩,皆属于肝。"《金匮要略·痰饮咳嗽病脉证并治》曰:"心下有支饮,其人苦冒眩,泽泻汤主之。"故本患者病因脾虚生痰,肝风夹痰上扰所致。李杲在《脾胃论》中云:"足太阴痰厥头痛,非半夏不能疗,眼黑头旋,风虚内作,非天麻不能除",故方用半夏白术天麻汤合泽泻汤当属正治。但李师考虑本患者尚存在胃浊不降这一情况,故加消食和胃、化湿降浊药物后,胃气下降,并助平肝风,升清阳,故患者症状迅速缓解。

2. **痿证案** 陈某,男,61 岁,因进行性四肢瘦削无力 2 年、吞咽困难 1 周,于 2009 年 7 月 16 日入院。四肢肌肉进行性萎缩伴无力,1 周前出现饮水呛咳,声音嘶哑,多涎。查体:双侧软腭上提无力,咽反射增强,双上肢肌力Ⅲ级,双下肢Ⅲ⁺级,双侧霍夫曼征(+),双巴宾斯基征(+)。肌电图示:神经源性损伤。纳差,腹胀,多白黏涎,舌淡红、舌体瘦削,脉沉细。西医诊断:运动神经元病,肌萎缩侧索硬化症。中医辨为痿证,髓枯筋痿证,治以滋补肝肾,填精补髓,方由地黄饮子加减。处方:熟地黄 20 克,山茱萸 15 克,石斛 15 克,麦冬 15 克,五味子 10 克,石菖蒲 15 克,远志 15 克,茯苓 30 克,肉苁蓉 30 克,肉桂 6 克,制附子 6 克,巴戟天 15 克,薄荷 15 克。西药予钙拮抗剂,兴奋性氨基酸受体拮抗剂,抗自由基、营养神经等治疗。4 天后,患者仍精神差,纳差,脘腹痞满,口涎较多,饮水呛咳,声音嘶哑。请教李教授,嘱予枳实 12 克,厚朴 10 克,生麦芽 30 克,神曲 15 克,焦山楂 15 克,川贝母 10 克,服药 3 天后,胃纳转佳,腹胀脘痞渐消,痰涎减少,精神渐好,病情逐渐稳定。

按:本患者辨证治则都基本正确,但在具体治疗时,肌肉瘦削,补益起来非一日之功,而涎多、吞咽困难、脘痞纳差确需及时处理,否则化源匮乏,终难取效。此时宜遵循《素问·标本病传论》:"病发而不足,标而本之,先治其标,后治其本"。李老在原方基础上仅加和胃化痰药物数味,胃纳一开,化源充足,痰归正化,故症状逐渐缓解。

3. **不寐案** 刘某,女,38 岁,间断失眠 4 年,再发 2 周,于 2009 年 10 月 12 日就诊。患者平素心胸狭窄,偶遇情绪刺激,即感胸胁胀闷,入睡困难,甚则彻夜难眠,心烦急躁,服逍遥丸等药症状可逐渐缓解。2 周前遇触诱发,症状基本同前,但程度较前为重,再服上述药物无效。刻下:面色焦虑,睑下色黑,心烦急躁,口苦纳差,彻夜难眠,舌质红,苔黄厚,脉弦滑。辨证属不寐,肝郁化火证,治以疏肝解郁,清热安神,方用丹栀逍遥散加减。处方:牡丹皮 20 克,栀子 10 克,柴胡 12 克,当归 12 克,白芍 15 克,茯神 30 克,炒白术 30 克,薄荷 15 克,炒枣仁 30 克,生龙牡各 30 克,炙甘草 12 克。患者服药 3 剂仍入睡困难,请教李师,嘱加黄连 10 克,枳实 12 克,竹茹 15 克,半夏 10 克,陈皮 15 克,焦三仙各 15 克,4 剂以后患者睡眠逐渐正常。

按:本患者依据性格特征,结合病史、临床表现,辨证为肝郁化火基本正确,但患者反复发作肝气郁结,尚有乘脾犯胃,致胃失和降这一病机存在。《素问·逆调论篇》云:"胃不和则卧不安"。故李老在上方基础上仅加黄连、陈皮、半夏、焦三仙数味,清热和胃降逆,则患者症状迅速缓解,可见治病谨守病机之重要。

[中医学报,2010 年,(6):1084-1085.]

李鲤教授诊治脑病经验

金杰　苗彦永

1. 注意多种辨证方法的交叉补充　李鲤教授认为人体是一个复杂的系统,加之人与动物相比有更复杂的心理精神活动,这就使得疾病尤其是脑病的诊治更为复杂。在诊疗过程中,不管是中医还是西医的诊疗方法只要对明确诊断、改善患者预后有帮助,就应努力掌握,结合运用,以助患者康复。如磁共振、磁共振血管成像、磁共振弥散加权成像在脑梗死急性期的运用,就可以在患者肢体没有完全瘫痪前了解梗死面积和脑血管功能储备,判断患者预后,从而在宏观上把握患者的治疗方向。另有一些临床检查,如心理测试、肌电图、神经传导速度测定等,为判断中风患者是否伴有抑郁、焦虑、周围神经损伤等方面帮助很大。这些都可以从另一方面协助中医诊断,帮助制定治则。同样中医的各种辨证方法更需要在临床中综合运用,因为任何一种辨证方法都有其自身的优势,也存在自身的不足,交叉综合运用可以提高诊断准确率。比如一个患者以头痛为主诉前来就诊,首先可以诊断为中医头痛病,然后运用八纲辨证可以区别出外感、内伤、风寒、风热,再依据头痛位置,按照经络辨证,分辨出病在何经,这样病证的诊断就逐渐清晰。脑病尤其是中风,致死、致残率非常高,并发症也很多,李鲤教授在临床治疗过程中,更注意多种疗法的综合运用,如将中药静脉针剂、中药汤剂、针灸、穴位封闭、药浴、康复、情志疏导等多种疗法综合运用于中风的诊治,经临床验证可以提高患者的疗效,缩短住院时间。

2. 重视"消法"在脑病治疗过程中的运用　脾胃为后天之本,气血生化之源,故李鲤老师在疾病诊疗过程中,不论是脾胃病还是脑病都非常重视对脾胃功能的调整,认为脾胃功能的恢复不但可以化生气血津液,营养他脏及全身,而且脾胃功能的恢复更有助于药物的吸收,进而促进疾病的康复。李鲤老师对"东垣学说""丹溪学说"都深有研究,但是在长期的临床工作中,李鲤老师总结出当今为和平年代,人民生活安稳,饮食肥甘厚味较前明显增多,加之交通工具改善,活动减少,故痰浊、水湿、积滞增多,临床上主张运用和胃法,寓补于消,渐消缓散体内瘀积的多种积滞,善用保和丸加减治疗中风、眩晕等多种脑病。或以保和丸为主方,或以他方合保和丸加减,李老师认为这样可以调整脏腑的功能,消除体内痰瘀积滞,而且有利于恢复脾胃功能,有助于营养的吸收和药物作用的发挥,经临床验证确可显著提高临床疗效。李老师在此基础上还以保和丸为基础方,化裁出"培土荣木""培土生金"等11个方剂,用于呼吸、消化等内外科疾病的治疗,并用于降脂、软化血管、预防中风的发生和复发,使"丹溪学说"在临床实践中得到发展。

3. 中药针剂在脑病中的应用也要结合中医辨证　随着中医中药的现代化,临床上研发出更多的中药针剂,这些药物工艺先进,使用方便,疗效显著,大大方便了临床应用,目前在一些西医医院也有较多的运用。但是这些中药针剂在临床运用中也出现了一些问题,较为突出的是以药理作用代替处方功效,这是在中药针剂使用中的西化倾向。比如,按照药理作用川芎嗪、灯盏花素、刺五加注射液都具有改善循环作用,没有太大的作用区别。但是若结合到该药的饮片药性、功效,川芎辛温通行十二经,善治头痛。灯盏细辛,辛、苦、温,善于消食化痰,除痹痛。刺五加来源于中药刺五加,功善祛风湿、通经络、强筋骨、止痹痛。且这些针剂均是由上述生药提纯或合成而来,因此,其性味、归经和功效,与上述生药应相近或相似,所以需要按照中医的基本理论辨证使用。这样看上述三药的区别就很大了。川芎嗪对于风寒型偏头痛,灯盏花素对于痰湿型眩晕、中风,刺五加对肝肾虚损型中风、痹证更加适合。对于其他中药注射液,不管单药还是复方制剂,李鲤老师也主张这样辨证应用,经临床验证,确实能明显提高疗效。

4. 典型病例　李某,男,36岁,2008年3月20日初诊。主诉:偏瘫、失语近3个月。平素嗜烟酒,喜食肥甘,体质较盛。3月前晨起发生偏瘫,口舌㖞斜,语言不利,神志尚清,测血压140/90mmHg,诊为脑血栓形成。用中西药物治疗后,偏瘫、失语恢复不明显,入院前测胆固醇6.1mmol/L。刻下:自觉饭后脘闷不适,口不渴,头晕,舌体胖大,苔薄白,脉滑稍弦。诊断为中风(中经络),痰湿阻络,气血闭阻,治以健脾祛湿,化痰除风,佐以化瘀,方用保和丸加味:陈皮9克,半夏9克,茯苓12克,炒莱菔子12克,焦山楂15克,炒神曲12克,连翘9克,黄芪15克,丹参18克,全蝎9克,天麻9克,红花9克。用法:水煎服,日1剂,分2次口服。另用山楂每天60克水煎代茶饮。至6月8日共服药70余剂,查胆固醇降至4.9mmol/L。至7月19日患者肢体活动恢复正常,运动自如,可骑自行车,唯不能远行。

[中医学报,2011,26(4):418-419.]

张磊主任医师验案赏析

金杰　牛文鸽　陈海燕

病案1.

李某,男,24岁,2013年8月30日初诊。患者反复口腔溃疡5年。口腔溃疡多位于两颊,舌两边亦有,小则如粟米,大则如花生米大小,疼痛较甚,每1~3周即发作1次,少则数处,甚则满口皆是,口有异味,身上多处起疖子。前医曾以甘草泻心汤化裁治疗,初则有效,不久复作,另患慢性肠炎,易腹泻。舌质黯,苔黄白厚,脉细。

处方:升麻10克,黄连6克,当归10克,生地黄10克,牡丹皮10克,生石膏30克(先煎),栀子10克,党参10克,麦冬10克,五味子10克,苏叶6克(后下),黄芩10克,生甘草6克。7剂水煎服,每日1剂。服药后病情很快缓解,二诊时溃疡已明显减少,后以本方增减,共治疗4次病情完全缓解,随访半年病未复发。

按:本案张磊老师据患者两颊、舌边溃烂,口有异味,辨为胃热,循足阳明经脉上攻,故方选《兰室秘藏》清胃散以清胃凉血,另《医方集解》载本方有石膏,则清胃泻火之功更著,张磊老师则一并用之。舌之两边归属肝胆,故加黄芩清肝胆热,火炎日久必伤气阴,故加生脉散以益气养阴,因辨证准确,用药恰当,故获良效。

病案2.

马某,男,26岁,2013年8月30日初诊。患者诉腹泻2年余。夏秋季节明显,大便不成形,每日2次,伴脐两侧腹痛,进食则舒,时有头痛,小便可。2013年1月外院查胃镜示:十二指肠球部溃疡。前医曾以香砂六君子汤加减治疗,效差。舌黯红,舌体胖大,苔薄黄腻,脉沉细。处方:川芎6克,当归6克,生白芍10克,泽泻6克,炒白术12克,茯苓12克,蚤休10克,白及10克,生黄芪15克,煅乌贼骨15克,生山药30克,延胡索10克。14剂,水煎服,每日1剂。二诊时腹泻、腹痛完全缓解,后以黄芪建中汤化裁另服1月,病人复查胃镜:十二指肠球部溃疡已愈合。

按:当归芍药散出自《金匮要略》,原治妇人怀妊肝脾不和所致的腹痛。脐之两侧为足阳明胃和足太阴脾经循行之处,张磊老师根据该患者腹泻,腹痛在脐之两侧,以经络辨证,辨为肝脾失和证。而以当归芍药散调和肝脾,并加山药健脾止泻;黄芪、乌贼骨、白及健脾收湿,生肌敛疮;蚤休治疗胃肠溃疡的经验为张磊老师在一患者处所得,加猪肚炖服单用即有效。肝木乘脾,除肝旺外,脾虚是另一主因,故收效之后,张磊老师另以黄芪建中汤化裁培建中土,土旺则不易为肝木所乘,此为治本之法。

病案3.

张某,女,44岁,2013年10月11日初诊。患者诉周身乏力、心烦急躁10天。10天前情绪刺激生气后,出现心烦急躁,周身乏力,头晕健忘,心悸抑郁欲哭,不欲睁眼,现在本院住院治疗,各种检查未见异常,静脉注射奥扎格雷,口服解郁丸等药,汤剂以柴胡疏肝散加减,仍感急躁欲汗出,嗜睡,头痛,怕冷。既往患者曾有产后抑郁症、颈椎病史,月经量大有块,经前乳房胀痛,经后头晕。舌质淡黯,苔薄黄,近3天感舌根硬,脉细。处方:党参15克,生黄芪30克,知母15克,桔梗6克,升麻6克,柴胡6克,山茱萸10克,炙甘草6克。6剂,水煎服,每日1剂。二诊乏力、头晕、心烦急躁等症状明显缓解,遂出院。继以本方化裁,四诊后临床症状基本消失,继以逍遥丸巩固治疗。

按:本案前医据病史、本次起病诱因、临床表现,诊断为肝气郁滞,治以疏肝解郁,以柴胡疏肝散化裁亦基本正确,为何疗效欠佳?细察患者平素肝气素郁,加之本次大怒伤肝,兼以平时月经量大,临床已见全身乏力、嗜睡等气血亏虚之象,且理气药物多属香燥,容易耗伤气血,患者有崩漏病史,气血素虚,故前医用疏肝理气药物疗效不佳。张磊老师根据患者平时月经量大、周身乏力、嗜睡等症,辨为大气下陷,用《医学衷中参西录》升陷汤,并加党参、山茱萸、炙甘草以益气敛阴。中气健运,气血生化有源,精神健旺之后,继以逍遥丸善后以健脾疏肝。虽同为解肝郁,但一先一后,分寸拿捏之精确,值得学习与效仿。

[中国中医药报,2014-6-27(5).]

张磊主任中医师治疗失眠6法

金杰　牛文鸽　陈海燕

1. **健脾养心法** 《名医方论》曰:"夫心藏神,其用为思;脾藏智,其出为意……心以经营之久而伤,脾以意虑之郁而伤。"故张师诊治此类患者,除不寐主症外,另一诊断要点是脑力劳动者,或有用脑过度病史,治疗常以归脾汤加减。

例:患者,女,45岁,2013年8月2日初诊。主诉:失眠7年。现病史:患者7年前因复习备考,用脑过度致失眠,曾服多种中西药不见效,现失眠烦躁,时有盗汗,大便不成形,月经先期,舌质淡,苔薄白,脉沉细。西医诊断:睡眠障碍。中医诊断:不寐,证属心脾两虚。治宜益气养血,健脾安神。处方:党参15克,炒白术30克,炙黄芪30克,当归12克,茯神30克,炙远志15克,木香6克,酸枣仁30克,龙眼肉12克,炒山药30克,煅龙骨30克,煅牡蛎30克,炙甘草15克。7剂,水煎服,日1剂。二诊睡眠明显改善,大便成形,盗汗减少,月经基本正常。继以本方服14剂,后以归脾丸继服善后。

按:本患者思虑过度,耗伤气血,劳伤心脾,血不养心则不寐,脾虚不运失摄则便溏、月经先期,故以归脾汤益气养血,健脾安神。便溏则加炒山药健脾止泻;盗汗则加煅龙牡敛汗固涩,兼以潜降安神。方药对证,故获良效。

2. **清心安神法** "年四十而阴气自半",故部分老人易出现阴血不足,虚火扰心之失眠,张师针对此类患者常以《温病条辨》清宫汤化裁。

例:患者,女,63岁,2014年1月3日初诊。主诉:失眠2年余。现病史:患者2年前逐渐出现入睡困难,易醒,多梦,渐至每夜只能睡2~3小时,甚则彻夜不眠,未服用过安眠药物,并伴心烦急躁,口干舌涩,眼干,视物昏花,小便色黄,大便时秘,舌黯红少苔,脉细。西医诊断:睡眠障碍。中医诊断:不寐,证属阴血亏虚,虚火扰心。治宜清心安神。处方:连翘10克,莲子心3克,麦冬30克,竹叶10克,玄参15克,黄连6克,怀牛膝10克,夏枯草10克。15剂,水煎服,日1剂。二诊入睡困难较前好转,每晚可睡4~5小时,多梦、心烦急躁、口干眼花等症亦均有所减。继以本方加减,前后共服2个月,睡眠基本正常,视物昏花、大便秘结诸症亦基本消失。

按:清宫汤原治温病误治,液伤邪陷,心包受邪所致之发热、神昏谵语等症,此与老年失眠患者阴血亏虚、虚火扰心证之病机甚合,故张师异病同治。因系虚火为患,故养阴药量重而苦寒清热药量轻,另加牛膝引虚火下行,夏枯草和阳养阴。阴液得充,虚火潜降,心神不为虚火所扰,故失眠渐愈。

3. **活血化瘀法**　王清任在《医林改错》中载血府逐瘀汤能治失眠,兼能治夜不安。患者表现为夜不安,将卧则起,坐未稳又欲睡,一夜无宁刻,重者满床乱滚。张师认为此亦为血府血瘀。张师诊断本型的要点除不寐外,常伴心烦急躁,坐卧不安,舌质紫黯等。

例:患者,女,50岁,2013年7月19日初诊。主诉:睡眠差半年。现病史:患者半年前情绪刺激后,出现入睡困难,每晚能睡2~3小时,多梦,心烦急躁,辗转不安,舌黯红,苔薄黄,脉细涩。西医诊断:睡眠障碍。中医诊断:不寐,证属气滞血瘀,热扰心神。治宜疏肝理气,活血安神。处方:柴胡12克,枳壳12克,白芍15克,桃仁10克,红花12克,赤芍20克,生地黄20克,当归12克,川芎12克,怀牛膝15克,桔梗12克,生龙骨30克,生牡蛎30克,炙甘草10克。7剂,水煎服,日1剂。二诊睡眠好转,每晚能睡4个多小时,心烦急躁诸症亦减,舌脉同前,继以本方随症加减,前后服药2个月而愈。

按:从王清任所列的血府逐瘀汤所治之证来看,除不眠外,尚有急躁、肝气病、夜不安、晚发一阵热。从血府逐瘀汤组成看,由四逆散合桃红四物汤加桔梗、牛膝组成,可知其病机兼有气滞血瘀,瘀而化热,与本患发病诱因、临床表现、病理机制甚合,故选本方治之,加龙骨、牡蛎则在于加强镇心安神之效。

4. **养阴安神法**　失眠总的病因在于阳盛阴衰,阴阳失交。张景岳在《景岳全书·不寐》中曰:"真阴精血之不足,阴阳不交,而神有不安其室耳。"张师认为,天王补心丹滋阴养血、补心安神作用较好。

例:患者,男,41岁,2014年1月3日初诊。主诉:失眠4年余。现病史:患者4年来工作压力较大,熬夜较多,渐出现入睡困难,眠浅易醒,醒后难再入睡,心烦多梦,每晚能睡3~4小时。近来易上火,扁桃体反复发炎,颈项强硬,纳食少,二便调,舌红少苔,脉细数。西医诊断:睡眠障碍。中医诊断:不寐,证属阴虚火旺,热扰心神。治宜养阴安神。处方:当归10克,生地黄10克,麦冬

15克,天冬10克,炒枣仁30克,柏子仁6克,玄参30克,党参10克,茯苓10克,五味子10克,金银花10克,桔梗10克,怀牛膝10克,生甘草6克,小麦30克。10剂,水煎服,日1剂。并嘱放松思想,睡前适当运动。二诊患者诉入睡较快,睡眠较沉,做梦减少,心烦已除,精神明显好转。继以本方加减治疗1个月,睡眠基本正常。嘱服天王补心丹巩固疗效。

按:天王补心丹以养阴药与安神药共用,适合本患病情,唯患者火旺之象较重,故以金银花、生甘草、桔梗解毒利咽,小麦微寒以养心宁神,牛膝引热下行,方药对证,故获良效。

5. **清胆和胃法** 《素问·逆调论》云:"阳明者,胃脉也,胃者六府之海,其气亦下行,阳明逆不得从其道,故不得卧也。《下经》曰:胃不和则卧不安。此之谓也。"此型患者多体态丰腴,恣食肥甘,湿阻中焦,气机壅滞,浊扰心神,故夜寐难安。张师针对此类患者常以黄连温胆汤加减。

例:患者,男,52岁,2013年7月11日初诊。主诉:入睡困难3年。现病史:患者体形肥胖,应酬较多,工作压力大,常感身困乏力,首重如裹,大便溏,不成形,舌体胖大,质紫黯,苔黄腻,脉沉滑。另有糖尿病、胆汁反流性胃炎、高脂血症病史。西医诊断:睡眠障碍。中医诊断:不寐,证属胆胃不和,痰热内扰。治宜清胆和胃,祛痰安神。处方:黄连10克,陈皮10克,半夏10克,茯苓10克,泽泻12克,枳实12克,竹茹12克,炒苍术10克,生薏苡仁30克,炒神曲10克,葛花15克,生甘草3克。15剂,水煎服,日1剂。并嘱节食禁酒,适当运动。二诊睡眠较前好转,乏力、头重诸症亦减,体重下降2kg,精神较前好转,舌苔较前变薄。继以本方增减,服药半年,睡眠基本恢复正常,体重下降15kg,精神较好,血脂、血糖恢复正常,胃炎亦未再发作。

按:本患者病因、病机、临床症状都非常切合黄连温胆汤证,因胆胃不和、痰热内扰的关键在于中焦气滞湿阻,故张师重在祛除痰湿之邪,恢复脾胃升降功能,气机通畅,自无痰热内扰之虞。故以黄连温胆汤理气化痰,清胆和胃;另加炒苍术、生薏苡仁、泽泻、炒神曲以化湿消食,导滞下行;患者饮酒较多,故加葛花以解酒毒,兼助脾气升清之功能。

6. **滋阴清热,化痰安神法** 失眠患者开始无论是阴虚不能潜阳,还是阳盛不能入阴,若反复发作则阴愈虚而阳愈旺,阴虚阳旺则阳难入阴。另阴虚内伤,灼津为痰,上扰心神,尚可出现心悸、易惊等症状。对于此类病程较长,症状复杂,缠绵难愈者,张师常以自制眠安汤化裁治疗。

例:患者,女,50岁,2013年8月2日初诊。主诉:失眠20余年。现病史:

患者入睡困难,易醒,再睡困难,心烦急躁,心悸乏力,易上火,月经量大,经前乳房胀痛,喜冷饮,大便干,舌黯红,苔薄白,脉细数。西医诊断:睡眠障碍。中医诊断:不寐,证属阴虚内热,痰热上扰。治宜滋阴清热,化痰安神。处方:生地黄10克,生百合30克,麦冬30克,炒枣仁30克,茯苓10克,茯神10克,竹叶10克,灯心草3克,小麦30克,生甘草6克,大枣4枚,女贞子15克,墨旱莲30克,夏枯草10克。10剂,水煎服,日1剂。二诊入睡较前容易,不易醒,心烦急躁诸症悉减。继以本方化裁治疗2个月余,睡眠基本正常,余症明显缓解。

按:眠安汤系张师依多年临床经验所组,方由百合地黄汤、酸枣仁汤、甘麦大枣汤加麦冬、灯心草、竹叶、胆南星、生龙骨、生牡蛎等组成,该方养阴清热、化痰安神兼顾,配伍严谨,照顾全面,临床效果显著。本例阴虚内热征象明显,加之患者月经量大,故去胆南星、生龙骨、生牡蛎,加女贞子、旱莲草以滋阴清热,凉血安神。

[中医研究,2015,28(3):35-37.]

毛德西教授治疗慢性胃炎的经验

金杰 刘雪雪 陈海燕

1. **调节升降,方选下气泻心** 有相当比例的慢性胃炎患者,其临床主要症状为胃脘痞塞或上腹部饱胀不适。《素问·阴阳应象大论》云:"清气在下,则生飧泄;浊气在上,则生䐜胀。"《素问·五脏别论》曰:"所谓五脏者,藏精气而不泻也,故满而不能实。六府者,传化物而不藏,故实而不能满也。"故毛德西教授认为脾主升清阳,胃主降浊阴,脾气以升为健,胃气以降为顺。据此将此类患者病机责之于升降失常,脏腑责之于脾胃,其中又以偏脾偏胃之不同而分为脾气虚弱型和胃失和降型。前者因脾气虚弱,升提无力,气滞中焦而致。临床症状除脘痞、腹胀外,尚有神疲乏力,食少,纳呆,舌苔白腻等症,治疗当健脾胃,利湿邪,复升降。毛师常以《四圣心源·卷四》所载的下气汤加味化裁,该方药由半夏、陈皮、杏仁、芍药、贝母等组成,神疲乏力等气虚症状明显者,可酌加黄芪、党参以健脾益气;食少、腹胀、舌苔水滑等脾虚湿盛者,可加炒白术、炒薏苡仁以健脾燥湿。后者因胃失和降,湿热痰浊,留滞中焦所致,临床表现除胃脘痞塞，腹胀纳差外，尚有恶心欲吐、舌苔黄腻等湿热内停，升降失常症状。治疗上毛师常选《伤寒论》中半夏泻心汤化裁。该方主要由党参、半夏、干姜、黄芩、黄连、炙甘草、大枣等药物组成，寒热并用而为辛开苦降之剂。辛以宣通行痞，苦以通降祛湿，非常切合本型病机。另外，尚可据气滞、湿热症状的轻重，酌加理气化滞、芳香化湿药物。

2. **阳明不效，求诸厥阴** 清代李冠仙《知医必辨·肝气》云："人之五脏，惟肝易动而难静。其他脏有病，不过自病，抑或延及别脏，乃病久而生克失常所致。惟肝一病，即延及他脏。"肝与中焦脾胃有密切关系，生理上，脾的运化、胃的和降，均需肝疏泄功能的帮助，才能正常地发挥作用。病理上，肝的疏泄功能出现异常，很容易影响脾的运化及胃的和降功能，而出现肝脾不和与肝胃不和证，故中医有"阳明不效求厥阴"之说。即治疗脾胃疾病，除治脾胃本脏外，还常常通过调和肝脾、肝胃的关系来达到治疗脾胃疾病的目的。肝脾不和多由肝气太过，克伐脾土，脾失健运所致，临床常见胁腹胀痛，食入不化，善太息，脉弦等症，治当疏肝健脾，毛德西教授常选用局方逍遥散化裁。药选：当归、白芍、柴胡、茯苓、薄荷、白术、炙甘草等。兼见腹痛，肠鸣，腹泻者，可合用痛泻要方以抑肝扶脾。肝胃不和多系肝气太过，致胃气失和，气机壅而不降所致，临床常见胃脘或胀或痛，连及两胁，泛恶欲呕等，治当疏肝和胃，毛师常以《伤寒论》四逆散加减化裁，药选柴胡、白芍、枳实、炙甘草等。兼见嗳气吞酸者，可合左金丸清肝泻火。

3. **针对病情，酌选验方** 经过多年的临床实践，毛德西教授总结出大量具有针对性的治疗脾胃病的验方。这些验方组成非常简单，常由两三味药组成，临床上酌情选用非常方便。这些验方有的本身就是固定方剂：如左金丸之黄连、吴茱萸；金铃子散之川楝子、延胡索；失笑散之五灵脂、蒲黄；丹参饮之丹参、檀香、砂仁。有些为常用方剂的主药，所选药味就基本可以概括该方之主要功能：如辛开苦降散，由半夏、黄连、黄芩组成，为半夏泻心汤的君臣药。有些是毛德西教授经多年临床实践而总结的固定方：如芳香三味饮，由藿香、佩兰、砂仁组成，对中焦湿浊不化之脘痞纳差，舌苔厚腻者有良效。芳香三花汤，由代代花、厚朴花、佛手花组成，对肝胃气郁之脘痞腹胀，食后难消者效佳。三仁化湿散，方由薏苡仁、白蔻仁、砂仁组成，功能化湿醒脾，对湿困中焦之神疲肢倦，食少纳呆，舌苔厚腻者有良效。以上这些验方对于病情轻、病程短者，单独使用即可获效。对于病情复杂者，毛德西教授常在基础方之上，辨证加减，临床证明可显著提高疗效。

4. 典型病例 李某,男,36岁,2013年6月19日首诊。主诉:胃脘痞塞3年余。胃脘痞塞,食后加重,纳谷不香,食少乏力,进食生冷、辛辣食物尤甚,并感腹胀,大便不成形,舌质红,苔黄厚腻,脉细滑。患者曾多次检查胃镜,结果提示:慢性浅表性胃炎。服西药奥美拉唑、多潘立酮等药,就诊时疗效仍欠佳,症状时发。西医诊断:慢性浅表性胃炎。中医诊断:胃痞病,胃失和降证。治以和胃降气,化湿消食,方由半夏泻心汤加减。处方:清半夏12克,黄芩6克,黄连6克,干姜8克,党参10克,炙甘草10克,藿香10克,佩兰10克,砂仁8克(后下),鸡矢藤10克,鸡内金15克,谷芽15克。7剂,水煎服,日1剂。二诊病情较前明显减轻,后以本方据症增损药物,前后共服药1月左右,病情完全缓解,随访半年病情未反复。

按: 本患者中西医诊断均较明确,病程较长,临床表现为胃脘痞塞,食少,纳谷不香,乏力,腹胀便溏,非常符合《伤寒论》半夏泻心汤之胃气素虚,肠胃不和,升降失序的病机。故方选半夏泻心汤以补虚降逆,祛寒泻热,开结除痞。因患者舌质红,苔黄厚腻,胃肠湿热之象明显,故加藿香、佩兰、砂仁(芳香三味饮)以芳香化湿;另患者纳谷不香,食后难消,舌苔黄厚腻,脾胃食积之象较重,故加鸡内金、鸡矢藤、谷芽(三金消食散)以健脾消积和胃,方药对证故收效迅速。另外,本患者病程较长,且又属湿热为患,病程缠绵,故需坚持用药,因方药对证,终获痊愈。

[中国中医药报,2014-5-8(4)]

李发枝教授运用黄芪赤风汤经验

金杰

病案1. 痔疮下血

尹某,女,42岁,2013年8月15日首诊。患者主诉肛门肿痛、大便带血3年,再发10天。患者3年前因肛门肿痛,有异物感,大便后带鲜血在某医院诊为混合痔,医院建议手术治疗,患者拒绝,经内服药物、外用洗剂及栓剂治疗月余,病情缓解,但以后久坐劳累或进食辛辣、刺激食物后,病情时有反复。10天前因劳累加之进食辛辣食物后病情再发,症状基本同前,便后出血较前增多,颜色鲜红,舌质红,苔黄腻,脉弦滑。辨证为湿热下注、气虚血瘀证,治以益气升阳,化瘀除湿,凉血止血,方由黄芪赤风汤加减。处方:生黄芪 60 克,赤芍 15 克,防风 10 克,升麻 10 克,地榆炭 30 克,黑荆芥 3 克。7 剂,水煎服,每日 1 剂。7 天后再诊,肛门肿痛基本消失,出血量明显减少,仅大便后带少许鲜血,舌脉同前。药已中病,原方继用 7 剂,临床症状消失。

病案 2. 前列腺炎

王某,男,26 岁,2013 年 7 月 18 日初诊。患者主诉睾丸痛、会阴胀麻 5 月。患者工作多为久坐,5 月前逐渐出现左侧睾丸胀痛,渐及右侧,并感会阴部麻木、胀痛,早泄,小便不爽,尿有滴沥、刺痛感,肛门有异物感,在外院检查有多发混合痔,精液检查白细胞(++),前列腺彩超示:前列腺炎。舌质黯红,苔薄白,脉弦细。此乃久坐伤气,气虚血瘀,清气不升,湿热下注。治以益气升阳,活血祛瘀,解毒利湿,方由黄芪赤风汤加味。处方:生黄芪 60 克,赤芍 20 克,防风 10 克,白花蛇舌草 30 克,升麻 6 克,萆薢 30 克,黄柏 10 克,茯苓 15 克,车前子 30 克(包煎)。12 剂,水煎服,每日 1 剂。二诊睾丸痛,肛门异物感消失,会阴胀痛明显减轻,小便基本正常,舌脉同前,继以本方为基础酌加益肾收涩药物,前后共服药 1 月余,病情基本缓解。

病案 3. 生殖器疱疹

郭某,男,65 岁,2014 年 5 月 22 日首诊。患者来自艾滋病疫区,1 年半前感肛门周围不适,渐于肛周、前阴、龟头等处出现成簇疱疹,基底部色红,初痒后痛,部分顶部有溃烂,患者曾在郑州筛查人类免疫缺陷病毒抗体阴性,诊断为生殖器疱疹,患者精神压力较大,感周身乏力,食少便溏,舌质淡,苔白厚腻,脉沉细。辨证为气虚血瘀,湿毒流注下焦,治以益气升阳,解毒祛湿,方由黄芪赤风汤加味。处方:生黄芪 60 克,赤芍 10 克,防风 10 克,升麻 6 克,苍术 30 克,黄柏 12 克,土茯苓 40 克,白花蛇舌草 30 克,生薏苡仁 30 克,车前子 30 克(包煎),生甘草 20 克。10 剂,水煎服,每日 1 剂。二诊患者肛门周围及生殖器部位原有疱疹疼痛明显减轻,破溃处均已结痂,无新发疱疹,舌质淡,舌苔较前变薄,继以本方为基础,随证增损药物,共治疗 1 月余,疱疹完全消失。

按:黄芪赤风汤出自王清任之《医林改错》,方由生黄芪二两,赤芍一钱,防风一钱组成,原治瘫腿及诸疮、诸病,或因病虚弱,服之皆效。王氏认为本方"能使周身之气通而不滞,血活而不瘀,气通而血活,何患疾病不除"。李发枝教授用本方化裁治疗痔疮下血、肛周脓肿、前列腺炎、生殖器疱疹等病证,这些病证症状各异,分属内外各科,但李发枝教授认为他们都有一共同病机,均由气虚血瘀、湿热下注下焦会阴部位所致,故均可以本方化裁治疗。生黄芪、赤芍、防风、升麻为基础方,若为痔疮下血者,加地榆炭、黑荆芥等以祛风胜湿,收涩止血;若为肛门周围脓肿,加皂刺、白芷、地丁以解毒排脓,利湿清热;前列腺炎伴尿频尿急者,加白花蛇舌草、车前子、萆薢等解毒利湿清热;若为生殖器疱疹,加苍术、黄柏、土茯苓、白花蛇舌草、生薏苡仁、车前子等,以加强解毒祛湿作用。另外以会阴部潮湿、早泄、阳痿、腰酸等为主要临床表现的多种内外科病证,只要辨证属于气虚血瘀、湿热下注下焦者,均可以本方化裁治疗,疗效显著。

[中国中医药报,2014-8-7(5).]

李发枝教授辨证技巧赏析

金杰　牛文鸽　陈海燕

(一)辨病辨证结合

1. 中医病证结合　已故著名中医学家岳美中教授在 20 世纪 60 年代初就提出,辨病辨证相结合是既抓住了疾病的基本矛盾同时又兼顾到从属矛盾,是更合理的诊断方法。李发枝教授治学仲景学说 30 余年,对此更是深有体会。他认为辨病辨证相结合,在仲景学说中就有很好体现。以黄疸病为例,仲景认为其发病的主要原因在于"黄家所得,从湿得之",这应是该病的基本矛盾,因此,祛湿就是该病的基本治疗大法,这是辨病层面。具体到病人因体质、季节等的不同,而会有湿重于热、热重于湿、湿热并重等的不同,治疗亦要相应有所区别,这就是辨证,它更好地照顾到患者的临床具体病情,更具针对性,突出特殊矛盾,这种辨病辨证相结合的诊断方法既保证了诊断的基本方向,又有利于具体病情,是原则性和灵活性的结合,应该是更符合临床实际,更合理的。再如痰饮病,仲景在《痰饮咳嗽病脉证并治》篇中明示基本治疗大法是"病痰饮者,当以温药和之",这是基本治则,由此推断其基本病因应该是阳虚水停,这是辨病,针对患者具体病情仲景又根据在脾在肾不同,治疗有治脾治肾的区别,治脾用苓桂术甘汤,治肾用肾气丸,依据这一基本治则所制方剂至今仍有效地指导着临床实践。

2. 中西医病证结合　近年来在防治艾滋病及对西医院病人会诊工作中,李发枝教授接触到较多西医诊断较为明确的病人,但这部分病人有些能找到中医相对应的病名,相当比例的病人难以找到恰当的相应中医病名。从临床实际出发,李发枝教授采取了西医病名与中医辨证相结合的方法,经临床验证,这种方法既有利于学术交流,又能提纲挈领地指导临床实践,很有利于临床工作。如生殖器疱疹、尖锐湿疣,李师经过多年实践,大量病例总结,认为多属气虚不升,湿热下注,以王清任黄芪赤风汤加味治之,临床疗效显著。再如对于西医痛风病,李发枝教授经过多年观察总结,发现其多表现为湿热证,选用当归拈痛汤加减治疗,效果较好。因为这一规律是长期临床观察总结所得,又经临床验证,故具有较好的稳定性。所以,对于学习者来说,在临床中,可以使之简化为西医某病,直接对应有相应的处方,当然具体到不同病人,还要依病情进行加减,这也体现了如同中医病证结合一样的原则性和灵活性,可以使临床诊断变得更为简洁,准确率大为提高,很值得学习效仿。李师认为,此种证型规律的总结有3点非常重要:①要以长期临床、大量病例为基础。②对证的概括要准确恰当。③经临床验证切实有效。由于西医病名诊断较为明确,因此,这种病证关系的对应具有较好的稳定性。以局方藿香正气散为例,原用治外感风寒、内伤湿滞证,类似于西医胃肠型感冒,虽然是古代方,但此中医的证型在现今夏秋季节仍大量存在,并具有较为稳定的病证对应关系,故至今仍为临床常用的有效药物。

(二)善抓主症

在临床工作中,患者的临床表现是复杂多样的,怎样从这些繁复的症状中把握病机是非常重要的,也是非常困难的。李发枝教授经过多年临床探索,总结出抓主症、参照兼症的辨证方法,经临床证明具有执简驭繁、简洁准确的优点。比如李师认为复发性口腔溃疡多属湿热为患,治疗应以甘草泻心汤加减。复发性口腔溃疡就是临床常见的一个重要主症,患者就诊主诉可能为面部痤疮、关节炎、脱发等不同,但只要伴有复发性口腔溃疡,多表现为湿热证,治疗就以甘草泻心汤为主方,参以其他兼症加减化裁。如患者表现为面部痤疮者,常加荆芥、防风、地肤子、土茯苓等;若为多发性关节炎,表现为周身关节疼痛、畏寒者,常加黄芪、白术、防己、制川乌等;表现为脱发者,常加当归,并加重党参用量以益气养血。李师有时也会以临床体征为主症,部分患者表现为胃脘两胁痞塞,胀痛,疼痛拒按,此类患者可见于西医之急慢性胆囊炎,胆结石,胃炎等,此时李师常结合触诊,若伴脘腹、胁下疼痛拒按,常以大柴胡汤为主方加减治疗。原文出自《金匮要略·腹满寒疝宿食病脉证治》篇,"按之心下满痛者,此为实也,当下之,宜大柴胡汤"。李师认为,此类病证疼痛拒按就是主症,就是使用大柴胡汤的依据,而辨证加减,则是针对患者病情的进一步细化。所以李师临床病案非常精练,寥寥数语,即点明病机,确定治法方药,兹举数例。

病案举例 1 患者,女,28 岁,2013 年 8 月 8 日初诊。主诉:咳嗽,吐白痰 15 天。现病史:半月前上呼吸道感染后出现发热,咽痛,咳嗽,吐痰,经用中西药物治疗上呼吸道感染,咽痛症状消失,仍时咳嗽,吐白痰,纳食、睡眠、二便如常。舌淡红,苔黄腻,脉弦细滑。既往有复发性口腔溃疡,易外感。西医诊断:上呼吸道感染。中医诊断:外感咳嗽,证属湿热蕴肺证。治则:清热宣肺除湿。方选甘草泻心汤加减。处方:清半夏 30 克,黄芩 10 克,黄连 3 克,干姜 12 克,党参 15 克,麻黄 10 克,款冬花 12 克,甘草 30 克。7 剂,水煎服,每天 1 剂。二诊服上方后咳嗽咳痰大减,原方继进 7 剂而愈。

按:本患有复发性口腔溃疡,李师认为系内有湿热为患,故以甘草泻心汤为主方,新近外感,咳吐白痰,故加麻黄、款冬花宣肺、化痰、止咳,辨证思路清晰,方药对证,故疗效迅捷。

病案举例 2 患者,女,50 岁,2014 年 5 月 12 日初诊。主诉:上腹胀痛(胃炎伴息肉)2 年。现病史:发作性上腹胀痛,每于饱食后加重,曾在外院查胃镜,提示:慢性胃炎伴息肉。刻诊:上腹胀痛,胃脘部疼痛明显,口苦,纳食、睡眠、二便如常。舌质红,苔黄腻,脉弦滑。西医诊断:慢性胃炎伴息肉。中医诊断:胃脘痛,证属肝胃郁热。治则:疏肝和胃泻热。方选大柴胡汤加减。处方:柴胡 20 克,黄芩 10 克,清半夏 20 克,枳实 10 克,白芍 20 克,蒲公英 30 克,丹参 15 克,檀香 3 克,砂仁 10 克,甘草 12 克。7 剂,水煎服,每天 1 剂。二诊患者服药后症减,伴便秘,上方加乌梅 15 克、大黄 6 克,再服 14 剂而愈。

按:本患胃脘触痛明显,据此李师诊断为肝胃郁热证,故以大柴胡汤为基础方,另伴上腹胀痛,故加丹参饮、蒲公英,理气清热,和胃止痛。二诊因患者伴有大便秘结,故加大黄泄热通便,大便通畅有利于郁热的祛除,故疗效显著。事实证明这种辨主症的诊断方法,可以使临床诊断更加简洁清晰,易于掌握和重复推广,后学者可以在掌握上述常用方法后,在临床中进一步去观察总结。

(三)辨方证

已故著名经方派大师胡希恕教授曾指出,方药的适应证简称方证,某方的适应证,即为某方证,辨方证是六经八纲辨证的继续,是辨证的尖端。以伤寒六经辨证为例,若患者表现为恶寒、头痛、脉浮,可以辨为太阳病,但若要确定处方,则辨证即显过于笼统,太阳病方子很多,上述辨证还不能相互区分开。若进一步细审病情,患者另伴汗出恶风等情况,就基本可以确定为桂枝汤证了，辨证到此也基本到位了，但若是理论精深，经验丰富的医生，还会进一步询问病情。若患者既往有慢性长期咳喘病史，此次遇寒引发，除恶寒、汗出、脉浮外，尚有咳喘病状，这就是桂枝加厚朴杏子汤证，若伴有颈项强硬，拘急不适就是桂枝加葛根汤证，再结合患者年龄、性别、体质、发病季节对处方、用量作相应的调整，这就是非常精确的辨证了。李发枝教授长期治学仲景学说，不但在六经辨证中善用辨方证的方法，在内伤杂病的辨证中也常用辨方证的辨证方法，不过在临床具体应用中，不像上述辨证过程中叙述的那样条理化，而是言简意赅，短短数语即可确定证型开具处方。如对上肢麻木患者，伴颈项拘急不适，即可确定用黄芪桂枝五物汤加葛根；再如失眠患者，结合过度用脑病史，多使用归脾汤加减；腰椎病由久站久坐所致者，认为多属久坐伤气，脾主四肢肌肉、束骨利关节，脾虚约束无力则腰痛、肢困、乏力，治疗常以补中益气汤加味。当然这里虽说是辨方证，但其中亦结合了辨病辨证，辨主症与辨兼症，这些诊断方法的相互结合应用，既有利于主要证型或方证的确定，又有利于与疑似病证的鉴别，使临床诊断更加精确而简洁。

（四）以方试证

临床工作中尚有少数病人，虽经详细问诊，精心辨证后，仍不能很肯定地确诊为某证或某方证，或是两证疑似之间，遇此情况，曾见李老师使用以方试证的方法，虽稍显无奈，但仍不失为处理临床实际问题的一种方法。

病案举例 患者，男，64岁，2013年12月28日初诊。主诉：反复咽部、舌体、龟头、肛门溃疡5年。现病史：5年来咽部、舌体、龟头、肛门反复溃疡，溃疡粟米至黄豆大小不等，疼痛剧烈。曾患类风湿关节炎，行左膝关节置换术。纳食、睡眠、二便如常。舌紫黯，苔白厚腻，脉弦滑。西医诊断：白塞综合征？中医诊断：狐惑病，证属湿热浸淫。治则：清热解毒利湿。方选大黄黄芩黄连泻心汤加减。处方：大黄6克，黄芩10克，黄连10克，五倍子10克，薄荷6克，黄柏12克，颗粒剂，1剂。嘱患者当天下午冲服半量，次晨再冲服半量然后来诊。患者服1次药溃疡疼痛即大减，后以此方继服14剂而愈。

按：此患虽经详细询问病情，悉心辨证，感觉为湿热（毒）为患，是大黄黄芩黄连泻心汤证可能性大，但口腔溃疡确属湿热为患属甘草泻心汤证者为多，兼此患者舌苔白厚腻，故难完全排除。先以前汤以方测证，若方证相合，一付即知。获效后方证既已明确，故原方继进，病告痊愈。

试证法的应用较少，李师一般掌握如下原则：若基本确定为某一证型，则支持证据不够完全确诊，但可能性比较大；若为两证疑似，则所试证型诊断靠前,可能性大;试方多用 1 剂药,对证则症减,至少不致加重病情,否则为不对证。

虽然目前西医学有多种先进仪器设备辅助诊断,但临床仍有不少病例,诊断不明。同样,中医虽然有多种辨证方法,对部分疑难病例,诊断仍有一定困难。因此,相互学习,综合应用,不断提高诊断水平,是临床诊疗工作中至关重要的任务。

[中医研究,2015,28(10):45-47.]

二、个人医论

经多年临床工作,中医经典学习,七位老师学术思想系统继承和长期的深入思考,笔者对于一些中医理论中长期存在的问题和论点逐渐行成自己的认识和观点,这些认识和观点对于临床中思考问题,诊治疾病都有重要指导作用,现阐述如下,供同道参考。

也谈四诊合参

望、闻、问、切是中医诊察病证的常用方法,其在临床的具体运用中,应该四诊合参,这样才能进一步提高诊断的准确性。然而,现实中部分医者仅凭脉诊或其他一种诊法,就给患者下病证诊断,这样做不仅不符合中医的诊疗原则,容易误导患者,甚至引起部分非中医医疗人员对中医的误解。因此,有必要对此做必要的澄清。

华岫云在《临证指南医案》凡例中说:"医道在乎识证、立法、用方。此为三大关键,一有草率,不堪为医也……三者之中,识证尤为紧要……若识证不明,开口动手便错矣。"可见在医疗行为中,诊断是治疗的前提和基础,只有作出正确、准确的病、证诊断,才可能确定正确的治法和方药。然而,现实中,病人体质千差万别,同一病证在不同地域、不同性别、不同年龄,表现会有很大差别,这就导致病证的诊断具有很大的复杂性。因此,在诊断阶段要充分运用望、闻、问、切等多种诊察手段,详尽细致地了解病情,然后再综合分析,并充分结合临床检验结果,才可能做出准确的诊断,为治疗打下坚实的基础。所以,《医门法律》说:"望闻问切,医之不可缺也。"《四诊抉微》也说:"然诊有四,在昔神圣相传,莫不并重"。首次明确提出望、闻、问、切四诊合参出自《难经》,

《难经·六十一难》中说："望而知之谓之神，闻而知之谓之圣，问而知之谓之工，切而知之谓之巧……以外知之曰圣，以内知之曰神。"可见自《难经》之时起，就将脉诊作为四诊方法之一，而且就常规诊疗顺序而言，脉诊也是应该排在望诊、问诊之后的。现实中，对于具体的病例，望、闻、问、切可能所起的作用会有不同。比如口僻患者，肢体功能正常，主要表现为口眼㖞斜，望诊就特别重要，当然问诊中是否有受凉受风史、是否伴有耳后疼痛，以及切脉等诊法判断病情偏于风寒、风热，对于提高诊断的准确性也很重要。郁证病人平素性格特点、发病诱因的明确，问诊非常重要。病人时时太息、脉象偏弦，所以望诊、闻诊、切诊也是必要的补充。总之，对于具体病例，要以最合适的诊法为主，辅以必要的其他诊法，相互结合，互为补充，这样，就比较容易得出相对准确的诊断。

结合门诊、住院病案书写规范讲，对一般病例而言，问诊非常重要，而且排在病案的第一部分。对于许多病证如癫痫、头痛、眩晕缓解期、失眠等，详细的问诊就基本可以导出比较准确的诊断。所以，很多医家非常重视问诊，在问诊技巧方面也积累了丰富的经验。比如我的老师张学文教授，就非常善于问诊，他临床经验丰富，一生阅历很广，对各地风土人情、饮食语言文化特点，了解很多，接诊病人三言两语之间，就能深得病人信任。各地方言，甚至较为偏僻的俚语，他也能准确把握，所以很容易引起患者共鸣，赢得患者信任。诊断准确，疗效自然也好。当然，虽然是擅长问诊，但老师对其他诊法决不忽视，每个病人详细问诊后，切脉望舌，一丝不苟，互相结合，缜密思考，诊断明确后，然后是处方用药。受多位老师影响，笔者对问诊也非常地重视，对每一位病人都做详细的问诊，多年以来，自感受益匪浅。同时，也深感做好问诊，诚非易事。要有良好的医德，能获得患者充分的信任。要有很好的耐心，充分听取患者的叙述。同时还要对各地风土人情，语言特点有所了解，以确保准确理解患者所表达的意思。对于不善表达的患者，还要耐心启发患者，将真实感受表达出来。总之，良好的问诊技巧对临床诊断作用很大，但需要医者用心，经多年的临床实践，不断培养，才能形成，并逐步提高。

最后，完善诊断还要善于结合现代检查手段，这些检查只是辅助诊断，中医、西医都可使用。现实中，不是每个病人、每一种病证都有明显症状、体征可供辨为某病某证的。这就牵扯到一个多年来临床中一直有争议的问题，检查结果可不可以当做主诉。如实讲，部分患者可以没有任何临床症状、体征，只是体检时发现部分实验室检查指标异常，如微量蛋白尿，乙肝表面抗原阳性，或疾病经治疗，已基本痊愈，仅留有部分实验室指标异常，从科学角度讲，这些检查结果是应该可以作为主诉的。这种情况下，中医诊断时不但要四诊合参，还要结合现代检查手段，并运用中医理论对上述检查异常结果，作出中医的分析和阐述。这方面已经有学者作出不少探索，如结合西医检查某项异常微观辨证等。笔者的老师李发枝教授，结合检查结果，对艾滋病病毒携带者，中医病证规律的研究，都是有益的探索。而且，实践证明，这种现代检查手段不但可以配合中医四诊进行病证诊断，而且可以动态观察病人病情变化，判断预后，是对中医四诊的有效补充。

"君火以明，相火以位"之我见

有关君火与相火的论述，最早见于《黄帝内经》。《素问·天元纪大论》载："帝曰：上下周纪，其有数乎？鬼臾区曰：天以六为节，地以五为制。周天气者，六期为一备；终地纪者，五岁为一周。君火以明，相火以位。五六相合，而七百二十气为一纪，凡三十岁；千四百四十气，凡六十岁，而为一周，不及太过，斯皆见矣。"关于"君火以明，相火以位"的解释，历代医家颇有争议，众说纷纭，致使后世学习者无从捉摸。虽然其说法各异，但主要有两种见解：①以唐代王冰为代表，王冰注："所以地位六而言五者，天气不临君火故也。君火在相火之右，但立名于君位，不立岁气。故天之六气，不偶其气以行，君火之政，守位而奉天之命，以宣行火令尔。以名奉天，故曰君火以明；守位禀命，故云相火以位。"②以明代张景岳为其代表，在《类经·运气类天元纪》中云："君者上也，相者下也。阳在上者，即君火也。阳在下者，即相火也。上者应离，阳在外也，故君火以明。下者应坎，阳在内也，故相火以位。"笔者以为，张景岳从功能、形态、性质及隶属等方面对君火与相火进行阐述，此解释颇为贴切。笔者根据考证，从中医经典及其脏腑理论着手，并参以《周易》，阐明君相二火之概念，剖析"君火以明，相火以位"的意义，以期为临床应用提供理论依据。

（一）君火与相火的概念

1. 何为君火？君者，君主也。《素问·灵兰秘典论》曰："心者，君主之官也，神明出焉。"《灵枢·邪客》曰："心者，五脏六腑之大主也，精神之所舍也。"刘完素在《素问玄机原病式》中说："手少阴君火之热，乃真心小肠之气也。"朱丹溪在《格致余论·相火论》中有论："心，君火也，为物所感则易动，心动则相火亦动。"李时珍在《本草纲目》中言："心，藏神，为君火，主血，主汗，主笑。"由此可见，正如"天无二日"一般，君主只能有一个，那就是心，心火即为君火。

2. 何为相火？然而关于相火历代并无定论，钱乙认为"肝有相火"，刘河间提出"肾为相火"并首创命门相火之说："左肾属水,右肾属火,游行于三焦,兴衰之道由此也。故七节之旁,中有小心,是言命门相火也"。李东垣曾师承刘完素,其在《内外伤辨惑论》中指出"相火,下焦包络之火,元气之贼也。火与元气不两立,一胜则一负"。朱丹溪在《丹溪心法》里著"相火论",提出相火为肝肾两脏专司,复属于心包络、膀胱、三焦、胆等脏腑的观点。张景岳则发展了丹溪相火论,谓"相火当在命门"及"命门居两肾之中,即人身之太极,由太极以生两仪,而水火俱焉,消长系焉,故为受生之初,为性命之根本",由此可见究竟何为相火,历代医家认识并不完全一致,令初学者常常感到迷惑。笔者认为若能从《黄帝内经》及《周易》中溯本求源则对理解何为相火很有帮助。《素问·六微旨大论》曰："相火之下,水气承之"。在易经中,离卦代表火,坎卦代表水,对应人身则离为心,坎为肾。郑钦安曾论到："离卦解:离为火,属阳,气也,而真阴寄焉。中二爻,即地也。地二生火,在人为心,一点真阴藏于二阳之中,必于正南之位。午时一阴初生,降心火下交于肾,一升一降,往来不穷,性命于是乎立。""坎卦解:坎为水,属阴,血也,而真阳寓焉。中一爻,即天也。天一生水,在人身为肾,一点真阳,含于二阴之中,居于至阴之地,乃人立命之根,真种子也,诸书称为真阳。真阳二字,一名相火,一名命门火,一名龙雷火,一名无根火,一名阴火,一名虚火。发而为病,一名元气不纳,一名元阳浮越,一名真火沸腾,一名肾气不纳……种种名目,皆指坎中之一阳也。一阳本先天乾金所化,故有龙之名。一阳落于二阴之中化而为水,立水之极。水性下流,此后天坎卦定位,不易之理也。"由此可见,虽有相火、龙雷之火、阴火、三焦火之名,但郑钦安认为相火说到底就是肾中真阳、肾火,同时,郑氏的这种相火即肾火的观点也比较容易理解,二火关系中,先有真火(相火)而后有凡火(君火)。相火为君火之源泉,故居下以为体;君火得相火之助益,故居上而为用。相火旺盛,君火才有生生不息之动力。且在临床中与君火相对应的理论也甚切实用,这些在下面会有详细论述。

(二)君火以明,相火以位

明者,亮也,与暗相对。《周易·说卦传》曰："离也者,明也,万物皆相见,南方之卦也。圣人南面而听天下,向明而治,盖取诸此也。由此言之,则天时人事,无不赖此明字为之主宰,而后人泯去之,其失为何如哉? 不得不正。"《素问·生气通天论》曰："阳气者,若天与日,失其所,则折寿而不彰,故天运当以日光明"。此皆君火以明之义也。即心要像当空之日一样保持明亮的状态,使红日当空,阴霾则散,又《素问·灵兰秘典论》曰："心者,君主之官也,神明出焉……故主明则下安，以此养生则寿，殁世不殆，以为天下则大昌。主不明则十二官危，使道闭塞而不通。"《灵枢·本神》提到："心藏脉，脉舍神，心气虚则悲，实则笑不休。"所以，明的另一层意思即是神明。神是生命活动的主宰，是机体生命存在的根本标志，"得神则昌，失神者亡"。《类经·摄生类》指出："虽神由精气而生，然所以统驭精气而为运用之主者，则又在吾心之神。"因此，笔者认为君火以明既包括了心的作用在主神明，主宰人体脏腑、经络、气血阴阳等生理活动，是魂魄、精神、意识、情志的统帅，又包含只有心血心阳充足，足以温养心脉，才能使心脏功能正常从而化神养神。中国传统文化中对"位"的问题是非常重视的。位者，如《周易·系辞下》曰："天地之大德曰生，圣人之大宝曰位。"《中庸》有曰："致中和，天地位焉，万物生焉"。《说文解字》言："列中廷之左右谓之位。"后延伸为位置。笔者认为相火以位的意思就是相火应该占据其本来的位置。相火位于下部，相与君乃相对而言，其职在辅助君主，为元阳所寄之处，以在下为顺，以僭越犯上为逆，当秘而不藏，发挥温养全身的作用，使元阳化生不断则五脏六腑得养而能各得其位、各司其职。《类经》言："君者上也，相者下也。阳在上者，即君火也。阳在下者，即相火也。上者应离，阳在外也，故君火以明。下者应坎，阳在内也，故相火以位。火一也，而上下幽显，其象不同，此其所以有辨也……盖明者光也，火之气也。位者形也，火之质也。如一寸之灯，光被满室，此气之为然也。盈炉之炭，有热无焰，此质之为然也。夫焰之与炭皆火也，然焰明而质暗，焰虚而质实，焰动而质静，焰上而质下，以此证之，则其气之与质，固自有上下之分，亦岂非君相之辨乎？是以君火居上，为日之明，以昭天道，故于人也属心，而神明出焉。相火居下，为原泉之温，以生养万物，故于人也属肾，而元阳蓄焉。"由此可见，张景岳对君火以明，相火以位的阐述形象且易懂，郑钦安之说也与之不谋而合，实当从中深悟。由此可见，"君火以明，相火以位"在人体脏腑经络之生克关系协调及阴阳升降、气机调畅之平衡中起着重要作用，正如《素问·阴阳应象大论》所言："左右者，阴阳之道路也，水火者，阴阳之征兆也。"君火与相火在互相生化、制衡中维持着人体的水火交通，保证水火相济、阴平阳秘。

（三）对临床的指导意义

君火以明的异常状态就是君火不明，包括心火不足而出现精神萎靡、神志不清等症，在《伤寒论》中少阴病篇有"少阴之为病，脉微细，但欲寐也"，也包括心火亢于上而出现失眠、烦躁等症。《伤寒论》载："少阴病，欲吐不吐，心烦，但欲寐。""少阴病，吐利，躁烦。""少阴病，得之二三日以上，心中烦不得卧者。"出现这些症状的原因,在于少阴者有二:一是少阴心火为病,一是少阴肾水为病,故而出现化热或化寒的症状,"但欲寐"是神志不清明的表现,临床常以回阳救逆之剂,如参附汤、四逆汤类温补心阳,而躁烦、心烦等症状则是相失其位而火旺所致,予以黄连阿胶汤育阴清热。相火失位,或因元阳不足,水寒不养龙,或因元阴亏损,水浅不养龙,致坎水失其蛰藏,相火浮越在上而出现阴虚火旺,或由心君失其镇纳,致相火失去主宰致肝胆疏泄不利,或熏蒸三焦致气机调达失畅,或由脾胃虚弱,中焦土不伏火,致"阴火"乘位,正如李东垣的《脾胃论》所论:"既脾胃气衰,元气不足,而心火独盛。心火者,阴火也,起于下焦,其系系于心,心不主令,相火代之……脾胃气虚,则下流于肾,阴火得以乘其土位。"此阴火应是病理之相火。或由饮食劳倦、或由情志内伤致脾胃升降失常,导致相火升降失度,从而上僭心肺、伤及脾胃而致变证无数。总之,君火不明,相火不位则心肾不交、相火妄动。后世据此理论提出"心肾相交",即心火下煦以温肾水,使肾水不寒,肾水上济于心,使心火不亢。心肾之间水火既济、升降得宜则君相安位,代表方剂有交泰丸、桂枝加龙骨牡蛎汤等,又创立"引火归元"一法,治疗相火僭越、浮阳上升所致虚火,针对"水浅不养龙"或"水寒不养龙"等原因,采用补肾水、温肾阳或益阳抑阴之法,旨在使上浮之火得潜,代表方剂有引火汤、潜阳封髓丹等。李东垣所创补中益气汤、升阳散火汤等"甘温除大热之法"实为在调节脾胃气机升降的同时调节相火之升降气机,使相火归位道路畅通,为临床提供了重要理论依据。

(四) 结语

由此可见,"君火以明,相火以位"作为重要的中医论点,无论是对中医理论还是对临床均有很大的指导意义,后世许多治则治法皆是由此而发,对此深刻理解、灵活运用,对于不寐等许多疑难杂病的诊治都有重要指导意义。

神明所主之我见

近年来,中医脑病在临床、科研等方面均取得显著成绩,但一些基本理论仍存在争议,如神明之所主在心还是在脑就存在争议,归纳起来主要有三种观点:一是心主神明;二是脑主神明;三是心脑共主神明。这一争议结论的明确对开展脑病理论与临床研究均具有重大意义,有必要讨论说明之,笔者认为应是心主神明,理由如下。

(一) 目前中医教材对"神"的定义

"神"是机体生长发育及其与外环境相互作用的过程中形成的特殊功能

活动,以脏腑气血津液为物质基础,是脏腑精气对外界应激的反应。中医学之神明,也称神志。人体之神,有广义和狭义之分。广义之神,主要有两种含义:一是指人体的精神意识思维活动;二是指机体的生理功能活动,是整个人体生命活动的外在表现,比如人的面色,眼神,神态,言语,应答,精神,反应,肢体活动,外形等。当人的精气充盈,生命活动正常时,神的表现也就旺盛,表现为面色红润光泽,目光明亮,炯炯有神,呼吸平和,神志清楚,语言清晰,精神充沛,反应敏捷,动作灵活,肌肉丰满等,即称为"有神"。狭义之神,仅是指人的精神,意识,思维,情感活动及性格倾向等。

(二)中医经典对心主神明的论述

1.**《黄帝内经》对心主神明的描述**　中医学传统理论认为心主神明,心主神明出自《素问·宣明五气》中"心藏神",《素问·灵兰秘典论》云:"心者,君主之官,神明出焉。"《灵枢·本神》云:"所以任物者谓之心。"《素问·六节脏象论》云:"心者,生之本,神之变也。"《素问·灵兰秘典论》云:"主明则下安,主不明则十二官危。"《灵枢·邪客》云:"心者,五脏六腑之大主也,精神之所舍也,其脏坚固,邪弗能容也;容之则心伤,心伤则神去,神去则死矣。"说明心脏具有藏神的功能,能够调控人的精神,意识,思维,活动。脏腑功能活动的外在体现作为人体生命活动的本质,各个脏腑之气通过心神驾驭和协调而实现心神的调控作用,所以说人体的生命活动被心神所主宰,故认为心在五脏整体系统中居主宰,统治地位,是人体生命的调控中枢。心神的主宰调控作用直接参与和影响整体生命的健康运作,而一旦心神不稳,五脏六腑的功能就会受扰失衡。正如《灵枢·口问》所言:"悲哀愁忧则心动,心动则五脏六腑皆摇。"心神对生命的调节是直接的,机体的各种活动状态反过来又影响着心神。

2.**《类经》对心主神明的认识**　张介宾在《类经》中说:"心为一身之君主,禀虚灵而含造化,具一理以应万机,脏腑百骸,惟所是命,聪明智慧,莫不由之。"也就是人的生理和心理活动都统一在心神主导之下。《类经》中又指出"心为五脏六腑之大主,而总统魂魄,兼该志意。故忧动于心则肺应,思动于心则脾应,怒动于心则肝应,恐动于心则肾应,此所以五志唯心所使也"。又云:"情志之伤,虽五脏各有所属,然求其所由,则无不从心而发。"可见人的生理活动与精神情志在心的调控下由五脏共同完成,心接受外界事物并作出反应,五脏在"心神"的主导下协作完成一系列复杂的精神活动,即所谓的五脏神,五脏神是人生命活动和精神活动的主宰,包括心藏神、肺藏魄、肝藏魂、脾藏意、肾藏志。情志活动由五脏精气化生,《素问·阴阳应象大论》中提到"人有五脏化五气,以生喜怒悲忧恐"。心神为最高统帅,魂魄、意志都是在心神统领之下进行的各有分工的精神活动,因此五脏神其实是心主神明分属五脏的具体表现。

3. 心主神明的物质基础 心的主要生理功能包括心主血脉和心主神明,心主血脉是心主神明的基础,心神只有在得到血液滋养的情况下才能安于舍宇之内。《灵枢·本神》云:"心藏脉,脉舍神。"《灵枢·营卫生会》提到"血者,神气也"。神舍于心,以心为运作、发挥、舍藏之器,依靠心气心血以濡润滋养,从而统领魂魄,思维意想,神机发动,吸呼间弥布五脏六腑,意念时贯彻四肢百骸。《灵枢·天年》中载:"黄帝曰:何者为神?岐伯曰:血气已和,荣卫已通,五脏已成,神气舍心,魂魄毕具,乃成为人。"对于抽象的"神",岐伯以具体的人体生命活动的表现来诠释,指出气血是神的物质基础,神需要通过心和血脉的生理活动来表现。水谷之精微在心阳(心气)的作用下,在脉中"奉心化赤",心气推动和调控血液在脉中运行,流行全身,起营养和滋润的作用,使得人体进行正常的生理活动,包括神志活动,心主血脉正常则心神灵敏不惑,而心神清明,即"血盛则神明湛一,血衰则神气昏蒙"。

(三)脑主神明、心脑共主神明理论的本质

李时珍在《本草纲目·辛夷》中提出"脑为元神之府",首次指出"脑主神明"。王清任更是肯定了脑主神志的理论,否定心主神志,他根据人体解剖,在《医林改错》中明确提出了"灵机记性不在心在脑"。王清任认为癫痫的发生与元气虚和脑髓瘀血有关,并创龙马自来丹、黄芪赤风汤治之,其脑主神明的观点基于解剖实践。《素问·本病论》曰:"心为君主之官,神明出焉,神失守位,即神游上丹田,在帝太一帝君泥丸宫下。"这说明了心神对脑元神的支配,心精气上入于脑,使脑产生思维意识和支配人的行为。近代医家张锡纯首先提出"心脑共主神明",以后近现代学者综合人体解剖、神经生理学和对心脏磁场、大脑磁场及"心激素"的研究成果,认为心主神明是心脏、血管、大脑的这一组合协同发挥作用所产生的主神明之功能。这种心脑共主神明学说其实是对心主神明学说的另外一种阐释,其实质仍然是心主神明。中医讲的"心主神明"的心其实是心脑共同的功能集合体。

(四)中医经络理论与心主神明的相关性

中医学的基础理论是一个系统的理论,理、法、方、药相互依赖、相互贯通。中医学认为心主神明,其贯穿于中医各个层次和方面,并一直有效地指导着中医临床实践。中医经络理论和中药归经理论也从另外一个角度,对心主神明的正确性进行了科学的阐释。《灵枢·经脉》曰:"心手少阴之脉,起于心中,出属心系。""手少阴之别……循经入于心中,系舌本……其实则支膈,虚则不能言。"中医学认为心开窍于舌,心之气血上荣于舌,心的气血盛衰和功能是否正常可从舌的变化得以反映。心主神志功能失常,脑功能受损,则可见舌强、语涩,甚或失语。心经与心包经穴位可治疗脑部神志病证,如神门主治不寐、健忘、癫狂、痴呆等,《针灸大成》曰:"主疟心烦……狂悲狂笑,呕血吐血,振寒上气,遗溺失音,心性痴呆,健忘,心积伏梁,大小人五痫。"《玉龙歌》曰:"痴呆之症不堪亲,不识尊卑枉骂人,神门独治痴呆病,转手骨开得穴真。"内关主癫痫、心悸、不寐等,如《针灸甲乙经》曰:"心澹澹而善惊恐,心悲,内关主之。"《备急千金要方》曰:"凡心实者则心中暴痛,虚则心烦,惕然不能动,失智,内关主之。"

(五) 中药归经理论与心主神明的相关性

"心者,君主之官,神明出焉",安神与养心息息相关。中医学理论认为,心藏神,主宰人体精神意识思维活动,故中医学对神志疾病的治疗,多从心经或心包经进行辨证论治。《诸病源候论·五脏六腑病诸候》曰:"心气盛,为神有余……喜笑不休,是心气之实也,则宜泻之。心气不足……善忧悲,是为心气之虚也,则宜补之。"《沈氏尊生书·不寐》云:"心胆俱怯,触事易惊,梦多不祥,虚烦不眠",说明了心气虚神不安而不眠。对心神失养,上扰心神,迷塞心窍,蒙闭心神等证,采用益心气、养心血、温心阳、清心火、化痰开窍、宁心安神的方法;对易惊易恐,神不守舍,失眠多梦,神疲健忘,癫、狂、痫发作以及躁狂昏谵等症状,治疗上亦选取具有养心、清心、宁心、镇静、开窍作用的方药,如安宫牛黄丸、清宫汤、朱砂安神丸、天王补心丹等,其中所用的安神药也大都在中药性味归经中归于心经或心包经,如丹参、郁金、石菖蒲、当归、牡丹皮、栀子、合欢皮、夜交藤、冰片、远志、朱砂等,经过长期临床实践均取得较好的疗效。

(六) 西医学心病与神志异常的相关性

《素问·宣明五气》云:"心有所忆谓之意。""意"的含义主要指思虑、记忆,即心具有记忆的功能。西医学通过人体解剖和病理生理研究,认为心脏只是一个血液循环器官,但是对于近年来报道的部分进行心脏移植术后的患者,其思维、性格、行为方式等都发生的改变难以解释。这些报道均支持心有记忆的功能,也为心主神明理论的正确性提供了依据。

(七) 结语

综上所述,笔者认为心主神明理论更符合经典的传统中医学理论,它是中医脏象、经络、中药归经等学说的重要组成部分,和上述理论一脉相承,古代医家论述病因病机,确定治法方药也是以其为理论基础的。因此,我们认为在现今的临床和科学研究工作中,也要遵从这一基本理论,这样才更符合中医的精神实质,也才能获得更好的效果。

对"治大国,若烹小鲜"的认识

笔者于 2005 至 2006 年跟随李鲤老师学习期间,除中医著作阅读学习、门诊侍诊外,老师还另外安排有中国传统文化学习,如对传统经典著作的阅读,并于每周四下午在老师书房中汇报心得,听取讲解。老师曾安排我有时间读一下老子的《道德经》,并询问对"治大国,若烹小鲜"的理解,我当时对这句话在中医中的运用体会不深,经老师讲解及以后 10 余年的理论学习和临床实践,感到这句话对中医工作者临床治病时,还是有比较大的指导意义。

"治大国,若烹小鲜。"出自《道德经》六十章,烹:煎煮。鲜:鱼。烹小鲜即煎小鱼的意思。《韩非子·解老》篇曰:"故以理观之,事大众而数摇之,则少成功;藏大器而数徙之,则多败伤;烹小鲜而数挠之,则贼其宰;治大国而数变法,则民苦之。是以有道之君,贵虚静而重变法。故曰:'治大国者,若烹小鲜。'"所谓"数挠之",即多次翻动。所谓"贼其宰",即鱼翻烂了,伤害了宰夫的烹饪之功。也就是说,煎小鱼不能多次翻动,治国家不能朝令夕改,有道之君要虚静无为,不要变动治国之道,所以,"治大国若烹小鲜",治理国家不能朝令夕改,反复无常,使国人不知所从。同样治病也要有一定的稳定性,经望、闻、问、切,缜密思考,辨明病证,立法处方后,要系统观察病人用药后对治疗的反应,药证相合,病情减轻,守方继进尚易。用药后病情变化不明显,原因就有可能是多方面的,辨证不准,选方失当,药量不妥,均可造成疗效不佳。药证相合,病人病情尚处在逐渐减轻阶段,因尚在量变到质变的过程中,可能此时病人病情变化表现得不够明显,似乎是疗效不佳。凡此种种,都要求医者对自己的辨证、立法、处方、用药作冷静思考、客观地分析,然后再决定是否对治疗方案作必要地调整。以后有幸读到著名中医学家岳美中先生的著作,其中有一篇文章名为《治急性病要有胆有识,治慢性病要有方有守》,其中所谈到的慢性病的治疗中所谓"守方",与本论断有异曲同工之妙。慢病守方说着容易,做起来难,否则如岳美中先生这样的中医大家也不至于专门撰文讨论此问题。笔者认为作为一名医生在为病人看病时,如果能够做到"治大国,若烹小鲜"般的镇定从容,是临床诊疗技术、学术思想走向稳定、成熟的标志。它体现出医者对自己诊疗技术的自信,对诊疗过程中可能出现的临床情况的整体把握,而要达到这种境界需要医者深厚的理论积淀,长期的临床实践,大量的病例观察,临证时方能如此淡定从容,游刃有余。首先,在诊断阶段由于有扎实的基本理论,丰富的临床经验做基础,培养了敏锐的洞察力,保证了诊断的正确性和准确性,这是治疗和取效的前提与基础;其次,所选方药经长期临床观察,重复性是稳定可靠的,经大量临床病例观察,对所能取得的预期疗效,病人病情走向心中有数;再次,对临床治疗中可能出现的病情变化,病人家属对此的反应有整体的预判。这样,才能对所制定的治疗方案建立充分的自信,进行稳定、系统地观察和治疗,而不至于病人病情稍有变化,病人或家属对病情或治疗稍有疑问,自己就茫然不知所措,对治疗方案朝令夕改,不仅不能如实地观察出应有的临床疗效,而且频繁修改治疗方案显得自己对病情和治疗方案没底,也影响患者以及家属对自己的信任,在病情变化时,让患者及家属坚持治疗、依从治疗方案就很难谈起。当然,前述对治疗方案的自信和坚持并不是不顾病人病情变化,对方药的死守,而是从诊断之时,对于病人的病情概况,发展趋向,就有整体地把握或预判,所采取治疗方案,是经过深思熟虑而制定的,并能随病人病情变化,作出相应的调整。以吴鞠通治疗太阴温病上焦篇为例,同样是感受温热病邪,病在上焦,因患者体质,感邪轻重不同而病情轻重有异,治疗用药也应轻重有别。若是"太阴风温,但咳,身不甚热,微渴者",因病情较轻,恐怕用银翘散过重,所以另制"辛凉轻剂桑菊饮主之";若为"但热不恶寒而渴者",则病情稍重,就当"辛凉平剂银翘散主之";若病情更重而表现为"脉浮洪,舌黄,渴甚,大汗面赤,恶热者",则"辛凉重剂白虎汤主之"。法度严谨,层次分明,依病人病情轻重使用起来胸有成竹,得心应手。再以暑温病治疗为例,因暑为大热之邪,故清泻暑热为其基本治法。针对其不同病变阶段,其治疗方法也相应有别。初期暑伤气分,阳明热盛者,治以辛寒清气,涤暑泻热;进而暑伤津气者,则宜甘寒之剂清热生津;后期若暑邪虽去而津气大伤,又当用甘酸之品以益气敛津,酸苦之品以泻热生津。正如叶天士引用张凤逵所说"暑病首用辛凉,继用甘寒,再用酸泄酸敛。"之所以有如此基本治则及不同阶段的相应调整,是基于对该病基本病机的总体把握和病变各个阶段主要矛盾的动态变化所决定的。这是在不同阶段对治则和处方的较大调整,其实调整还应该包括在基本方剂不变的情况下,因病情变化而作出针对性更强的个别药物或剂量的调整。虽然有方剂、药物、剂量等的调整,因对病情的整体认识,治疗方案的相应调整,仍在宏观治疗方向之上,故仍可认为是符合"治大国,若烹小鲜"的基本原则。

对"医者意也，方者法也"的理解

在《临证指南医案·李序》中有"医者意也，方者法也"之说，对于这句话理解差异很大，现就本人对此理解，结合目前医改浅谈如下，与同道探讨。

先说"医者意也"。对这句话的理解可谓是见仁见智，总的来说主要分为两种观点，一是对中医持反对观点者，认为中医的脉象等临床指标缺乏客观性，同一患者不同医者会诊为不同的证型甚至不同的疾病，病证相同者治则治法也会出现差异，治则治法相同，处方用药也会有很大不同。因此，认为中医诊疗疾病缺乏原则性和统一性，是很随意的。这个"意"是"随意"的意思。另一种观点是如国医大师裘沛然所认为的那样，是科学思维。首先需要明确的是中医的科学性毋庸置疑，数千年来无数的临床实践证明了其科学性。它是目前世界范围内保存最为完善的传统医学，具有完整系统的理论，众多的学术流派，严谨的诊断治疗原则，显著客观的临床疗效，为中华民族的繁衍昌盛作出了巨大的贡献。目前我国几乎每个省级单位都设有中医药大学和中医医院，形成了系统的中医医学教育、人才培养和疾病防治体系，国家和部分省级单位还出台有专门的保护、促进中医药规范、健康发展的相关法律。中医的疗效不但为国人认可，而且还越来越多地获得国际的认可。其次，本人认为这个"意"应该是一个对疾病的分析、诊断过程。它包括运用扎实的基础理论，丰富的临床经验，认真收集临床资料，对资料进行科学辨证地分析，最终对疾病得出初步的诊断，还要通过确定的治法验证诊断是否正确。因此，从这个角度看，此"意"也可以理解为临床诊疗水平。诊断准确，疗效显著，一贯如此，即说明这个专家"意"的水平高。中医治病虽然都是"意"的过程，但因"意"的水平有高有低，所以诊疗水平差异很大。尤其对于某些疑难病症请大家会诊时，这种差异更加明显。同样久治不愈的患者，经大家指导后疗效显著提高，原因可能由于理论基础、临床经验、思维方法等等各个环节，但总的来说，都可以包括在上述"意"的范围内。从这个角度看，可以认为"意"是高科技含量的思维活动。中医如此，西医如此，医学如此，其他学科也是如此。于是又想起一个例子，当年福特公司一台电动机坏了，请了很多专家也找不出原因，整个生产线的停产意味着巨大的经济损失，公司听从建议请来著名物理学家、电机专家斯坦门茨帮忙。在听取汇报，反复检查，认真计算后，斯坦门茨最后在电机的一个部位用粉笔画下了一道线并写下了"这里的线圈多绕了16圈"。人们按指示修正后，故障立刻排除了。公司问酬金，斯坦门茨要一万美元。要知道当时月薪5

美元已是很高的工资,一万美元是一个普通职员 100 多年收入的总和。简简单单地画了一条线就要一万美元。斯坦门茨说:"画一条线一美元,知道在哪儿画线,9999 美元。"福特先生最终不但付了酬金,还重金聘用了斯坦门茨。临床中笔者也曾遇到过这样的例子,某患者因咳嗽数月,反复输液,口服中西药物,仍剧咳不止,工作生活备受影响,找到我院一个老师,三言两语之间,开中药五剂,每剂八九味药,重仅一二百克,五剂之后病症若失。试问这位医生的"意"与斯坦门茨的"意"是否有异曲同工之妙?此种"意"不值得我们肯定、尊重、崇敬吗?在医改的今天,最能体现医生价值的就是这个"意",即医生的临床诊疗水平,它是我们医改需要通过大幅提高薪酬来体现其价值的。同样的医院,同样的诊疗设备,同样的药物,疗效的差异,跟医生"意"的水平有很大关系,再往大处说就是一个医院的核心竞争力所在。通过提高医生"意"的水平可以提高临床疗效,减轻患者负担,也可以更好地提高医务人员待遇,这跟我们医改的方向是一致的。

再说"方者法也"。辨证、立法、处方、用药是我们临床诊疗疾病四个环环相扣的环节,辨证是明确诊断,立法是在诊断基础上,确定治疗方法,处方是治法的具体体现,用药则是对所用处方的具体药物进一步细化,药名、剂量、加减等等都要落实。这是理论的诊疗过程,便于课堂教学和临床带教。实际临床工作中,辨证立法之后,功效相近、相似的处方会有数个或多个,相同治法之下,处方的选择不具有唯一性和排他性。因此,在处方选定之后,医者对辨证、治法的思路才能比较具体地得到体现。以感冒为例,患者发热,咳嗽,口渴,舌边尖红,辨证为感冒外感风热证,治法当为辛凉解表,此时有桑菊饮、银翘散、葱豉桔梗汤等多张辛凉解表处方可供选择,而处方选择的差异,反映出医者对患者病情认识的进一步细化。若选择桑菊饮,则其考虑为感邪轻浅,病偏于温热袭肺;选用银翘散,则考虑邪犯肺卫,热毒偏盛;选用葱豉桔梗汤,则考虑除有邪犯肺卫,热毒偏盛外,患者腠闭无汗,故选用本方之葱白加强通阳解肌作用。上述之外感风热,热袭肺络患者,临床表现为微咳,邪热不甚,口微渴者,有学者认为可以将其概括为桑菊饮证。同样的还有银翘散证,葱豉桔梗汤证等等。到这里,医者对患者病情、病位、病机、治法的认识基本得到全面的体现,是其所做出治疗方法的更准确表达。有学者将这种以相应方剂概括疾病证型、病因病机、诊治要点的辨证方法,称为辨方证法,它具有执简驭繁、选方精准的优点。已故经方大师胡希恕教授更是对此推崇备至,称其为"辨证的尖端"。临床中,对于有一定临床基础的医生,在进行临床带教和经验交流时,这种方法常常能一言中的。曾随老师进行疑难病例会诊,在详问病情,察色按脉之后,老师通常不是长篇大论地谈对病位、病机、治法的认识,而是简简单单地说,开某方吧,只此一句话将老师对病人病情辨证分析、确立治法的思考过程一下全部表达清楚,此岂不是对"方者法也"的完美阐释? 而且这种示教病例思路清晰,示范性强,常常可以起到举一反三、触类旁通的作用。

总之,中医的"意"不但是科学的,还是区别医生临床水平,体现医生价值的依据所在。处方的选择不但体现了医者的辨证治疗思路,而且使其更加具体化,采用辨方证的辨证方法,可以使诊疗过程更加准确、简洁、明晰。

浅谈辨病与辨证

辨病与辨证是中医、中西医结合专业讨论多年的一个话题,所站角度不同,看法亦不尽相同,加上近年临床工作实际需要,中西医结合研究工作又出现了许多新现象、新观点,对此问题的看法也不断有新的观点提出,本文拟就中西医辨病与中医辨证间的关系提出自己的一些粗浅看法与同道共参。

先谈辨病。病是患者机体或心理结构和(或)功能异常状态的反映。辨病是对机体病理状态整体的宏观的认识和把握。它的好处是能够比较全面、动态、全程地认识患病机体,不论是中医还是西医,通过详细、认真的诊断之后,一旦病的诊断成立,对于病人的病情轻重,病程长短,预后好坏,也就有了一个大致的判断,这是辨病的优势。先从中医看,如果一个患者表现为发热,口渴,咽痛,舌边尖红,苔薄黄,脉浮数,结合血常规、胸部平片,诊断为感冒后,那对这个病人病情总体上看问题不太严重,一般不会发生严重问题,治疗上予以一些辛凉解表类中药,适当休息,多饮温白开水,稍稍出点汗,过个一两天也就好了。如果一个患者表现为与人争吵时突然跌倒,继则恶心呕吐,一侧肢体瘫软,言语逐渐不清,小便失禁,神志出现障碍,并进行性加重,颅脑 CT 提示脑实质出血,这个病人辨病为中风,从病情上看属中脏腑,这个患者的病情就非常严重,轻则遗留言语、肢体功能障碍,重则有生命危险,你对这样的病人就会提高警惕,也会对家属有相应的交代。这是典型的,相对单纯疾病的诊断。历史、学科特点等多方面原因所致,中医对于一些疾病的命名是以主要症状、体征为主要依据,如咳嗽、水肿、腰痛等病证,如不结合西医学,如中医咳嗽这一病名之下,可能包括有西医的感冒、咳嗽变异性哮喘、肺结核、肺癌等多种疾病,而这些疾病之间严重程度和预后会有很大差异,所以临床工作中要求我们有中医、西医双重诊断,这样对病情的诊断就比较准确了。再说西医。虽然一般情况下病名诊断成立之后，病因、病理等等也就比较明确，疾病的内涵、外延也比较确定，但部分患者仅有临床症状或体征，病名诊断难以确定，如不明原因发热，不明原因的发作性晕厥，对于这部分病人就难以作出明确的病名诊断。还有部分患者仅有典型症状、体征，发病原因不明，而被命名为综合征，对于上述这些患者病名难以明确，预后就存在不确定性。而此时若结合中医，可能就会有相对明确的中医病名，如上述的发热或属外感、或属内伤发热，上述厥证也可以按照中医厥证的类型、虚实进行辨证论治。部分患者经过治疗后，可以使病情得到解决，这就是中西医结合的优势。

再说中医的辨证。中医的证是机体在疾病发展过程中，某一阶段的病理概括，它包括病变的部位、原因、性质、邪正关系，反映出在疾病发展一定阶段病理变化的本质，因而比症状更全面、深刻、正确地揭示疾病的本质。所谓辨证，就是将四诊收集的资料、症状和体征，通过分析、综合，辨清疾病的原因、性质、部位，以及邪正之间的关系，概括、判断为某种性质的证。中医辨病是一个整体、宏观的概念，便于从整体上把握病情，但具体到治疗上，则显得对病情的分析过于笼统，辨证则是更具体化、个性化的认识，它更强调对病情动态、个体化的认识。以感冒为例，若只知道某人患感冒这一疾病，从整体上看病情一般不太严重，但若让你开张方子治疗，没认清是风寒、风热、风湿等哪个证型的感冒，这张治疗的方子恐怕不太好开。假如能说出是感冒病中的风热型，那么首先判断病情不太严重，口服些清热解表类中药也很快就能好了，这是中医辨证与辨病结合的好处。

最后再说说西医的病与中医病证的关系。由于认识方法的不同，西医的病可以见于中医不同的病名之中，如西医的高血压病既可见于中医的眩晕，也可见于中医的头痛，为明确患者的诊断和治疗需要，我们通常要给予患者中西病名、中医证型诊断，并按照中医辨证结果予以针对性治疗。虽然中医的病与西医的病、中医的证与西医的病有无固定规律关系目前尚无定论，但部分学者通过长期临床观察，发现西医的病与中医的病证还是存在一定相互关系，虽然达不到严格的一一对应，但是表现出一定的相关性。如李发枝老师观察就发现痛风多表现为中医的湿热证。还有部分学者发现西医的高血压较多表现为中医眩晕或头痛的肝阳上亢证，这种规律性的研究对临床和科研具有重要意义。它对于新药研发、科研协作、中西医结合研究都很有帮助。比如探讨对于早期高血压病人在生活调摄情况下，通过早期中医药介入，是否可以延缓高血压的发生。对于血压较为顽固的病人，通过中西医结合治疗，是否可以用较少的西药,较小的代价,达到较好的血压控制目标。目前,国内这方面的报道并不少见,本人也有这样的临床经历,对于部分新发高血压患者,通过积极饮食控制,体育锻炼,情绪调节,并配合辨证服用中药,患者不但血压迅速降为正常,而且动态监测数年血压维持良好。还有患者服用三联、四联降压药物,血压控制仍不理想,辨证加用中药后,血压很快降为正常,甚至可以将所服西药剂量大为减少,这都是中西结合的优势。笔者临床还观察到部分高血压患者,中医辨证属肝阳上亢证,服用西药降压后,血压虽然控制正常,但头晕、心烦急躁、耳鸣、多梦、口苦等肝阳上亢症状仍不能消除,而服用平肝潜阳的中药后,上述症状很快消除。另有部分患者中医辨证为肝阳上亢证,服用平肝潜阳中药后,肝阳上亢症状消失,不用服用西药降压药物,血压也恢复正常,部分患者肝阳上亢症状可以消除,但血压仍需少量西药维持。这表明西医的病与中医的证有一定的相关性,但有时又是分离的,两者之间的关系还需进一步的探讨和研究。

总之,西医病名、中医病证诊断各自具有一定的优势,但也都存在一定的不足,二者相互结合,可以进一步提高诊断的准确性,并且能够为提高临床疗效提供必要的支持。

浅谈中医辨证的常与变

中医看病不同于西医之处,在于我们在确定病人所患为何种病种之后,还要进一步区分是何种证型,然后才能开具针对性的处方,病种明确是圈定大的疾病范围,对病人的病情轻重,整体预后有一个大的判断,然而要做出针对性更强的治疗,还要进一步明确该病人的证型,辨证准确,选方用药得当,疗效才能显著,这也就是病人常说的"看对证了"。我们知道,同一病种,不同证型之间,所选用的方剂会有很大差别,否则,即使辨病正确,但如果辨证不准,所选方剂就会与该证型的病机有很大出入,这样,临床疗效就很难有保障。所以,中医看病对辨证有很高的要求,它是取效的前提,而且辨证在临床运用中又有一定的难度,为共同提高辨证水平,兹将跟随诸位老师学习过程中,所学辨证技巧简介如下,与同道共参。

1. **首先要掌握中医证型的"常"** 我们知道,一般情况下,每一个中医病名之下,会进一步细分为若干不同的证型。然而,在临床实践中,是不是每种证型在该病之中的分布是平均分配的呢? 答案应该是否定的。徐灵胎在《兰台轨范》中说:"一病必有主方,一方必有主药"。其实,这里面还省略了很重要的一句话,就是一病必有主证,然后才是一证必有主方,一方必有主药。其所以如此,是因为一个病常常拥有其基本的病因病机,在这一基本病机之下,就存在一个主要的证型,其所对应的是一个治疗的主方。以妇科名家傅山为例,他通过多年临床实践,总结出妇科带下病的基本病机为"夫带下俱是湿病",在这一病机之下,健脾祛湿就成为带下病的基本治法,完带汤即为此而设,成为治疗带下病的基础方,若病情有变,则在此基础上依据病机化裁,而有易黄汤、加减逍遥散等方的选择,但基础方为完带汤,此为常,其余为变。在随李发枝老师学习时,发现其治疗复发性口腔溃疡,常常使用甘草泻心汤化裁,是因为李老认为该病的基本病机为湿热为患,但少数患者他使用大黄黄芩黄连泻心汤加薄荷、五倍子,认为此类病人属热毒为患,个别情况下,有时是在使用上述处方无效后,也使用古方封髓丹,此部分病人李老认为系虚火为患。总的使用频率以甘草泻心汤最为常见,大黄黄芩黄连泻心汤比较少见,封髓丹则更少使用。在临床工作时,曾与本院另外一位名老中医谈起头痛的治疗,他开玩笑地说:"如果辨证水平不太高,你还不会开川芎茶调散吗?"言外之意,川芎茶调散证在头痛的各证型中占据了很大的比例。在跟师学习及阅读名医文献时,我们也常常发现,许多名中医,在治疗某一病时,常常以某几个甚至一个方为基础方加味化裁,这张处方代表的就是这种病的常见证型,也就是本病的基本病机所在。还有某些中医世家,对于某种病,常常用祖传的某一秘方,基本上不做太多加减,有些甚至做成了固定的丸、散等成药,病人来了就使用这个方子、这种药,疗效也非常显著,原因可能是他们经过多年的临床实践,发现了该方对该病的独特疗效,而且该方对应了该病的主要证型,切中了该病的病机,故对多数病人疗效显著,此即我们常说的"一招鲜,吃遍天"。

2. **要善于抓主症** 上面谈了中医病证的"常",即在该病中的常见证型,虽然该证在该病中占据较大比例,但在临床辨证中,绝不是依靠概率大小,计算所属证型,而是要按照中医理论,依据辨证方法,分析、综合、判断所属证型,但上述证型分布规律对我们辨证分析时,会有一定的指导和帮助。说到辨证,在临床运用中就有一定的难度了,实际工作中,并不是每一个病人表现都如书上写的那样典型,在纷繁复杂的病史、症状、体征中,哪些反映疾病的本质,这就对医者的辨证技巧、识别能力有较高的要求。我在跟随诸位老师学习后感到,抓主症,或者抓诊断要点,对辨证帮助较大。比如说头痛的辨证,张学文老师在问诊时,只要患者诉受风受凉发作或加重,就是诊为风寒头痛的有力证据。肝阳上亢的眩晕,典型患者身材矮胖,腹部膨隆,颈项粗短,目光炯炯,急躁易怒。张磊老师辨治失眠，认为脑力劳动者，失眠伴乏力、记忆力减退者，心脾两虚证型者较多。李发枝老师认为复发性口腔溃疡是湿热为患的重要依据，只要伴该症，不论患者是关节炎，脱发，痤疮，常常以甘草泻心汤加味化裁。依据《金匮要略·腹满寒疝宿食病脉证治第十》："按之心下满痛者，此为实也，当下之，宜大柴胡汤。"李师认为对于急慢性胆囊炎，胆结石，胃炎等，疼痛拒按就是主症，就是使用大柴胡汤的重要依据。上述主症或诊断要点，反映了该病证的本质，与该证型具有高度相关性，具有较大诊断价值，作为辨证的重要依据，实践证明，可以提高辨证的准确性。通过学习名医名师经验，自己在临床中探索，总结主症或诊断要点，指导辨证，是我们提高辨证准确率的有效手段。

3. 灵活掌握证的"变"　中医的证除前述的常见证型外，还有少见证型或罕见证型，另外还应该包括常见证型因时、因地、因人的不同，而发生的程度不同的变化，相对于前者的"常"，我们可以称之为"变"。西医学认为因为基因多态性的关系，造成人对疾病的易患性，对药物治疗的反应性，患病后的临床表现而有程度不同的差异。同样，中医很早就认识到，因为不同人体脏腑阴阳气血的差异，季节气候的不同，地理环境的不同，病邪性质的不同，同一病种在不同患者，不同年龄，不同季节，不同地域，临床表现会有一定的不同，这是中医辨证论治，个体化治疗的理论依据所在。解决这种变的证的辨识问题，笔者认为可以主要从两个方面着手。一是对于少见证型的积累要尽可能多。抓住主要证型的"常"，就抓住了病的主要方面，但要想提高辨证的准确性，还要尽可能多地掌握证型的"变"，常言道细节决定成败，在辨证这方面说就是尽可能多地掌握中医病的所有证型。我们临床中常可见到，在我们对某个病的治疗，几乎是没有思路，没有办法，没有处方的时候，请名家会诊，仍可以开出我们所不曾用过的方子，并且可以取得良好的疗效。这就是说关于这个病除常见证型、治法、处方外，名家有比我们更多的证的积累，治法及处方的选择，这就是需要我们学习积累的。证型、处方积累的更多，常变结合，我们辨证的准确性，概括能力就会更强，辨证水平也就提高了。二是要善于因时、因地、因人制宜辨证。三因制宜是中医早就有的辨治准则，关键是在临床中的运用，关于不同地域，不同时间，不同病人辨证治疗需要三因制宜的理论，中医论述丰富而详实，要在掌握该理论后，在临床中实事求是地运用，这样常变结合，稳变结合，辨证的准确性就能逐步地提高。

浅谈方证辨证

方证辨证简称辨方证,是中医除六经辨证、脏腑辨证、卫气营血辨证、三焦辨证、经络辨证外的又一种辨证方法,它与其他辨证方法既有区别又有联系。近年来文献报道,对方证辨证理解存在较大争议,兹将跟师学习及自身对于方证辨证的理解介绍如下,与同道互参。

1. **方证辨证的由来与实质** 张仲景在《伤寒杂病论》中首先记述方证辨证,如在《伤寒论》第34条中记载:"太阳病,桂枝证,医反下之,利遂不止。"意思是说太阳病桂枝证,误用下法,致伤胃肠,因而利遂不止。这里首先提到了桂枝证,那么什么是桂枝证呢?桂枝证就是桂枝汤证,其主要临床表现如第13条记载:"太阳病,头痛,发热,汗出,恶风,桂枝汤主之"。柯韵伯说"此条是桂枝本证,辨证为主,合此病即用此汤,不必问其为伤寒、中风、杂病也"。桂枝汤证的主要病机是营卫不和,而桂枝汤的主要作用是调和营卫。我们知道,《伤寒杂病论》是第一部将理法方药融为一体的临床专著。仲景在论述每一个病的时候,都要分析它的发病机制,治疗方法,选取何方,药物加减,使疾病的诊疗条分缕析,丝丝入扣,甚具实际的临床操作性。以桂枝汤本证为例,其辨证过程应该是这样的:病见头痛、发热初步诊断病属太阳,兼见汗出、恶风进一步判断属太阳表虚证,病机属营卫不和,治疗当调和营卫,桂枝汤具有调和营卫的作用,故方选桂枝汤。至此,完成了临床诊疗过程中理、法、方、药中前三个阶段,但是前三个阶段完成后,尤其是主方定下来以后,治疗的大的方案也已经基本落实,余下具体的药物加减及用量斟酌,假如前面三个环节是准确的,那么临床疗效就基本有了保证,这是临床实际的看病过程。限于当时的主、客观条件,仲景在著述时不可能如此详细。或者说作为经典对论述应该详略得当,故可以将前三个环节略为桂枝证,桂枝证三个字包括了我们理、法、方三个环节,而且具有了治疗的具体处方,具有很强的排他性和实用性,交流起来言简意赅,一语中的,非常方便指导临床。可见方证辨证是前述几种辨证方法的综合运用,并且确定了治则治法,所选处方具有很强针对性和排他性,具有很强的临床实用性和指导性。已故经方大师胡希恕先生称其为"辨证的尖端"。正是由于这种方证辨证方法的先进性、实用性,所以后世医家广为接受并传承至今,后世著作中不乏归脾汤证、肾气丸证的记载,我们在临床带教中也常常说这是某某汤证,尤其在疑难病会诊时,名医大家只需说出开某个方,或这是某方证,该病的辨证要点、病因病机、治法处方全都清清楚楚了。

2. 方证辨证的临床运用　方证辨证以其简洁、准确、实用,深受临床工作者喜爱,其在实际使用中须注意事项,结合所跟随诸位老师体会,有以下几个方面。

(1) 注意辨别主症及诊断要点:在《伤寒论》《金匮要略》中,仲景常是以一个或若干个主症点明某个方证的诊断要点。因为仲景认为,这一个或几个主症揭示了该病证的病机实质,在该证的确诊中具有决定性的作用。如治疗"其人苦冒眩"的泽泻汤证,治疗"虚劳虚烦不得眠"的酸枣仁汤证等。

(2) 注意辨别病证的病机:在仲景时代,就将若干不同的疾病使用同一方剂治疗,因为他认为其病机是相同或相近的。如肾气丸的主治病种就有①虚劳腰痛,小便不利。②男子消渴,小便反多。③妇人转胞,不得溺。④短气有微饮等。上述诸病,病种虽然不同,但都属肾气不足证,故都可以使用肾气丸治疗。这应该是异病同治的早期规范。

(3) 方证辨证要在临床实践中不断丰富和发展:如明代薛立斋在总结归脾汤的主治功效时,于《正体类要》中云:"治跌扑等症,气血损伤,或思虑伤脾,血虚火动,寐而不寐,或心脾作痛,怠惰嗜卧,怔忡惊悸,自汗盗汗,大便不调,或血上下妄行,其功甚捷。"以及现代张学文教授认为遇风冷加重的头痛多为川芎茶调散证,李发枝教授总结的进食甜味、辛辣刺激食物易作的复发性口腔溃疡多属甘草泻心汤证等,都是在继承经典的基础上通过不断的临床实践、探索、总结,对于方证辨证的完善和补充。我们应该学习前辈大家,在不断继承先贤、后世名师的基础上,通过临床实践,不断将方证辨证完善发展,推动中医诊疗技术水平的提高。

3. 方证辨证的争议之处　部分学者对方证辨证存有异议,如认为某病常表现为某几个方证是将中医的辨证范围限定化、刻板化,中医的证是复杂的、变化的、动态的,临床中有无相兼证型的存在,某方证在临床中是否存在动态演变等,应该说这些争议的存在和解决都会对方证辨证的完善和提高有很大帮助。如同西医学在集合了目前所有检查、检验手段,仍不能满足临床需要一样,中医目前所有的辨证方法都有其长处,也都有其不足,各自有各自的适用范围,上述所有辨证方法综合、合理运用才能更好地提高辨证准确性。从临床实际看,中医的证虽然是动态的过程,但仍是具有相对稳定性的,不然的话,我们也无法认识它了。其次,中医的证总会表现为一定的规律性。以《金匮要略》第一个病痉病的诊治为例,仲景在叙述完痉病常见种类、发病原因、脉象特点、预后转归后,接着介绍了三种汤证,即瓜蒌桂枝汤证、葛根汤证、大承气汤证,仲景之所以作如此叙述,笔者认为有以下原因:一是这几种证型临床比较常见而典型。二是通过掌握常见证型达到知常达变。一直到目前我们《中医内科学》在讲述某病的诊治时,还是将某病下含若干证型,应该说临床中该病一定不止这么多证型,但所列证型是重要、典型、常见的,通过这些证型的掌握可以把握该病的大概,精细之处,有待临床实践的长期积累去进一步完善。再以艾滋病的诊治为例,这是我们以前从没有接触过的新病种,李发枝教授在大量病例诊疗后,发现其仍具有中医的病证发病规律,其发热仍然可以按照中医辨证方法进行辨证,方证辨证仍然可以运用,常见的就有小柴胡汤证,补中益气汤证等。经临床验证是可行的、有效的。

总之,方证辨证是临床常用辨证方法之一,具有简洁、实用、准确的特点,在临床中与其他辨证方法配合使用,并不断在实践中提高使用技巧,可以完善辨证方法,提高辨证的准确性。

浅谈中医情志病的辨识与治疗

前面医论部分谈及的多是中医的辨证方法,对于一些经典条文的个人认识等,唯独在这里谈论到中医具体某一病的辨识与治疗,是因为中医情志疾病近年来有逐年增多的趋势,另外非精神、神经科医生对这类疾病的认识不够,导致部分病人不能尽早确诊采取针对性治疗,而是长期在部分专科诊治,甚至少数患者手术治疗后症状仍不能有效缓解,直至在相关专科确诊,正确治疗后,病情才得到有效控制。不仅患者的痛苦不能及时得到控制,还浪费了大量的医疗资源。因此,确有单独讨论的必要。

1. **中医情志病的中西医范围**　中医情志病是一类病人具有易患性格特征,发病、发作常有情绪、生活事件等诱因,病情常常反复发作,临床表现复杂多样的疾病,它既见于内科疾病如:心悸,不寐,郁证,胃痛,呃逆,泄泻,腹痛,便秘,胁痛,头痛,眩晕等,也可见于妇科疾病如:痛经,闭经等,还可见于耳鼻喉科疾病如:耳鸣,梅核气等。西医学的抑郁障碍,焦虑障碍,躯体形式障碍,睡眠障碍等,其临床表现与中医上述病证相类似者,可以参考相关中医病证,进行辨证治疗。

2. **中医情志疾病的诊断要点**　中医情志疾病患者临床表现具有多样性、复杂样、多变性特点,诊断起来比较复杂,但有下列共性特点。①有一定的遗传倾向。部分患者家人有相同或相似病情发病。②具有一定的易患性格特点。多数患者性格具有内向、狭隘、敏感、承受力差、多疑等特点,易受外界刺激引起发病。③发病常有一定的诱发原因。或工作压力大,或情绪受刺激,或经历重大生活事件,部分患者因性格内向,事件隐匿,需耐心诱导,患者才能辨识。④临床表现多样。若表现为情绪异常如情绪低落,或睡眠障碍如失眠,则诊断较为容易。若表现为躯体形式障碍,则可出现类似消化、呼吸、循环、神经、泌尿生殖、风湿免疫等多个系统疾病的临床症状,部分患者为引起医生、家属的重视,反复查阅相关疾病资料,将自己的临床症状描述得与相应疾病极为相似,这就更增加了该病诊断的难度。其实,仔细观察可以发现,本类疾病除前述特点外,尚有下述特点可以与相应各系统疾病进行鉴别。①患者年龄、性别、基础身体状况,不具该病的易患性。②患者诉述症状虽与该病具有一定相似性,但根本仍不一致,如类似心绞痛的胸闷、胸痛活动后减轻,持续时间过长,或缺乏相应实验室检查支持的客观证据,自述为冠心病心绞痛发作的患者冠脉成像无明显异常。③虽然多种证据不支持患者患该疾病,患者仍坚持患有该病,继续诊治。④患者频繁更换医生、药物。患者对于部分新接触医生及治疗药物有一定疗效,继则无效,继续寻找新的医生或药物诊治。⑤病情反复发作。部分病人依从性差,擅自减药、停药、更换药物,引起病情反复。部分病人复因事件刺激导致病情复发。⑥相应检查排除器质性疾病。

3. 中医情志疾病的治疗　前面谈到中医情志疾病首先是诊断问题,能够明确诊断,治疗也就有了比较强的针对性。因该类疾病发病率、患病率、复发率比较高,西医已经研发出多种药物。中医近年对该病也比较重视,也有比较多的专门治疗该类疾病的药物问世,常用的有乌灵胶囊、解郁丸等,对抑郁、焦虑、躯体形式障碍等多种病症有效。明确诊断后,然后就要对患者病情严重程度进行分层,病情非常重,有自杀倾向、自杀史的,建议其到专科医院就诊。病情稍轻者,必要时可配合使用西医抗抑郁、抗焦虑等类药物,加上中医相关抗抑郁、抗焦虑成药及中药汤剂。病情再轻者,仅用中成药及汤剂即可。中医辨证上,由于患者平素性格内向,复因情志刺激,最易影响五脏气机,出现气机失调表现,较多涉及脏腑主要有肝、脾、心。肝气不舒又常易乘脾犯胃,表现为肝胃不和或肝脾不和,或气郁化火。肝胃不和可以柴胡疏肝散为基础方加和胃降逆药物,肝脾不和表现为腹痛,肠鸣,泄泻者,类似西医肠易激综合征,柴胡疏肝散合痛泻要方有效。气郁化火者,可在柴胡疏肝散基础上加用清肝泻火药物,或改用丹栀逍遥散加减。部分神经衰弱或强迫症患者,因思虑过度出现健忘,失眠,周身乏力,食欲不振,表现为心脾两虚证,可使用归脾汤加味化裁。部分焦虑、恐惧症患者,出现心悸易惊,坐卧不安,夜不能寐,表现为心虚胆怯证者,可选用安神定志丸加味化裁。另有部分患者胃失和降,积湿生痰,痰湿化热,出现不寐心烦,胸闷口苦,舌苔黄腻,表现为痰热内扰证者,可选用黄连温胆汤加味化裁。由于中医情志疾病具有多样性、多变性、复杂性的特点,实际临床中所表现出的中医证型远较上面所列的复杂和多样,但是,如果我们对这一类疾病有了比较深刻、全面的认识,在临床中对此类疾病又足够重视的话,还是能够及早做出正确的诊断,这样就能及时治疗。除了选用特异性的西药及中成药,中药汤剂具有针对性强,照顾面广的特点,是我们治疗该病的又一特色手段。具体辨证,可以结合患者主诉,伴随症状,饮食,睡眠,二便,舌象,脉象综合分析,辨证准确,选方合理,疗效自然满意。这方面还有赖广大中医临床工作者,共同努力,总结该类疾病的病因病机,证型规律,有效方药,为提高临床疗效作出贡献。

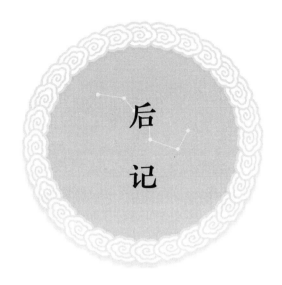

后记

    本书内容虽仅20余万字,但前后撰写跨度超过2年,其间,国内中医界也发生了许多重大变化,首先是由于党中央的高度重视,中医中药迎来了前所未有的发展良机。我的老师张磊主任医师被评为第三届国医大师,张发荣、毛德西教授被评为首届全国名中医,我本人也于2017年入选全国第四批优秀临床人才,从这个角度讲我是时代的幸运儿,赶上了中医的好时代,跟上了这么好的老师,所以一定要倍加珍惜学习机会,把工作、业务搞好。

    另外需要说明的是,我的七位老师都是临床大家、名家,长期从事临床工作,其临床经验是极其丰富的,限于本人跟师时间、掌握程度,不能对各位老师的经验作全面介绍,所以在撰写老师经验时遵循这样一条原则,即:本人亲见老师使用,自己曾经使用并重复出相应效果。部分经验使用较多者,还可提出自己的临床心得,经验方予以介绍,不求多,更重效验,对读者能有帮助。

    书中所选病例,均有明确的中西医病名诊断,此并非中医西化,而是为了学术交流,具有明确西医诊断的疑难病例,中医药的疗效则更有说服力,也便于对这些经验推广运用。

    关于中药静脉制剂的辨证使用问题,多位老师,在多个场合,甚至在论文、著作中反复强调,中药静脉制剂应该以中医理论为指导,辨证使用,这样才符合中医理论,疗效也才会更好。笔者及所在单位人员在临床中也基本遵循这一原则,效果确实比只看药理作用使用要好。所以,这里将心脑血管疾病所常用针剂作了一个比较详细的介绍,并附有相关病例,类似论文、著作国内尚未见报道,因此,本部分内容权作为笔者的一种尝试,供广大读者参考,以此思路为指导使用中药针剂,也许读者可以发现这些针剂还可以治疗更多疾病,取得更好效果。

在与毛德西老师闲谈时曾说,常有"今是昨非"的感觉,因此写这本书时格外谨慎,唯恐出错。老师安慰我说:"'今是昨非'是很正常的,说明你还在不断看病,不断看书,不断感悟,不断进步,'今是昨非'是正常的,'昨是今非'倒不正常了。"虽然已经尽力,但书中不妥、错误之处一定难免,我愿在今后的工作、学习中,不断改正,不断提高,在这个伟大的时代,为振兴中医事业作出我们应有的贡献。

成书之际,感谢七位老师给予的悉心指导与深切关怀。他们毫无保留地教我做临床,从多个方面带给我启发,无私地分享个人真实的临床经验,这些启发与经验是本书能够完成的基础。在这里尤其要感谢张学文、毛德西、张磊三位老师为本书撰写的序言,同门师兄孙永宁教授题写的书名,更是为本书增光添彩。

临床不仅仅是经验的总结,但能站在巨人的肩膀上验证中医、少走弯路,吾之甚幸矣。愿本书也能助诸位读者临证中游刃有余。

金杰

2018 年 10 月 1 日